伊藤病院

甲状腺疾患を極める

編集

伊藤病院 院長
伊藤 公一

×

伊藤病院 副院長
杉野 公則

株式会社 新興医学出版社

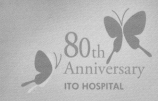
80th Anniversary
ITO HOSPITAL

Mastering Thyroid Disease

Editors
Koichi Ito, Kiminori Sugino

© First edition, 2018 published by
SHINKOH IGAKU SHUPPAN CO. LTD., TOKYO.
Printed & bound in Japan

まえがき

　昨年，伊藤病院は創業80年の節目を迎えました．そこで，日頃の診療経験を活かし，「甲状腺疾患を極める」といった壮大なタイトルの書籍を作成しました．

◆ 伊藤病院の歩み

　まずは現在までの私どもの歩みを紹介します．当院は昭和12年，伊藤　尹が創業しました．祖父は元々，病理学者でしたが，顕微鏡を介して診断するバセドウ病や甲状腺腫瘍の病態に特別な興味を抱き，臨床医に転進しました．そして大分県・野口病院で甲状腺外科医としての修練を積んだ後，開業を志し，祖母の郷里である東京・表参道にて，病院の前身である有床診療所を開設しました．

　このように，創業者が抱いた目標そのものが甲状腺疾患専門病院であったことが，我々の最大のプライドです．そして20年間を要して専門病院の基礎を築いた祖父の死後，昭和34年に30代前半の若さで，父・伊藤國彦が院長職を継承．さらなる専門性を追求し，40年間をかけて現在のスタイルを確立しました．その後，平成10年よりは，ますますの発展を思い描きつつ，私が院長職を務めております．

◆ 伊藤病院の使命

　昔も今も伊藤病院は3つの使命をもって行動しております．

　1つ目は「甲状腺専門病院である」ことです．よって守備範囲と適正規模をわきまえております．そして，いずれの時代も甲状腺にかかわるすべての検査・治療を，最先端の手法をもって自己完結できるよう人員を増やしてまいりました．現在のスタッフは全員が甲状腺の専門家であり，自信をもって診療・看護・検査などに挑んでおります．施設についても日々，拡充を図っております．分院である名古屋甲状腺診療所（平成16年開業）と，さっぽろ甲状腺診療所（平成29年開業）も含めて，重症バセドウ病や甲状腺癌遠隔転移の診療に不可欠なアイソトープ設備を完備しております．

　2つ目は「民間病院である強みを活かす」ことです．無論，社会保障のルールには準じますが，患者様と私どもの目標・利益は一致しております．そこで私的病院の自由度をもって，独自のアイデアで柔軟に環境整備を図っております．独自の電子カルテや診療連携システムなどを駆使し，正確かつ迅速な専門診療に日々努めております．また，サービス業に従事する者として，一般企業で広く認められている経営手法であるSWOT分析や，国際基準であるISO認証などを通して，よりフレキシブルな組織作りに励んでおります．

　3つ目は「学術的研鑽を積む」ことです．当書籍は，その集大成でもありますが，我々は結果を求めて常に学習をしております．そして当院から学会や医学論文などとして発信する学術情報は，世界中の同業者に注目・評価されております．さらに，それらの学問的な取り

組みは医師に限らず，看護師，臨床検査技師，放射線技師，薬剤師，管理栄養士，事務職にまで及び，研究成果を全員で日々の仕事に活かしております．

◆ 伊藤病院の診療連携

　上記のミッションを守りつつ，私どもは自身に与えられた社会的役割を精一杯果たしているつもりですが，当然，伊藤病院だけで日本中の甲状腺疾患を拝見し得るわけではございません．

　甲状腺疾患は，ありふれた病気が圧倒的多数でありながら，病状が進行するまで，患者様自らが，その存在に気づかずに過ごしてしまうケースが多々存在します．そのためダイレクトに専門医の外来を訪れる場合は少なく，多くの方が，漠然とした体調の変化をかかりつけ医の先生方に相談し，健診施設のスクリーニング検査で異常が明らかとなることで，診療が開始されます．それは，バセドウ病や橋本病による機能異常で，決め手になるような臨床所見はなく，手術例がもっとも多い乳頭癌についても，腫瘤を自覚するケースがまれだからです．とはいえ，いずれの甲状腺疾患においても，早期発見と早期治療が肝要であることは申し上げる必要もありません．

　よって私どもは診療連携に重きを置いております．本書は，甲状腺疾患に遭遇した際，私どもの存在を信頼し，快く診療連携に協力して下さる実地医家の先生方に御覧頂くことをイメージして作成しました．

　まずは甲状腺疾患の見つけ方，初期診断から，専門病院である伊藤病院との診療連携のポイントまでをわかりやすく記しました．そして実際に診療依頼を頂いた後に，私どもが，どのように患者様と向き合い，それぞれの疾患に対処しているかをまとめました．

◆ 今後も専門病院として極める

　当書籍の編集は杉野副院長が中心となり，部長，医長などのベテラン医師から，大学より出張で勉強中の医師に至るまで，現在，伊藤病院で働く全診療スタッフが総力を挙げて執筆に当たりました．

　創業より80年を超えた現在においても，我々は専門病院として完成されたものと慢心はしておりませんが，まずは本書を通して現時点における伊藤病院の知力，体力を読み取って頂ければ幸いに存じます．さらには，本書の内容が先生方の日常診療の一助となれば望外の喜びでございます．

　伊藤病院は，今後も「甲状腺を病む方々のために」世界一の専門病院を目指し精進する所存でございます．

　どうぞよろしくお願い申し上げます．

2018年1月15日

伊藤病院　院長／甲仁会　理事長
伊藤　公一

執筆者一覧

Editor

伊藤公一（伊藤病院　院長）　　　杉野公則（伊藤病院　副院長）

Author

（50音順）

赤石純子	（医師）	田中克昌	（臨床検査技師）
天沼紗織	（看護師）	田中智章	（医師）
岩久建志	（医師）	椿　秀三千	（医師）
宇留野　隆	（医師）	友田智哲	（医師）
大江秀美	（医師）	中西崇仁	（診療放射線技師）
大宜見由奈	（医師）	長濱充二	（医師）
大桑恵子	（医師）	林　智誠	（医師）
尾作忠知	（医師）	藤本枝里	（看護師）
北川　亘	（医師）	ヘイムス規予美	（医師）
國井　葉	（医師）	正木千恵	（医師）
齋藤慶幸	（医師）	松津賢一	（医師）
渋谷　洋	（医師）	松本雅子	（医師）
杉野公則	（医師）	向笠浩司	（医師）
鈴木章史	（医師）	横塚　智	（薬剤師）
鈴木菜美	（医師）	吉原　愛	（医師）
鈴木美穂	（医師）	吉村　弘	（医師）
高橋優香	（管理栄養士）	渡邊奈津子	（医師）

目次

第1章 意外によくある甲状腺異常　発見のポイント

1．甲状腺疾患の頻度と発見のきっかけ ―― 14
- 甲状腺疾患の頻度 ……………………… 15
- 発見のきっかけ ………………………… 16

2．甲状腺の解剖と生理 ―― 19
- 発生学からみる甲状腺の解剖 ………… 19
- 甲状腺の生理 …………………………… 22

3．甲状腺疾患を疑ったら―診療の進め方，専門医への紹介のポイント ―― 25
- 甲状腺疾患を疑うきっかけ …………… 25
- 診療の進め方 …………………………… 25
- 専門医への紹介のポイント …………… 28

4．甲状腺機能検査（ホルモンと抗体）をどう読むか？ ―― 30
- 基準値（正常範囲）とは ……………… 30
- 甲状腺機能検査 ………………………… 31
- 抗サイログロブリン抗体，抗ペルオキシダーゼ抗体，甲状腺刺激ホルモン受容体抗体 …… 31
- 検査値の読み方 ………………………… 33

5．甲状腺超音波像の読み方 ―― 34
- 甲状腺超音波検査の実際 ……………… 34
- 超音波検査診断と病理組織診断について …… 36
- 代表的な超音波像 ……………………… 37

6．甲状腺穿刺吸引細胞診検査の手技とその見方 ―― 44
- 適応と禁忌 ……………………………… 44
- 前処置 …………………………………… 44
- 穿刺手技 ………………………………… 45
- 検体処理方法 …………………………… 47

7．耳鼻咽喉科医からみた甲状腺疾患 ―― 54
- 咽頭痛あるいは頸部痛 ………………… 54
- 嗄声 ……………………………………… 55
- 小児 ……………………………………… 57
- 先天性難聴と甲状腺 …………………… 58

第2章　スペシャリストの診断テクニック

1．甲状腺機能亢進症の診断─バセドウ病を中心に ── 60
- 甲状腺中毒症を起こす疾患 …………… 60
- 鑑別に役立つ問診，臨床症状 ………… 60
- 鑑別診断 ………………………………… 62

2．甲状腺機能低下症の診断─橋本病を中心に ── 65
- 診断のポイント ………………………… 65
- 診断のための臨床検査 ………………… 66
- 二次性甲状腺機能低下症 ……………… 68
- 潜在性甲状腺機能低下症の診断と治療 … 68

3．甲状腺腫瘍の診断 ── 70
- 甲状腺結節の有病率 …………………… 70
- 甲状腺腫瘍の病理組織学的分類 ……… 70
- 甲状腺結節の診断・治療アルゴリズム … 72

第3章　スペシャリストの甲状腺疾患治療テクニック

1．抗甲状腺薬によるバセドウ病治療 ── 78
- 抗甲状腺薬の使用法 …………………… 78
- 抗甲状腺薬の副作用 …………………… 80
- 効果と副作用の観点からMMIと無機ヨウ素併用での治療の試み ………………… 82

2．バセドウ病の無機ヨウ素単独治療の考え方 ── 84
- 無機ヨウ素による甲状腺機能抑制効果のメカニズムとヨウ素エスケープ現象 …… 84
- 無機ヨウ素単独治療の対象と実際 …… 85

3．バセドウ病の寛解をどう考えるか─寛解の判定，寛解率 ── 87
- 伊藤病院での抗甲状腺薬（antithyroid drug：ATD）の治療成績：どのような症例がATDを中止できるか？ ……………………… 87
- ATDの中止時期 ………………………… 88
- ATD加療期間と寛解率 ………………… 90
- 医療費の面から ………………………… 90
- 寛解の判定およびATD中止後の観察方法 … 92
- ATD再開時の注意点 …………………… 93

4．バセドウ病の ^{131}I 内用療法 ── 94
- バセドウ病 ^{131}I 内用療法前の準備 …… 94
- バセドウ病 ^{131}I 内用療法の実際 ……… 96
- バセドウ病 ^{131}I 内用療法の注意点 …… 98
- 治療成績 ………………………………… 99
- 再治療の検討 …………………………… 100

5．バセドウ病の外科治療 — 102

- 外科治療の利点と欠点 ……………… 103
- 外科治療の適応 ……………………… 103
- 手術前管理 …………………………… 104
- 手術の種類 …………………………… 104
- 術後合併症と管理 …………………… 106
- 偶発癌の可能性 ……………………… 107

6．スペシャリストは橋本病をこう治す — 108

- 治療の実際 …………………………… 108
- 甲状腺ホルモン製剤の種類と特徴 … 108
- 顕性甲状腺機能低下症 ……………… 108
- 潜在性甲状腺機能低下症 …………… 108
- 甲状腺機能が基準値内の場合 ……… 109
- 甲状腺腫大を認める場合 …………… 109
- レボチロキシン投与時の注意点 …… 109

7．良性甲状腺結節の治療 — 111

- 非機能性甲状腺結節の治療 ………… 111
- 機能性甲状腺結節の治療 …………… 114

8．甲状腺癌の治療

①乳頭癌 — 117

- 概要 …………………………………… 117
- リスク分類 …………………………… 117
- 甲状腺切除範囲 ……………………… 118
- リンパ節郭清 ………………………… 119
- 腫瘍径 10 mm 以下の微小乳頭癌に対する active surveillance ……………………… 121
- 予後 …………………………………… 121

②濾胞癌 — 123

- 概要 …………………………………… 123
- 診断 …………………………………… 123
- 治療 …………………………………… 124

③髄様癌 — 127

- 概要 …………………………………… 127
- 進行度分類 …………………………… 127
- 治療ガイドライン要旨 ……………… 128
- 治療のモダリティー ………………… 128

④低分化癌 — 131

- 概要 …………………………………… 131
- 定義 …………………………………… 131
- 臨床所見 ……………………………… 132

⑤未分化癌 —— 135

- 概要 …………………………………… 135
- 進行度分類 …………………………… 135
- 治療ガイドライン要旨 ……………… 136
- 治療のモダリティー ………………… 136
- 独自の未分化癌進行度分類（ATC-staging）とパクリタキセルを key drug とした治療アルゴリズム …………………………… 138

9．甲状腺癌の内用療法 —— 142

- 原理とプロトコル …………………… 142
- アブレーションと内用療法 ………… 143

10．甲状腺癌の分子標的薬療法 —— 147

- 甲状腺癌化学療法　総論 …………… 147
- 甲状腺癌分子標的治療　各論 ……… 149

第4章　特殊な甲状腺疾患をどう診るか

1．亜急性甲状腺炎 —— 154

- 病因 …………………………………… 154
- 臨床所見 ……………………………… 154
- 血液検査所見 ………………………… 155
- 甲状腺超音波検査 …………………… 156
- 甲状腺細胞診 ………………………… 156
- 診断 …………………………………… 156
- 治療 …………………………………… 157
- 鑑別診断 ……………………………… 157

2．急性化膿性甲状腺炎 —— 158

- 病因 …………………………………… 158
- 臨床所見 ……………………………… 158
- 画像所見 ……………………………… 159
- 治療 …………………………………… 160

3．無痛性甲状腺炎 —— 161

- 無痛性甲状腺炎とは ………………… 161
- 症状 …………………………………… 161
- 検査と診断 …………………………… 161
- 鑑別疾患 ……………………………… 163
- 治療 …………………………………… 164
- 症例1（30歳台・女性）……………… 164
- 症例2（20歳台・女性）……………… 164

4．橋本病急性増悪 ———————————— 166
- 疾患概念 ……………………………… 166
- 症状 …………………………………… 166
- 診断 …………………………………… 167
- 鑑別診断 ……………………………… 167
- 治療 …………………………………… 168
- 経過・転帰 …………………………… 169

5．甲状腺原発悪性リンパ腫 ———————— 170
- 診断 …………………………………… 170
- 病理，病期分類 ……………………… 171
- 治療 …………………………………… 171
- 予後 …………………………………… 172

6．不適切甲状腺刺激ホルモン分泌症候群（SITSH）の鑑別診断 ———— 174
- SITSH 診断における甲状腺機能検査の見方 ……………………………… 174
- 真の SITSH と判断する際の注意点 …… 174
- SITSH を呈する 2 疾患の鑑別診断 …… 175
- 伊藤病院での経験 …………………… 177

7．甲状腺眼症 ———————————————— 178
- 未治療バセドウ病と甲状腺眼症 …… 178
- 診断と症状 …………………………… 179
- 重症度分類・活動性の評価 ………… 179
- 甲状腺眼症からみたバセドウ病治療 … 180
- 治療 …………………………………… 182

8．バセドウ病と妊娠 ———————————— 184
- 正常妊娠における甲状腺機能 ……… 184
- 妊娠一過性甲状腺機能亢進症 ……… 184
- バセドウ病の治療 …………………… 185

9．橋本病（甲状腺機能低下症）と妊娠 ————— 188
- 妊娠中の甲状腺機能低下症の影響 … 188
- 橋本病と流産，不妊 ………………… 189
- 妊娠中の甲状腺機能管理（潜在性甲状腺機能低下症） ……………………………… 190
- 生殖補助医療下での甲状腺機能管理 … 190
- TSBAb 陽性の甲状腺機能低下症妊婦の管理 ……………………………………… 190
- 産後の注意点 ………………………… 191

10．薬剤性甲状腺機能異常 ————————— 192
- 甲状腺機能異常をきたす機序と代表的な薬剤 ……………………………………… 192
- 早期発見・治療のピットフォール … 194
- 代表的な甲状腺機能異常をきたす薬剤 … 195
- 甲状腺ホルモン剤内服時の注意点 … 197

11. 甲状腺遺伝性疾患 — 200

- 甲状腺腫瘍性疾患（家族性甲状腺腫瘍）… 200
- 多発性内分泌腫瘍症2型（MEN2）と家族性髄様癌（FMTC） … 201
- 家族性非髄様性甲状腺癌（FNMTC）… 202
- 遺伝性症候群と関連した非髄様性甲状腺癌 … 202
- ホルモン合成障害性甲状腺腫と腺腫様甲状腺腫 … 203

第5章 甲状腺診療を支えるエキスパート

1. 甲状腺疾患における外来看護のコツ—バセドウ病編 — 208
- 医療相談室の紹介 … 208
- バセドウ病の看護 … 208

2. 甲状腺機能検査の測定原理とキットの特性 — 213
- 甲状腺機能検査の測定法 … 213
- 伊藤病院における甲状腺機能検査の変遷 … 214
- 検査結果は真値なのか？ … 215
- 伊藤病院の取り組み … 216

3. 甲状腺のアイソトープ検査 — 218
- 甲状腺摂取率および甲状腺シンチグラフィ … 218
- 全身シンチグラフィ … 220

4. 抗甲状腺薬治療における服薬指導のコツ — 222
- 抗甲状腺薬の特徴 … 222
- 服薬指導のポイント … 225

5. 甲状腺疾患と食事指導 — 227
- 甲状腺機能亢進症の食事 … 227
- 甲状腺機能亢進症治療後の食事 … 228
- 甲状腺機能低下症の食事 … 228
- 日本人の食事とヨウ素摂取・ヨウ素含有量について … 229
- 放射性ヨウ素内用療法におけるヨウ素制限 … 229

第 1 章

意外によくある甲状腺異常
発見のポイント

第1章 意外によくある甲状腺異常　発見のポイント

1 甲状腺疾患の頻度と発見のきっかけ

杉野公則
すぎの きみのり

- 甲状腺疾患は機能性疾患，結節性疾患ともに頻度が高い．

- 超音波機器の解像度の改善により結節性疾患が増加している．

甲状腺疾患は大別して機能性疾患と結節性疾患に分けられる．かつては機能性疾患が多かったが，最近では結節性疾患が増えてきている．甲状腺専門病院である当院において，初診症例でみられる疾患分類を過去と最近に分けて示す（図）．以前に比較すると明らかに結節性疾患が増えていることがわかる．近年の超音波機器の解像度の向上で，より微小な甲状腺結節を発見できるようになったため，人間ドックなど頸動脈エコーで発見される場合も多い．甲状腺は体表に近く，触診のみでその異常をみつけることが可能な臓器であるが，近年の健診などではスクリーニングのために血液検査や超音波検査を加えることでより疾患の頻度が変化し，患者数自体も多く発見されるようになった．

機能性疾患も結節性疾患も診断方法は確立されているので，疾患を念頭におけば正確な診断にたどりつくことができる．診断方法については後述の各疾患の項を参照されたい．甲状腺疾患はまれな疾

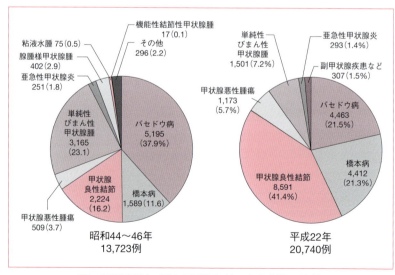

図　伊藤病院における初診患者の疾患分類の比較
近年においては結節性疾患の割合が増加していた．

患ではなく，一般外来や検診の場で発見されることが多い．すべての甲状腺疾患が早急な治療対象となるわけではないが，見逃してはいけない疾患が多いことも忘れてはいけない．臨床的には甲状腺疾患の多くは疾患が顕在化してからでも手遅れとなることは少ない．しかし，診断が遅れることで，時に重大な後遺症を残す，ないしは生命にかかわる疾患も含まれている．本稿では甲状腺疾患の頻度や見逃せない兆候を述べることにする．

◆ 甲状腺疾患の頻度

住民検診で発見される頻度は，その対象としたグループの背景により大きく左右される．また，甲状腺疾患自体の年齢や性差による偏りがあることから，疫学的な調査結果だけでは真の頻度とはいえないが，臨床的には参考になる．診断ツールとして，住民検診の場合には触診が，人間ドックの場合には超音波検査や血液検査を用いることが多いので，発見される疾患の種類や頻度が異なるのは当然である．40歳以上の健康成人を対象として検査すると，17％がなんらかの甲状腺疾患を有していると報告されている．

1. 甲状腺機能異常症の頻度

成人を対象とした住民検診や人間ドックでの報告によると甲状腺機能異常症は男性で0.4〜1.0％，女性で0.8〜1.7％に発見されるといわれている．甲状腺機能亢進症は男性で0〜0.6％，女性で0.2〜0.8％，潜在性の機能亢進症はそれぞれ1.1〜2.7％，0.5〜1.9％と報告されている．一方，甲状腺機能低下症は機能亢進症より頻度が高い．顕在性低下症は男性0.24〜0.6％，女性0.4〜0.9％，潜在性ではそれぞれ0.44〜3.6％，2.1〜7.9％と報告されている．性差に関して，一般臨床の場では甲状腺機能異常症は圧倒的に女性が多い．それに比較すると上記のように検診での発見頻度における性差はあまり差がないが，明確な理由は判然としない．また，検診や人間ドック受診者は年齢層が高く，報告では成人例での検討は多いものの，若年者の疫学的な調査はきわめて少ない．東京都内の私立女子高生を対象とし，6年間に2,869名の触診と抗甲状腺抗体検査を行った報告では57％に甲状腺腫を認め，精査を行った症例のうち6％に甲状腺機能異常症（亢進症3.6％，低下症2.4％）を認めたと報告されている．方法が異なるものの，成人女性に比して発見頻度はやや高い頻度であった．

2. 結節性疾患の頻度

甲状腺結節のスクリーニングは触診や超音波検査を用いて行われ

Point
▶甲状腺疾患には時に，見逃してはいけない致死的な疾患もある．

Keyword
▶甲状腺疾患の頻度

Keyword
▶健診
　健康と思われる人々が健康であるか否かを確かめるもの．
▶検診
　特定の病気を早期に発見・早期の治療に導くもの．

ることが多い．触診での診断は結節の大きさや対象の体格などに左右されるが，超音波検査では，そのような因子にかかわらず診断ができる．甲状腺結節の発見率は触診では男性で0.2〜8.3％，女性で0.96〜4.1％，超音波検査では男性で4.4〜18.5％，女性で9.2〜31.6％と報告されている．触診に比較すると超音波検査での発見率は20倍である．既存の報告をまとめると結節性疾患全体の発見率は触診では1.64％（男性0.64％，女性1.69％），超音波検査を用いると18.6％（男性12.8％，女性27.1％）であるといわれている．そのうち癌の占める割合は触診では0.16％（男性0.08％，女性0.18％），超音波検査を用いると0.49％（男性0.25％，女性0.72％）の発見率であった．超音波検査では小さなものまで診断可能であるが，甲状腺癌のほとんどは生物学的悪性度の低い乳頭癌であり，それらを早期に発見することが寿命の延長に寄与するかは疑問が残る．米国の報告では乳癌，前立腺癌においてスクリーニングを行うことで発見率はそれぞれ20％，45％上昇し，死亡率は両者とも30％低下していたが，甲状腺癌では185％の発見率の上昇にもかかわらず死亡率は7％しか低下していなかった．微小乳頭癌が生命に影響を及ぼす可能性はほとんどないことが知られており，行政が行う検診の主目的である住民の健康維持という観点からは微小な甲状腺結節を早期に発見，診断することの意義はあまりないかもしれない．

◆ 発見のきっかけ

甲状腺機能異常症の症状はよく知られているが，一般臨床では必ずしも典型的な症状を呈して受診するとは限らない．甲状腺機能亢進症は比較的わかりやすい症状を呈すると考えられているが，年齢など患者の背景や主訴によってマスクされることも多い．亢進症の症状は多汗，手の震え，動悸，体重減少などがある．これらの症状が組み合わせられれば，疑うことは可能であるが，単独では難しい．機能低下症にいたってはさらに見逃されやすい．機能低下が高度になれば外見だけでも疑うことができるが，多くは不定愁訴的な主訴で訪れることが多い．症状は多岐にわたることが多い．必ずしも内科を受診するとは限らず，関節痛（整形外科），うつ状態（精神科），脱毛（皮膚科），嗄声（耳鼻科），月経異常（婦人科）など受診する科も多岐に及ぶ（表1）．多くの甲状腺疾患は甲状腺腫大を伴うことが多く，触診は診断の補助になりうる．甲状腺腫大がびまん性か，結節性か，軟らかいか，硬いか，疼痛があるか，表面は不整かなどの所見によって疾患を推定することも可能である．甲状腺の触診は

Keyword
▶きっかけ

Point
▶一般外来では主訴によく耳を傾け，説明が難しい身体所見，検査結果が認められたら甲状腺疾患を疑い検査を行うべきである．

Keyword
▶触診

表1 甲状腺疾患を疑う症状

循環器症状	徐脈，頻脈，狭心症症状，心不全
消化器症状	便秘，下痢，食欲低下，食欲亢進，嚥下障害
精神・神経症状	うつ状態，筋力低下，筋肉低下，筋肉けいれん，認知機能低下
皮膚症状	脱毛，皮膚乾燥
その他	月経不順，浮腫，嗄声

表2 甲状腺機能異常を疑うきっかけになる検査所見

検査値の所見	甲状腺の状態または疾患
総コレステロールの上昇	甲状腺機能低下症
総コレステロールの低下	甲状腺機能亢進症
AST，ALT，CPK の上昇	甲状腺機能低下症
AST，ALT，ALP，Ca，P の上昇	甲状腺機能亢進症
高血糖，尿糖陽性	甲状腺機能亢進症
CRP 陽性，赤沈亢進	亜急性甲状腺炎，未分化癌
ZTT，TTT の上昇	橋本病

脱衣の手間もなく，簡便に行える．日常外来で励行することで上達してくるので超音波検査を行う前に触診することを勧める．一方，一般血液検査でも甲状腺疾患を示唆する所見は多い（表2）．肝機能障害は甲状腺機能低下症でも亢進症でも認められるが，亢進症では骨代謝亢進からアルカリフォスファターゼやカルシウム値の上昇を伴うこともある．自覚症状が判然とせず，表2のような検査所見がみられたら甲状腺疾患を疑い精査を進める価値はある．また，検診や人間ドックでこれらの異常値を指摘され相談を受けた場合にも，触診にて甲状腺腫の有無や TSH を測定することで甲状腺疾患の存在はある程度推測できる．

Point

▶ 触診のみで甲状腺腫を確認できることも少なくない．日常外来で触診を行うことを励行する習慣をつける．

Keyword

▶ 日常外来

まとめ

甲状腺疾患は日常臨床の場で多く認められる疾患である．症状が典型的であれば診断は容易かもしれないが，高齢者では症状が不確実であり，見逃されてしまうこともありうる．それが時に重症化し，生命に影響を及ぼしかねない．少しの気づきで診断のきっかけになることを心に留めておきたい．

コラム：甲状腺の魅力

甲状腺の魅力ってなんだろう．

　私自身の話になるが，伊藤病院に就職する際に医局の先輩に"一生，甲状腺だけの診療に携わるのって大丈夫？"と心配されたことを昨日のことのように思い出す．甲状腺を専門にしている当院の医師たちは，出身の大学，医局（内科，外科，耳鼻科），バックグラウンドや経歴についてはさまざまであるが，いずれも甲状腺の魅力にハマってしまい生業としている者ばかりである．甲状腺は小さな臓器であるが，その疾患は大きく機能性，腫瘤性（形態学的）に分けられる．甲状腺ホルモンの作用やその解剖学的位置により甲状腺疾患は種々の臓器へ影響を及ぼすため，症状が多彩である．甲状腺疾患は日常臨床でよく目にする疾患の1つである．診断や治療は単純であるものの，実際には不可解，不明な点も多い．未だに臨床的にも，基礎的にも明らかにすべき問題点が少なくない．何十年やっても飽きることはない．しかし，一方で甲状腺に興味を持つ医師はまだまだ少ない．甲状腺の魅力を伝えていくことは専門医の役割であり，本書がその一助になることを願っている．

参考文献

1) 長瀧重信：甲状腺疾患―現状と将来の展望．長瀧重信 編：Common Disease Series 10 甲状腺疾患．南江堂，東京，pp1-5，1989
2) 浜田　昇：甲状腺疾患の頻度と発見のきっかけ．田上哲也，西川光重，伊藤公一，他 編：甲状腺疾患診療マニュアル　2版．診断と治療社，東京，pp20-23，2014
3) 志村浩己：日本における甲状腺腫瘍の頻度と経過―人間ドックからのデータ―．日本甲状腺学会雑誌 **1**：109-113，2010
4) Esserman LJ, Thompson IM Jr, Reid B：Overdiagnosis and overtreatment in cancer：an opportunity for improvement. JAMA **310**：797-798, 2013
5) 辻岡三南子，荒井綾子，小野恵子，他：女子高校生における甲状腺検診の意義．慶応保健研究 **22**：19-22，2004

第1章 意外によくある甲状腺異常 発見のポイント

2 甲状腺の解剖と生理

ヘイムス規予美

◆ 発生学からみる甲状腺の解剖

1. 甲状腺の発生

　甲状腺の原基は胎生 20〜22 日に舌根正中部の舌盲孔から発生する．発生するのは心臓の原基の近くで，心臓が尾側へと引っ張られるにしたがって甲状腺原基も移動していく．舌根部で生じた甲状腺原基は，2 葉に別れて憩室を作り，舌骨を通過して気管前面を下降していく．その経路にできるのが甲状舌管で，通常は甲状腺が下降したのちに消失する．尾側へと移動していった甲状腺は右葉と左葉，それらを繋ぐ峡部からなる蝶々が羽根を広げたような形を呈し，喉頭側面と気管前・側面に結合織（ベリー靱帯）で固く固定される（図）．
　甲状腺の原基から生じる細胞は濾胞細胞であり，この細胞が濾胞

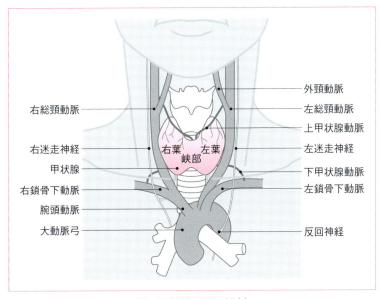

図　甲状腺周囲の解剖

構造をとることで濾胞腔内にサイログロブリンを貯蓄していく．

2. 甲状腺周囲の動脈・神経の発生と走行異常
①頭頸部器官の発生

神経堤由来の6対の鰓弓は，ヒトでは胎生22日より形成され始める．頭側より第1・2・3・4・6鰓弓と番号が振られており，第5鰓弓は早期に消失する．それぞれの鰓弓は固有の脳神経に支配され，固有の血管である鰓弓動脈が分布し，固有の筋・骨格が発達することで頭頸部の器官が形成されていく．

第1鰓弓へは第5脳神経（三叉神経）の第3分枝と第1鰓弓動脈が入り，上下顎の骨や筋，ツチ骨，キヌタ骨，上顎動脈が発生する．第2鰓弓へは第7脳神経（顔面神経）と第2鰓弓動脈が入り，すべての表情筋，アブミ骨，舌骨弓の一部，舌骨動脈・アブミ骨動脈などが発生する．第3鰓弓へは第9脳神経（舌咽神経）および第3鰓弓動脈が入り，嚥下に必要な筋肉や舌根，舌骨の一部など，および総頸動脈が発生する．第4鰓弓と第6鰓弓は早期に癒合して咽喉頭筋・軟骨などを形成し，迷走神経とその分枝の反回神経が分布する．

②反回神経の走行

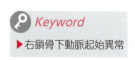

反回神経は迷走神経から分岐した後で，同じ第4（6）鰓弓内で分化していく喉頭の筋肉（後輪状披裂筋，外側輪状披裂筋，甲状披裂筋，披裂筋）へと入っていく．その過程は以下のとおりである．

第4鰓弓を走行する第4鰓弓動脈はのちに右第4鰓弓が右鎖骨下動脈起始部，左第4鰓弓が大動脈弓となる．発生の過程で右鎖骨下動脈および大動脈弓は心臓の尾側への移動に伴って下降し，それぞれ右反回神経は右鎖骨下動脈に，左反回神経は大動脈弓に引っかかるようにして尾側へ引っ張られていく．左右反回神経は右鎖骨下動脈あるいは大動脈弓を前方から後方へ回ったのち頭側へ向かって走行し，気管枝，食道枝，下心臓枝を出す．そして最後に第6頸椎の高さで下咽頭収縮筋を貫いて喉頭筋（後輪状披裂筋，外側輪状披裂筋，甲状披裂筋）を支配する．また，喉頭下半分粘膜にも枝を送る．左反回神経は正中近くに位置する大動脈弓部で反回するため，まっすぐに気管食道溝を上がってくる．術中気管食道溝を中心に探索すれば左反回神経は比較的容易にみつかる．対して右反回神経はやや外側から上内側にある喉頭へと上がっていくため，術中注意が必要である．

③反回神経の走行異常

動脈の発生過程において右鎖骨下動脈および大動脈弓の起始異常が生じると，同じ第4鰓弓を走行する反回神経の走行異常が起こり

うる．もっともよくみられる走行異常の例として，右鎖骨下動脈起始異常により生じる右非反回神経が挙げられる．右鎖骨下動脈起始異常では右鎖骨下動脈が大動脈弓部の最後の分枝（大動脈弓の第4分枝）として分岐する（中枢部から右総頸動脈→左総頸動脈→左鎖骨下動脈→右鎖骨下動脈の順）．右鎖骨下動脈は大動脈弓から直接分岐したのち，食道と気管の背側を走行する．このため右反回神経は尾側へ引っ張られることなく，迷走神経からの分岐部から直線的に支配する喉頭筋へと入っていくため，非反回神経となる．右鎖骨下動脈起始異常の発生頻度は0.5～1.6％と報告されている[1,2]．

左側の非反回神経も第4（6）鰓弓の分化異常により生じうる．しかし左側の非反回神経の場合，①右側大動脈弓の存在，②動脈管が左に発生しない，③左鎖骨下動脈が右側大動脈弓の下行大動脈から分岐した後左へと走行する，という3つの特殊な大血管発生異常が存在することが条件であるため，現在までほとんど報告例がない．

甲状腺の手術を行ううえで，医原性の神経損傷を防ぐためにこれら神経の走行異常の可能性を術前に評価しておくことは重要である．当院では術前CTで右鎖骨下動脈起始異常の有無を確認している．

3．副甲状腺の発生

各鰓弓間に生じるくぼみのうち，前腸側（内側）のくぼみを鰓嚢という．第1・第2鰓弓の間にできるくぼみが第1鰓嚢，第2・第3鰓弓の間にできるくぼみが第2鰓嚢であり，それぞれから中耳耳管，口蓋扁桃が発生する．第3鰓嚢からは下の副甲状腺と胸腺が発生していき，第4鰓嚢は第6鰓嚢と融合して上の副甲状腺と鰓後体を発生させる．舌盲孔から発生する甲状腺原基が尾側へと下降する途中で鰓後体が融合し，ヒトでは傍濾胞細胞（C細胞）として甲状腺に散在していく．傍濾胞細胞からはカルシトニンが分泌される．

副甲状腺も内分泌臓器であり，副甲状腺ホルモンは体内のカルシウム代謝の調節を行う．多くの場合，甲状腺の上極・下極背側に計4腺存在するが，異所性に甲状腺から離れて胸腺内や甲状腺内などに認められる場合もある．またその個数も過剰に存在する場合や，逆に3個以下しか存在しない場合もある．発生の過程での副甲状腺の移動距離から考えると，過剰・過小の移動で最終的な位置に違いが出てくることは理解できる．甲状腺全摘術を行う際にこの副甲状腺を2腺以上体内に温存していれば，術後副甲状腺機能は正常範囲内にとどまることが多い．また副甲状腺を血管とともにin situに温存できなかった場合，副甲状腺が甲状腺とともに一旦摘出されてしまっても筋肉内に自家移植することで機能を回復させることができる．

Keyword
▶非反回神経

Point
▶医原性の神経損傷を防ぐために反回神経の走行異常の可能性を術前に評価しておくことは重要である．

Point
▶副甲状腺は甲状腺とともに一旦摘出されてしまっても，筋肉内に自家移植することで機能が回復する．

表　正常甲状腺の大きさ

葉長径	50 mm
葉短径	15 mm
葉横径	20 mm
峡部厚	4 mm
重量	15〜20 g

4. 甲状腺の血管

　甲状腺両葉の頭側部（上極という）は甲状軟骨の中程まで上方へ伸びており，外頸動脈の分枝である上甲状腺動脈が甲状腺上極から入り，上甲状腺静脈は上極から出て内頸静脈へと合流する．これらの血管は甲状腺を上極で固定しており，これら血管群を結紮切離していくことで，甲状腺上極は固定から解放される（図）．

　下甲状腺動脈は鎖骨下動脈から分枝する甲状頸動脈から出て甲状腺に入るが，しばしば反回神経の周囲を走行するため手術時は血管を処理する前に十分反回神経を血管から剥離する必要がある．

5. 触診に必要な甲状腺の解剖学的特徴

　ベリー靱帯により気管へ強固に固定されているため，甲状腺は嚥下により気管と共に 1.5〜3.5 cm 頭側へ移動する．甲状腺腫があまりに大きくて前頸部のほとんどの部分を占める場合や，浸潤性の悪性腫瘍，リンパ腫などにより周囲組織に固定している場合は嚥下に伴う甲状腺の可動制限が生じる．

　触診の際の参考に正常甲状腺の大きさは表のごとくである．

◆ 甲状腺の生理

1. 甲状腺から分泌されるホルモン

　甲状腺は2種類の細胞からそれぞれ異なるホルモンを分泌している．舌盲孔由来の甲状腺濾胞細胞からはサイロキシン（T_4）とトリヨードサイロニン（T_3）が分泌される．それぞれの数字は結合するヨウ素の数を示している．これらの甲状腺ホルモンは特に中枢神経系の正常な発育に重要であり，成人では組織の代謝を維持するのに必要である．甲状腺ホルモンは，甲状腺の濾胞内を満たすコロイドの主要な構成蛋白質であるサイログロブリンのアミノ酸残基として合成され，貯蔵される．一方，鰓後体由来の甲状腺傍濾胞細胞から分泌されるホルモンはカルシトニンであり，破骨細胞抑制作用を持ち，骨からのカルシウムの放出を抑制し，骨へのカルシウムとリン酸の沈着を促進することで血中カルシウム濃度を低下させる作用がある．

Point
▶ 手術時は血管を処理する前に十分反回神経を血管から剥離する必要がある．

Point
▶ 周囲組織に固定している場合は嚥下に伴う甲状腺の可動制限が生じる．

Point
▶ T_4，T_3 は中枢神経系の正常な発育に重要である．

2. ヨウ素とホルモン合成

　甲状腺ホルモン合成の仕組みは以下のとおりである.

　①食事から摂取されるヨウ素は，ヨウ化物イオンとして循環血中に入る.

　②ヨウ化物イオンは，Na-I シンポーター（NIS）とよばれる膜結合蛋白質によって能動的に血漿から甲状腺濾胞細胞内に取り込まれる．その際，下垂体前葉から分泌されるサイロトロピン（甲状腺刺激ホルモン［TSH］）が NIS 遺伝子の発現を促し NIS 蛋白質の膜への挿入を促進する.

　③濾胞細胞内に入ったヨウ化物イオンは，甲状腺ペルオキシダーゼにより酸化される.

　④酸化により活性化されたヨウ化物イオンは，濾胞細胞内で合成されたサイログロブリンと結合する．この結合によりサイログロブリン内で生成されるのがモノヨードチロシン（MIT）とジヨードチロシン（DIT）残基である．この状態でサイログロブリンは濾胞内へ送り込まれる.

　⑤濾胞内では 2 つの DIT 残基の縮合により T_4 が生成され，MIT と DIT 残基の縮合により T_3 が生成される．T_4 と T_3 はサイログロブリン内で合成・貯蔵される.

　⑥サイログロブリンが T_4 および T_3 とともに濾胞細胞内に再吸収されたのち，T_4 と T_3 を遊離させて分泌させることで甲状腺ホルモンが放出される．また，T_4 は末梢組織の細胞でヨードサイロニン脱ヨウ素酵素により活性の強い T_3 に変換される．この酵素は 3 種類あるが，組織により発現する酵素の種類が異なる.

　血漿を循環する甲状腺ホルモンのほとんどが，血漿蛋白質と結合して，血中を循環している．血漿蛋白質と結合した甲状腺ホルモンは代謝，排泄から保護されるので，血中半減期が延長する．遊離型 T_4（FT_4）は 0.03％，遊離型 T_3（FT_3）は 0.3％しか血漿中に存在しない[3]．甲状腺ホルモンのうち，代謝活性を持っているのはこの遊離型であり，下垂体は血中の遊離型ホルモンの量に反応して調節を行う.

　T_4 は緩徐に体外へ排出され，血中半減期は約 1 週間である．ホルモンの代謝率が変化すると半減期も変化する．妊娠時は T_4 結合グロブリンの結合能が亢進しているため，排泄が遅延する．結合グロブリンの結合が亢進するのは，結合グロブリンの合成において，そのシアル酸含量がエストロゲンに誘発されて増加し，その結果結合グロブリンの消失を遅延させるためである．T_3 は蛋白質との結合力が弱いので，半減期はおよそ 1 日である.

3. 甲状腺ホルモンの分泌調整

　TSHは下垂体前葉から分泌される糖蛋白質ホルモンであり，その分泌は視床下部ペプチドであるTSH放出ホルモン（TRH）と血中の遊離型甲状腺ホルモン量によって巧みに調節されている．甲状腺ホルモンが過量に認められると，TRH遺伝子とTSHをコードしている遺伝子の転写を抑制し，TSH分泌を抑制するので，甲状腺は不活性となり退行する．一方甲状腺ホルモン分泌量が低下すると，TSH分泌が増加することで甲状腺は刺激され，ホルモン分泌は亢進する．

　ヨウ素摂取量と甲状腺機能には密接なかかわりがある．ヨウ素摂取が不十分であると，甲状腺ホルモン産生が低下するため，下垂体が反応してTSH分泌が亢進される．これが刺激となって甲状腺は過形成を呈し，甲状腺肥大を生じる．中程度のヨウ素欠乏では，甲状腺は優先的にヨウ素含量の低いT_3を分泌する．ヨウ素過剰摂取については他稿に譲る．

文　献

1) 柳井和年，安部俊夫，黄　基雄：大動脈弓最終枝としての右鎖骨下動脈の一破格例．解剖誌 **56**：28-33，1981
2) 福島　鼎，上沢　修，山口　勉，他：右鎖骨下動脈起始異常を伴ったDeBakey Ⅲ型解離性大動脈瘤の1手術例．日胸外会誌 **40**：278-281，1992
3) 高折修二，橋本敬太郎，赤池昭紀 監訳：グッドマン・ギルマン薬理書　薬物治療の基礎と臨床　第12版下巻．廣川書店，東京，2013

第1章　意外によくある甲状腺異常　発見のポイント

3 甲状腺疾患を疑ったら 診療の進め方, 専門医への紹介のポイント

長濱充二

◆ 甲状腺疾患を疑うきっかけ

甲状腺疾患を疑うきっかけとしては，甲状腺腫や甲状腺機能異常からくる臨床症状に加え，肝機能異常や脂質異常症などの血液一般検査の異常値，健診や他疾患の精査中に偶発的に画像検査で異常を指摘される場合など多岐にわたる（図1）．これら多くのきっかけを通じて甲状腺疾患を疑ったときの診療の進め方について述べる．

◆ 診療の進め方

甲状腺疾患は，甲状腺機能異常を伴う病態と，結節を伴う病態に大別される．そのいずれをも見逃さない診療が重要となる．

甲状腺機能は甲状腺ホルモン過剰（甲状腺中毒症），甲状腺ホルモン低下（甲状腺機能低下症），甲状腺ホルモン正常（甲状腺機能正常）に分類される．甲状腺での甲状腺ホルモンの合成・分泌が亢進した状態を甲状腺機能亢進症とよぶ．甲状腺中毒症は成因のいかんにかかわらず，血中の甲状腺ホルモンが増加して生化学的，生理学的に異常を認める状態を指す[1]．また甲状腺結節には単結節から多発結節に及ぶものがある．これらを踏まえて問診，視診，触診，超

Point
▶ 甲状腺疾患を疑うきっかけは多岐にわたる．

Keyword
▶ 甲状腺疾患診療

Point
▶ 甲状腺疾患は，甲状腺機能異常を伴う病態と，結節を伴う病態に大別される．

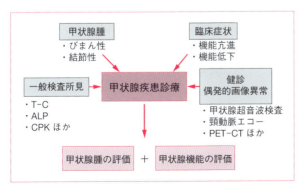

図1　甲状腺疾患診療を進める契機

▶甲状腺の形態と機能から甲状腺疾患を鑑別し，診療を進めていくことが重要となる．

▶甲状腺形態異常

音波検査，血液検査を行って甲状腺の形態と機能の面から診療を進めていく．

1. 問診

甲状腺の形態，機能異常を示すものに，甲状腺手術，頸部への放射線治療などの病歴や，昆布などのヨウ素過剰摂取，薬剤性の甲状腺機能異常があるため，病歴，食事習慣，常用薬などを確認する．

2. 甲状腺形態の評価（視診・触診・超音波検査）

甲状腺疾患には甲状腺腫を伴うものが多い．甲状腺腫には全体が腫大するびまん性甲状腺腫，腫瘤を形成する結節性甲状腺腫，およびその混合型の形態異常がある．視診，触診および超音波検査で甲状腺腫の性状を確認する．

① びまん性甲状腺腫

バセドウ病や橋本病といった自己免疫性甲状腺疾患，単純性びまん性甲状腺腫，一部の先天性疾患で認められる．甲状腺機能異常をきたす自己免疫性甲状腺疾患が背景にある場合が多いので，甲状腺機能を考慮して診断を進めていく．また腺腫様甲状腺腫が甲状腺全体に及ぶ場合にもびまん性甲状腺腫として認められることがあるので注意を要する．びまん性甲状腺腫の診療アルゴリズムを示す(図2)．

② 結節性甲状腺腫

単結節病変と多発結節病変があり，良性結節と悪性腫瘍の診断が

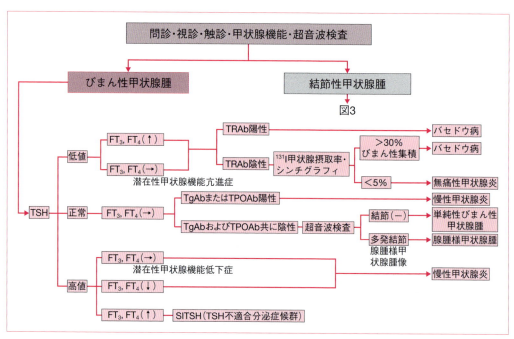

図2　びまん性甲状腺腫の診療アルゴリズム

重要となる．1 cm 以下の小さな腫瘍性病変は触れにくいことが多い．またバセドウ病や橋本病でも高率に腫瘍性病変の合併が認められる[2]．その際にはびまん性甲状腺腫の影響で触知しにくい場合も多い．触診で結節を触知しなくても超音波検査でその有無を確認することが望ましい．良性結節と悪性腫瘍が混在している場合もあるので，多発病変では各々の結節の性状を見極めることが重要となる．また疼痛や増大の有無も疾患の鑑別に重要となる．腫瘍性病変については，悪性腫瘍が疑われる場合には穿刺吸引細胞診を施行する．さらには甲状腺の結節性病変のなかに，結節自体が甲状腺刺激ホルモン（TSH）の影響を受けずに，自律的に甲状腺ホルモンを分泌するものがある．甲状腺機能性結節とよばれており鑑別が必要となる．結節性甲状腺腫の診療アルゴリズムを示す（図 3）[3]．

3. 甲状腺機能の評価（甲状腺機能と甲状腺自己抗体・サイログロブリン）

甲状腺機能を評価するために TSH，遊離サイロキシン（FT_4），遊離トリヨードサイロニン（FT_3）の測定を行う．びまん性甲状腺腫を伴い，自己免疫性甲状腺疾患が疑われる場合には甲状腺自己抗体を測定する．橋本病を疑う場合には抗サイログロブリン抗体（TgAb）や

▶甲状腺機能異常

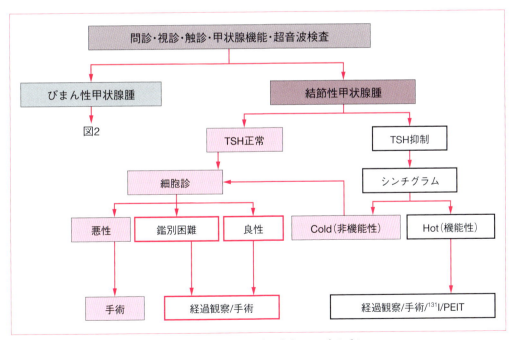

図3　結節性甲状腺腫の診療アルゴリズム

（正木千恵：実地医家のための甲状腺疾患診療の手引き─伊藤病院・大須診療所式─（伊藤公一 監）．全日本病院出版会，東京，pp139-141，2012[3] より改変）

表 原発性甲状腺疾患の分類

	甲状腺腫の形態	甲状腺機能
自己免疫性甲状腺疾患		
バセドウ病	びまん性	中毒（まれに正常〜低下）
橋本病（慢性甲状腺炎）	びまん性	正常または低下
特発性粘液水腫	触知しない	著明な低下
無痛性甲状腺炎	びまん性	中毒
腫瘍性甲状腺疾患		
腺腫	結節性	正常（まれに中毒）
腺腫様甲状腺腫	結節性	正常（まれに中毒）
癌	結節性	正常
悪性リンパ腫	結節性	正常（時に軽度低下）
亜急性甲状腺炎	びまん性＊	中毒
急性化膿性甲状腺炎	結節性	正常（まれに中毒）

＊片葉の硬い結節様腫大として触れることが多い
（百渓尚子：甲状腺疾患診療実践マニュアル第3版（伊藤國彦 監）．文光堂，東京，p234，2007[4]）より改変）

抗甲状腺ペルオキシダーゼ抗体（TPOAb）を，バセドウ病を疑う場合にはTSH受容体抗体（TRAb）を測定する（図2）．腫瘍性病変については血清学的腫瘍マーカーであるサイログロブリン（Tg）を測定し参考にする．

甲状腺腫の形態と甲状腺機能からみた原発性甲状腺疾患の分類を示す（表）[4]．

◆ 専門医への紹介のポイント

医療機関の診療・検査体制や検査における診療連携，疑われる疾患などにより異なるが，甲状腺疾患診療の進め方を念頭に置きながら自院で診療を進めることが困難となったときが専門医への紹介のタイミングと考える．以下に甲状腺疾患診療上重要な紹介のポイントにつき述べる．

1．妊娠，出産に伴う甲状腺疾患

妊娠初期はバセドウ病と一過性の甲状腺機能亢進症との鑑別が必要であり，バセドウ病では，母体に最適な抗甲状腺薬の種類や投与量が胎児に適切でない場合があること，妊娠すると，ことに甲状腺組織の遺残が少ない場合は，甲状腺ホルモン剤の必要量が増すことが多い[5]など，その診断や甲状腺機能のコントロールには細心の注意を要する．またTSHおよび遊離甲状腺ホルモンの基準値は非妊娠時と異なり妊娠月数に応じて変化するため，基準値の評価や治療に迷うときには専門医への紹介が必要となる．

Point
▶甲状腺疾患診療の進め方を念頭に置きながら自院で診療を進めることが困難となったときが専門医への紹介のタイミングとなる．

Keyword
▶専門医

2. 抗甲状腺薬での副作用

　抗甲状腺薬（ATD）の副作用には軽度な副作用から重篤な副作用まで幅があり，ATDを継続できる場合から，すぐに中止をして治療法の変更が必要となる場合まである．重篤な副作用はもとより，ATD継続の判断に迷う際には専門医への紹介を要する．

3. 腫瘍性病変の診断に迷うとき

　腫瘍性病変では悪性腫瘍の診断が重要となる．結節が多発する場合には，超音波検査で悪性を疑う結節を優先して細胞診を行う必要がある．また結節性病変に甲状腺中毒症を伴うときなどは機能性結節を考慮して甲状腺シンチによる鑑別を要する（図3-黒太枠）．細胞診での良・悪性鑑別困難の診断や良性結節の手術適応など（図3-赤太枠），判断に迷う際には専門医での評価を受けることが望ましい．

4. 急速な甲状腺腫の増大があるとき

　甲状腺腫の急速増大は囊胞や腫瘍内への出血以外にも未分化癌，悪性リンパ腫といった悪性腫瘍にも認められ，早急に良悪性の判断が必要となる[6]．このような悪性腫瘍は早急な診断と治療が必要となるため，可及的早期に専門医へ紹介する．

> **Point**
> ▶ 早急な診断と治療が必要となる悪性腫瘍や甲状腺機能異常を見逃さないことが重要である．

コラム：手術後長期の経過を経て出現する遠隔転移で判明する濾胞癌

　甲状腺濾胞癌は切除した腫瘍に転移の潜在能力を示す被膜浸潤か脈管浸潤が認められるという病理学的な診断と，遠隔転移が確認されるといった臨床的な診断のいずれかで診断される．手術時に遠隔転移を含めたこれらの所見がなければ良性病変と診断されるが，遠隔転移が長い年月を経て出現し，診断が変わることがある．濾胞腺腫と診断をし，10年以上経て肋骨，右眼窩，胸椎に転移病変が出現したことから濾胞癌と診断が訂正された症例を経験した．再び出現した病変に対する治療が始まったが，患者にとっても医療者にとっても驚くべき悲しい訂正となる．まれではあるがこのような実情もある．

文　献

1) 伊藤國彦 監：甲状腺疾患診療実践マニュアル第3版．文光堂，東京，pp2-4，2007
2) Mukasa K, Noh JY, Kunii Y, et al.：Prevalence of malignant tumors and adenomatous lesions detected by ultrasonographic screening in patients with autoimmune thyroid diseases. Thyroid 21：37-41, 2011
3) 正木千恵：実地医家のための甲状腺疾患診療の手引き―伊藤病院・大須診療所式―（伊藤公一 監）．全日本病院出版会，東京，pp139-141，2012
4) 百渓尚子：甲状腺疾患診療実践マニュアル第3版（伊藤國彦 監）．文光堂，東京，p234，2007
5) 田上哲也，西川光重，伊藤公一，他 編：甲状腺疾患診療マニュアル改訂第2版．診断と治療社，東京，pp117-119，2014
6) 伊藤公一 監：実地医家のための甲状腺疾患診療の手引き―伊藤病院・大須診療所式―．全日本病院出版会，東京，pp6-8，2012

第1章 意外によくある甲状腺異常　発見のポイント

4 甲状腺機能検査（ホルモンと抗体）をどう読むか？

國井　葉
くに い　よう

外来診療をしていると，甲状腺機能検査は施行したがその診断ができず，紹介されてくる患者さんがしばしばいる．それは，結果の横に書かれている基準値から少しデータが外れているために診断を迷っている感が否めない．思えば筆者が，伊藤病院へ勤務してはじめに内科部長より受けた講義は，この題のごとく甲状腺機能検査の読み方と基準値の考え方であった．ここでは，部長の言葉を思い出しつつ，検査の見方を解説していきたいと思う．

◆ 基準値（正常範囲）とは

基準値とは，得られた検査結果が正常なのか，異常なのかを判断する目安の値である．甲状腺機能検査に限らず，まず知らなくてはいけないのは，基準値がどのように設定されているかである．基準値の設定にはいくつかの方法があるが，一般的には健常者の集団から得られた測定値を統計学的に処理して，その集団の95％の人が含まれる範囲を基準値としている（図1）．この場合，健常者の大部分は基準値の範囲内に含まれるが，少数とはいえ5％の人はこの範囲を外れる．図2のごとく基準値というのは，変動幅が少ない個人の正常値の集合体で作られており，個々の正常値には個人差があるからである．言い換えれば，ある人にとっては正常でも，違う人にとっては異常値になることもある．健常者の数値をすべて正常としてしまうと，異常値もまた多く正常範囲に含まれてしまうため，95％が当てはまる値が妥当な基準値と考えられている．

また，測定値は測定法，標準物質，測定機種により若干変動する．さらに測定値は，年齢，性別，食事，飲酒，運動量や生活環境など多くの要因により変動することがある．よって，基準値から外れることが直ちに異常であるとはいえない．逆に基準値内にあっても必ずしも正常ではない場合もある．

▶ 基準値の設定

▶ 基準値は，一般的にその集団の95％の人が含まれる範囲で設定されている．

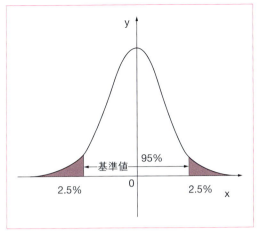

図1　標準正規分布

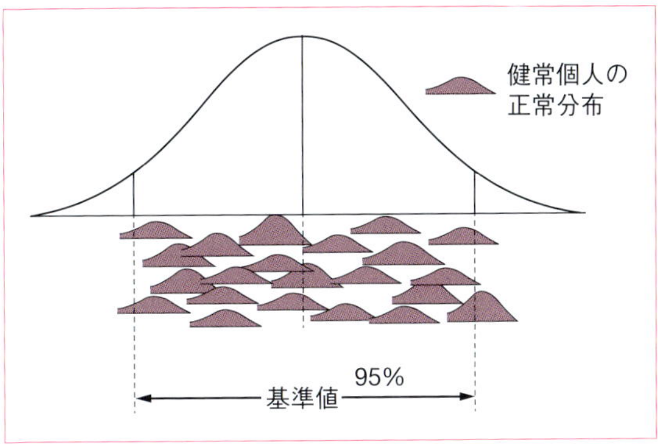

図2　健常個人分布と基準値の図

◆ 甲状腺機能検査

甲状腺機能を評価するときに行う検査は，遊離トリヨードサイロニン（FT_3）と遊離サイロキシン（FT_4），甲状腺刺激ホルモン（thyroid stimulating hormone：TSH）の3項目である．総合検査案内に関する書籍の内分泌学的検査の項を開いてみると，甲状腺関連検査の項目にはざっと十数個の選択肢が出てくるが，機能検査の場合はこの3項目で十分である．

なぜ，トリヨードサイロニン（T_3）と血清総サイロキシン（T_4）ではなく，FT_3とFT_4を測定するのかを説明したい．甲状腺ホルモンは血液中では，蛋白（thyroid binding globulin, transthyretin, albuminなど）に結合してほとんどがT_4，T_3の形で存在する．遊離型甲状腺ホルモンであるFT_3はT_3の0.2〜0.3％，FT_4は0.02〜0.03％しか血液中に存在しない[1]．実際に活性のあるのは，遊離型であるため，臨床症状（病状）と並行して動くのもFT_3，FT_4となる．また，血液中に結合する蛋白が多いとT_4，T_3は増加するため，測定技術の進歩とともにFT_4，FT_3が測定できるようになった現在，遊離型を測定するほうが望ましい．さらに，甲状腺機能はT_4の形で甲状腺から分泌されることもあり，もし遊離型のどちらか片方を測定するとしたら日内変動が少ないFT_4を測定するのがよいといわれている[2]．

◆ 抗サイログロブリン抗体，抗ペルオキシダーゼ抗体，甲状腺刺激ホルモン受容体抗体

抗サイログロブリン抗体（TgAb）と抗ペルオキシダーゼ抗体

Keyword
▶ 遊離トリヨードサイロニン（FT_3）

Keyword
▶ 遊離サイロキシン（FT_4）

Keyword
▶ 甲状腺刺激ホルモン

Point
▶ 遊離型（Free）の甲状腺ホルモンに活性がある．

Point
▶ 甲状腺機能検査のスクリーニングはFT_4，TSHを測定する．

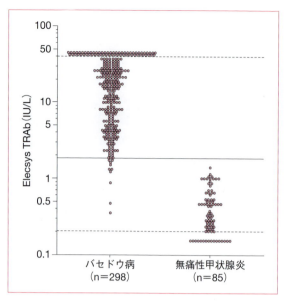

図3 バセドウ病と無痛性甲状腺炎のTRAb（3rd）の分布
(Noh JY, et al. : Thyroid **18** : 1157-1164, 2008[3]より引用改変)

（TPOAb）は，甲状腺に対する自己抗体であるが，まだ何をしている抗体なのか，詳細は不明である．現在臨床では，病理検査を行わなくとも，びまん性甲状腺腫大にTgAbおよびまたはTPOAbが陽性の場合は慢性甲状腺炎と診断している．しかし，これらの抗体は甲状腺自己免疫疾患が存在する人で上昇するため，バセドウ病でも陽性となることがある．

甲状腺刺激ホルモン受容体抗体（TRAb）は，バセドウ病で上昇する．現在当院で使用している第3世代のTRAb（エクルーシス®試薬TRAb）は，receiver operating characteristic curve（ROC曲線）より算出したカットオフ値1.86 IU/L以上を陽性とすると，バセドウ病である可能性は97％と感度，特異度のよいキットである[3]．甲状腺機能亢進症の鑑別，すなわちバセドウ病と無痛性甲状腺炎の鑑別を行ううえで有用な検査である（図3）．

ここで，日常臨床でまれに遭遇する検査値の読み違いを紹介したい．他院で「慢性甲状腺炎とバセドウ病の両方があるね」と診断された，甲状腺機能亢進症の患者さんがいる．しかしこの2疾患は，同時に併存しないものである．同じ甲状腺自己免疫疾患である慢性甲状腺炎，バセドウ病ともTgAb，TPOAbは上昇するが，患者さんの採血データはTgAbとTPOAb，TRAbの3つすべてが上昇しており，実際の診断はバセドウ病であることが多い．

Point
▶甲状腺自己抗体は，病因を考えるうえで必要となる．

表 甲状腺ホルモン値から考えうる疾患

甲状腺ホルモン (FT_3, FT_4)	甲状腺刺激ホルモン（TSH）		
	↑	→	↓
↑	TSH産生腫瘍 甲状腺ホルモン不応症 血液中のHAMA抗体の存在		甲状腺機能亢進症
→	潜在性甲状腺機能低下症	正常	潜在性甲状腺機能亢進症
↓	甲状腺機能低下症	低T_3症候群 ヨウ素欠乏	中枢性甲状腺機能低下症

◆ 検査値の読み方

表に甲状腺ホルモン値から考えうる疾患をまとめた．

筆者らが日常使用している基準値は，前述のごとく95％の人が正常になるように作られている．そのため，測定誤差も考慮して単一のホルモンデータのみに着目せず，TSHとFT_3，FT_4のバランスをみることも必要である．一般的にはFT_3とFT_4は平行して動くことが多いが，低T_3症候群のように飢餓によりFT_3のみが低値でTSHとFT_4は正常な場合や，ヨウ素欠乏によりFT_4が低値でTSH，FT_3が正常な場合もある．

また，バセドウ病の診断ガイドラインでは，TRAb陽性がバセドウ病の確定診断にはなっていない．このことからも検査が100％の信頼をもって診断を確定するものではないことがわかる．データが基準範囲を外れた場合，正常ととるか，異常と読むか悩むときが精査を勧めるきっかけとなる．そのなかには，未知の甲状腺疾患が隠れているのかもしれない．

異常な値が出たとき，どの検査においても共通するのは再検査である．甲状腺機能も明らかに基準値より外れているものは診断に苦労しない．わずかに基準値を外れているものは，まず再検査をするのも1つの手段と考える．

Point

▶単一のホルモンデータのみに着目せずTSHとFT_3，FT_4のバランスをみることも必要である．

文 献

1) Refetoff S, Robin NI, Fang VS：Parameters of Thyroid Function in Serum of 16 Selected Vertebrate Species：A Study of PBI, Serum T4, Free T4, and the Pattern of T4 and T3 Binding to Serum Proteins. Endocrinology **86**：793-805, 1970
2) 山中茂雄，森本みゆき，雑賀光一，他：健常人における甲状腺機能検査値の日内変動．医学検査 **51**：207-211, 2002
3) Yoshimura Noh J, Miyazaki N, Ito K, et al.：Evaluation of a new rapid and fully automated electrochemiluminescence immunoassay for thyrotropin receptor autoantibodies. Thyroid **18**：1157-1164, 2008

第1章 意外によくある甲状腺異常　発見のポイント

5　甲状腺超音波像の読み方

大桑恵子　北川　亘

Keyword
▶甲状腺超音波検査

Keyword
▶甲状腺腫瘍

Point
▶甲状腺超音波検査は，甲状腺腫の有無や腫瘍性病変の評価に有用である．

Point
▶術者依存の検査であり，十分な経験を積む必要がある．

　近年，超音波検査の普及とともに，高頻度に甲状腺腫瘤が発見されるようになってきた[1]．甲状腺疾患を疑った場合は，触診や採血検査により甲状腺機能異常の有無を確認することに加えて，超音波検査を行い腫瘍性病変の有無の把握が必要となる．甲状腺疾患における超音波検査はほかの検査法に比べ，低侵襲で簡便でありながらその有用性は高く，甲状腺画像診断の第一選択となっている．

　当院での甲状腺超音波検査の実績を示す．超音波検査は年々増加傾向にあり（図1），2016年は総数114,526件，1日につき約390件の超音波検査を施行している．現在使用している超音波機器は11台で，臨床検査技師が当院の甲状腺超音波検査マニュアルに基づき画像を撮影し，医師が診断する方法をとっている．

◆ 甲状腺超音波検査の実際

1．適応
甲状腺疾患が疑われるすべての患者が適応になる．

2．目的
①　甲状腺結節，びまん性腫大の有無
②　結節の形態・形状より良性・悪性の推定

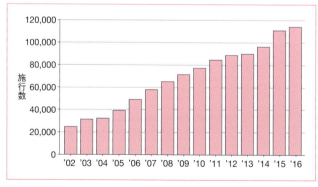

図1　年次別超音波検査施行数の推移
（2002〜2016年　伊藤病院症例）

③ エコー下細胞診の必要性・適応の決定
④ びまん性腫大の場合には，重量の測定
⑤ カラードプラによる，血流の把握

3. 疾患別特徴
① びまん性甲状腺腫
　びまん性病変をきたす疾患には，単純性甲状腺腫，橋本病（慢性甲状腺炎），バセドウ病，無痛性甲状腺炎，亜急性甲状腺炎，悪性リンパ腫などがある．びまん性病変における超音波検査の意義は，甲状腺重量の推定や，結節性病変の有無の確認である．特にびまん性甲状腺腫に合併する悪性腫瘍はしこりが小さいと触知が困難であるため，超音波検査が有用であり必須の検査となる．

② 結節性甲状腺腫
　結節性病変では良性・悪性の鑑別診断が重要となる．甲状腺乳頭癌の正診率は高いが，濾胞癌や髄様癌は未だ十分ではない．甲状腺癌の90％を占める乳頭癌のBモードでの特徴的な所見は十分理解しておく必要がある．

4. 操作方法
① 体位
　椅子型診察台を使用している．被検者が座った後，椅子を倒し，首を伸ばす姿勢にする．被検者には検査のため鎖骨がみえるように促し，検者は被検者の右側からプローブを操作する．

② 使用プローブ
　使用するプローブは，体表臓器用のドプラ機能付，中心周波数12MHzの高周波デジタルリニアプローブを用いている．

③ 正常甲状腺（図2）
　正常甲状腺はエコーレベルが前頸筋より高く内部は均質である．

Point
▶悪性を疑うBモード所見は，形状不整な充実性腫瘤で，境界不明瞭，内部低エコーで不均質，微細石灰化などが挙げられる．

Point
▶超音波画像のBモードの所見から，腫瘤の良性・悪性の鑑別がある程度可能ではあるが，典型的所見のないものもあり注意が必要である．

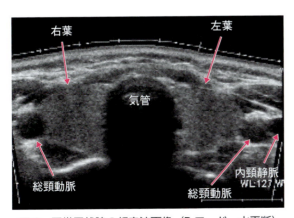

図2　正常甲状腺の超音波画像（Bモード，水平断）

表 甲状腺結節（腫瘤）超音波診断基準

	主			副	
	形状	境界の明瞭性・性状	内部エコー		微細高エコー	境界部低エコー帯
			エコーレベル	均質性		
良性所見	整	明瞭・平滑	高〜低	均質	（−）	整
悪性所見	不整	不明瞭・粗雑	低	不均質	多発	不整・なし

（日本超音波医学会用語・診断基準委員会：甲状腺結節（腫瘤）超音波診断基準．超音波医学 38：667-668, 2011[2])）

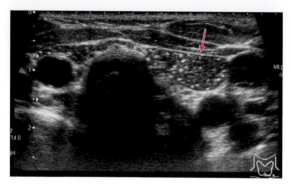

図3 小児の超音波画像（Bモード，水平断）
胸腺（赤矢印）を甲状腺腫瘍と見間違えないことが重要である．
（大桑恵子，他：実地医家のための甲状腺疾患診療の手引き―伊藤病院・大須診療所―（伊藤公一 監），全日本病院出版会，東京，p29, 2012[3])）

甲状腺の大きさは，峡部の厚みが3mm以下，両葉の横径が20mm以下で重さ約15〜20gである．結節病変は，「甲状腺結節（腫瘤）超音波診断基準」に照らし合わせて，結節の形状，境界部の性状，内部エコー所見から良悪性の鑑別診断を行う（表）[2]．

　大きな腺腫様甲状腺腫のなかに甲状腺癌が合併していることがあり，注意深く観察する必要がある．またリンパ節転移の有無が診断のきっかけになるときもあるので，超音波検査では甲状腺のみならず周囲のリンパ節に腫大がないか丁寧に観察する必要がある．

　小児の超音波検査では成人と違い，胸腺が発達している．超音波検査上，胸腺を悪性腫瘍と診断することがないよう注意が必要である（図3）[3]．

◆ 超音波検査診断と病理組織診断について

　当院で2016年に結節性甲状腺腫で手術した1,518例について，その病理組織診断の結果を図4に示す．内訳は，多い順に乳頭癌，

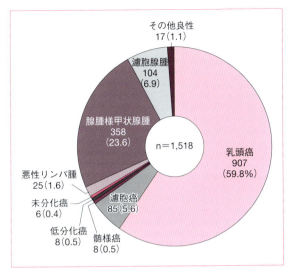

図4 病理組織診断の内訳（2016年 初回手術例）

腺腫様甲状腺腫，濾胞腺腫，濾胞癌であった．

　当院では超音波診断を，benign, unclassified, malignant の3分類とし診断をしている．2011年に施行した術前の超音波診断結果と病理組織診断との sensitivity は86.7％，specificity は77.1％，accuracy は83.6％であった[3]．

◆ 代表的な超音波像[3〜5]

1. 結節性疾患

① 腺腫様結節（adenomatous nodule）・腺腫様甲状腺腫（adenomatous goiter）（図5）

　甲状腺が非腫瘍性・結節性増殖により腫大する多発性病変で，日常診療ではしばしば単発性の大きな腺腫様結節や小さな腺腫様結節が多発しているのが認められる．組織学的に過形成であり，多彩な超音波画像を呈する．

　超音波所見としては，形状は円形あるいは楕円形を呈し，境界は明瞭で内部は囊胞状のものから充実性のものまでさまざま認められる．囊胞状の結節では内部に濃縮コロイドやフィブリン網が点状高エコー（comet tail sign）として認められるのが特徴である．腺腫様甲状腺腫のなかには甲状腺癌が合併することがあり，見逃さないよう注意が必要である．

② 甲状腺乳頭癌（papillary carcinoma）（図6）

　甲状腺癌の90％を占め，もっとも高頻度にみられる．一般に発育は緩徐であり手術後の予後は良好である．高齢者の乳頭癌はまれに

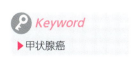

Keyword
▶甲状腺癌

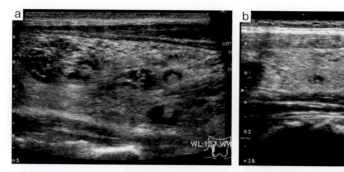

図5 腺腫様甲状腺腫の超音波画像（Bモード，矢状断）
a，b：甲状腺の両葉に大小さまざまな囊胞性病変を認める．境界は明瞭．
b：一部の結節内に多発高エコースポットを認める（comet tail sign）．

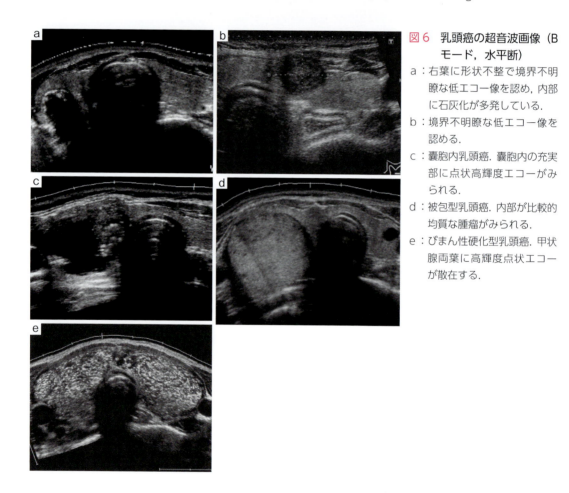

図6 乳頭癌の超音波画像（Bモード，水平断）
a：右葉に形状不整で境界不明瞭な低エコー像を認め，内部に石灰化が多発している．
b：境界不明瞭な低エコー像を認める．
c：囊胞内乳頭癌．囊胞内の充実部に点状高輝度エコーがみられる．
d：被包型乳頭癌．内部が比較的均質な腫瘤がみられる．
e：びまん性硬化型乳頭癌．甲状腺両葉に高輝度点状エコーが散在する．

未分化に転化することがあるので注意が必要である．

典型的な超音波所見（図6a，b）は，Bモードで形状不整，低エコー腫瘤を呈し，境界不明瞭で粗雑，しばしば内部に微細多発石灰化がみられる．近年腫瘍のサイズが10 mm以下の微小癌も多く発

Keyword
▶ Bモード

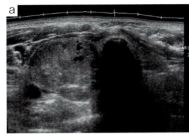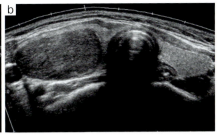

図7 濾胞性腫瘍の超音波画像（Bモード，水平断）
a：濾胞癌．境界明瞭な不整円形の腫瘤，内部エコーは不均質である．
b：濾胞腺腫．境界明瞭で内部エコーが比較的均質な腫瘍が認められる．

見されるようになってきたが，特徴的な微細石灰化がみられない場合もあり注意が必要である．

特殊例として，

a. 大きな囊胞性病変のなかに乳頭状に突出した形で充実性部分がある囊胞内乳頭癌（intracystic papillary carcinoma）（図6c）
b. 濾胞性腫瘍に類似した被包型乳頭癌（papillary carcinoma, follicular variant）（図6d）
c. 腫瘤を形成しないで甲状腺全体に点状石灰化が広がるびまん性硬化型乳頭癌（papillary carcinoma, diffuse sclerosing variant）（図6e）

がある．

③ 濾胞癌（follicular carcinoma）と濾胞腺腫（follicular adenoma）（図7）

濾胞癌の最終診断は手術摘出標本での病理組織診断で行う．病理組織検査において，腫瘍の被膜浸潤と血管侵襲を認めた場合に濾胞癌と診断され，浸潤の程度により微少浸潤型（minimally invasive type）と広汎浸潤型（widely invasive type）とに分類される．したがって，術前の超音波検査で確定診断をつけるのは未だに困難であり，当院では，超音波検査と穿刺吸引細胞診の結果で濾胞性腫瘍が疑われる場合は手術を勧めている．

濾胞腺腫の超音波像の多くは単発で円形あるいは楕円形で辺縁は平滑な充実性腫瘤を示す．境界には厚い被膜を有しており全周性に均質な低エコー帯を認める．結節内部は均質なことが多い．濾胞癌，特に微少浸潤型濾胞癌は，濾胞腺腫との鑑別が困難である．超音波所見としては，形状は不整円形を呈し，内部エコーは等～低エコーで全体に不均質，一部に粗大石灰化を認める場合がある．腫瘍境界部の不整や低エコー帯が認められる場合は濾胞癌が疑われる．カ

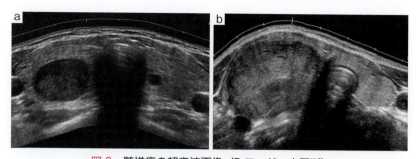

図8 髄様癌の超音波画像（Bモード，水平断）
a, b：超音波所見はさまざまであり，髄様癌の診断をつけることは難しい．

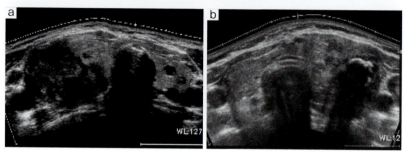

図9 未分化癌の超音波画像（Bモード，水平断）
a：内部エコーは不均質でエコーレベルは著明に低下している．
b：粗大な石灰化像が認められる．周囲組織との境界が不明瞭となることが多く，CTなどほかの検査での評価が必要となる．

ラードプラでは腫瘍内部に豊富な血流が認められることが多い．

④ 髄様癌（medullary carcinoma）（図8）

超音波所見は，形状が円形で低エコーの充実性腫瘤を示す．境界明瞭で辺縁部低エコー帯は認めず，内部に点状〜粗大な石灰化を認めることが特徴とされるが，髄様癌の超音波所見は多岐にわたり，超音波検査だけで髄様癌を診断することは困難である．また，散発性のものの多くは単発で片側性であるが，多発性内分泌腫瘍症2型（MEN2）では両葉に多発することがある．

⑤ 未分化癌（anaplastic carcinoma）（図9）

未分化癌は，甲状腺癌のなかで急速な増大傾向を示しもっとも予後不良な疾患である．

超音波像は，形状不整な大きな腫瘤で，内部エコーの低下は著明で出血や壊死性変化を反映して非常に不均質であり，内部に粗大石灰化と考えられる点状高エコーを認めることが多い．多くは周囲組織への浸潤もみられ，頸部リンパ節への転移も著明で頸部リンパ節の腫大が認められる．

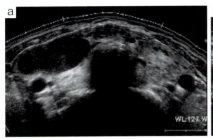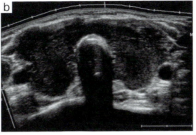

図10　悪性リンパ腫の超音波画像（Bモード，水平断）
a：内部エコーは著明に低下し，後方エコーが増強している．
b：頸部リンパ節が多数腫大していることが多い．

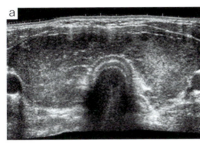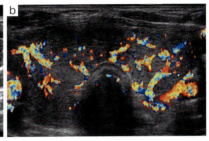

図11　バセドウ病の超音波画像（Bモード，水平断）
a：甲状腺はびまん性に腫大し，内部エコーレベルは低下し，不均質である．
b：カラードプラで著明な血流増加を認める．

⑥ 悪性リンパ腫（malignant lymphoma）（図10）

　甲状腺原発の悪性リンパ腫の多くは，急速に頸部腫大が増大し，臨床症状が未分化癌ときわめて類似する．組織学的にはほとんどが diffuse large B cell type と mucosa-associated lymphoid tissue（MALT lymphoma：MALToma）からなる[6]．

　超音波所見は，内部は囊胞に近い低エコー腫瘤（pseudocystic pattern）を呈するのが特徴的である．また，後方エコーの増強があるのが特徴である．粗大な石灰化は未分化癌では認められることがあるが，悪性リンパ腫では認められることが少ない．

2．びまん性疾患

① バセドウ病（図11）

　超音波上，びまん性の甲状腺腫大，内部エコーレベルは正常〜低下，エコー不均質，カラードプラでびまん性に火焔状の血流増加と血管拡張像がみられる．

② 橋本病（慢性甲状腺炎）（図12）

　超音波所見は峡部を含めてびまん性腫大がみられ，表面凹凸不

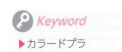

Keyword
▶カラードプラ

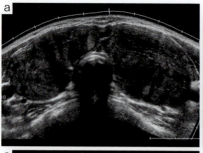
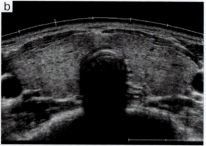
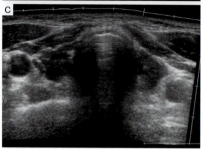

図12 橋本病の超音波画像（Bモード，水平断）
a：甲状腺はびまん性に腫大し，表面は凹凸がみられ，内部エコーレベルは低下している．
b：内部エコーレベルはほぼ正常．
c：甲状腺が萎縮し，内部エコーレベルが著明に低下している．

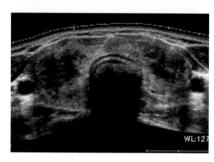

図13 亜急性甲状腺炎の超音波画像（Bモード，水平断）
右葉の圧痛に一致して境界不明瞭な低エコー域を認める．左葉にも同様の低エコー領域を一部認める．

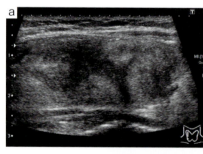
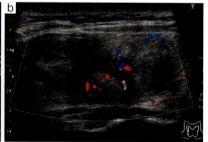

図14 無痛性甲状腺炎の超音波画像（Bモード，矢状断）
a：Bモード．甲状腺右葉に内部不均質な低エコー領域がみられる．
b：カラードプラ．低エコー領域の血流は消失している．

整，内部エコー不均質，エコーレベルの低下などがみられる．逆に萎縮した甲状腺がみられる場合もある．橋本病では悪性リンパ腫の合併率が高いこと[6]が知られており，内部エコーの部分的な低下と

局所の血流増加がみられた場合は悪性リンパ腫の合併も考える．

③ 亜急性甲状腺炎（subacute thyroiditis）（図 13）

　超音波所見は，圧痛，硬結部位に一致して低エコー域がまだら状あるいは地図状にみられる．全体の甲状腺腫大は軽度なことが多い．低エコー域の境界は不明瞭で，内部エコー域が移動することがあり，クリーピング現象とよばれる．また周囲リンパ節の腫大を認める．

④ 無痛性甲状腺炎（painless [silent] thyroiditis）（図 14）

　基礎疾患に慢性甲状腺炎がある場合が多く，甲状腺は正常〜軽度のびまん性腫大を示し，内部エコーの低下，不均質がみられ，全体として慢性甲状腺炎の超音波像を呈する．炎症部位に一致して低エコー領域が認められるが，不明瞭な場合も多い．

まとめ

　当院の超音波検査の現状と代表的な甲状腺疾患の超音波画像について述べた．甲状腺疾患を診療するうえで超音波検査は欠かせない検査の1つである．特に超音波検査で正診率が高い甲状腺癌の大部分を占める乳頭癌や，急速に増大する未分化癌，悪性リンパ腫の超音波検査上の特徴はしっかり把握することが必要である．

　超音波検査で結節性病変を発見した場合，甲状腺機能検査や穿刺吸引細胞診などを併用し，正確な診断をつけることが重要である．

文献

1) Gharib H, Papini E, Paschke R：Thyroid nodules：a review of current guidelines, practices, and prospects. Eur J Endocrinol 159（5）：493-505, 2008
2) 日本超音波医学会用語・診断基準委員会：甲状腺結節（腫瘤）超音波診断基準．超音波医学 38：667-668, 2011
3) 大桑恵子，北川　亘：実地医家のための甲状腺疾患診療の手引き—伊藤病院・大須診療所式—（伊藤公一 監）．全日本病院出版会，東京，p29, 2012
4) 北川　亘，伊藤公一：甲状腺疾患の画像診断—甲状腺腫瘍を中心に—（プライマリ・ケアに必要な画像診断のコツ）内分泌代謝．診断と治療 97（suppl）：387-393, 2009
5) 北川　亘，伊藤公一：診断に必須の内分泌画像検査の知識　甲状腺腫瘍の画像診断．内分泌・糖尿病科 28（1）：17-22, 2009
6) Watanabe N, Noh JY, Narimatsu H：Clinicopathological features of 171 cases of primary thyroid lymphoma：a long-term study involving 24553 patients with Hashimoto's disease. Br J Haematol 153（2）：236-243, 2011

甲状腺穿刺吸引細胞診検査の手技とその見方

北川 亘
きたがわ わたる

Keyword
▶穿刺吸引細胞診

Keyword
▶甲状腺腫瘍

Keyword
▶超音波ガイド

　穿刺吸引細胞診は甲状腺腫瘍の良性悪性の鑑別に欠かせない検査で，多くの甲状腺腫瘍の病理組織型の推定が可能である．本稿では，当院で施行している穿刺吸引細胞診検査の手技とその見方を中心に紹介する．

　穿刺吸引細胞診はほぼ全例，診断に最適な部位から的確に細胞を採取するため，超音波ガイド下穿刺吸引細胞診（US-guided Fine Needle Aspiration）を施行している[1]．

◆ 適応と禁忌

　穿刺吸引細胞診はすべての腫瘍性病変を適応としている．
　甲状腺超音波診断ガイドブック改訂第3版[2]では，充実性病変で5 mm以下の腫瘤は，頸部リンパ節転移や遠隔転移が疑われた場合やCEA，カルシトニンが高値であった場合以外は細胞診をしないで経過観察を基本としている．当院では5 mm以下であっても紹介医に細胞診結果を報告する必要がある場合もあり，外来担当医の裁量の範囲で，細胞診の適応を決めているのが現状である．頸部の静止が得られない症例や甲状腺機能亢進状態のバセドウ病，皮膚に感染を伴う場合は禁忌である．

◆ 前処置

1. 超音波機器と使用プローブ
　体表用のドプラ機能を有する12 MHzの高周波数デジタルリニアプローブを使用する．

2. 穿刺器具
　穿刺時に必要な物品を表1に記載した[3]．穿刺針は22ゲージ（G）を用いているが，組織の硬度によってより太い18Gおよび20Gを選択することがある．
　感染予防のため，プローブに超音波用ゼリーを入れカバーを装着後，穿刺用アタッチメントをつける．シリンジはエクステンション

表1　穿刺に必要な物品

- 吸引生検針（22 G×120 mm），粘性の囊胞液やコロイドは 18 G または 20 G
- 穿刺用アタッチメント
- 20 mL のシリンジ
- 千葉大式吸引ピストル（20 mL）
- 消毒用品（アルコールなど）
- 止血用品（ガーゼ，絆創膏など）
- プローブカバー
- エクステンションチューブ（針と吸引シリンジの間に使用）
- 超音波用ゼリー

（北川　亘：穿刺吸引細胞診．伊藤公一　監：実地医家のための甲状腺疾患診療の手引き-伊藤病院・大須診療所式・全日本病院出版会，東京，pp47-60，2012[3]）より改変）

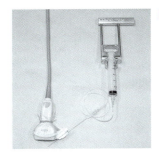

図1　穿刺用アタッチメント付穿刺用プローブ（左）と千葉大式吸引ピストル（右）

表2　固定操作準備品

湿固定用器具	乾燥固定用器具	針洗浄用器具
①スライドグラス ②95％エタノール	①染色バット（固定用アルコールを入れるもの） ②スライドグラス ③ドライヤー（冷風を使用） ④スライドグラス立て	①デキストラン加乳酸リンゲル液，針洗浄用スピッツ ②メンブレンフィルター機器

（北川　亘：穿刺吸引細胞診．伊藤公一　監：実地医家のための甲状腺疾患診療の手引き-伊藤病院・大須診療所式・全日本病院出版会，東京，pp47-60，2012[3]）

チューブを装着し，穿刺針と接合する（図1）．

3. 細胞固定操作の準備器具，薬品

細胞固定に必要な器具と薬品を表2に示した[3]．

◆ 穿刺手技

1. 体位

前頸部を伸展するため，患者をベットに仰向けに寝かせ肩枕を挿入する．

2. 消毒

頸部とプローブカバーを消毒する．麻酔は使用せず，超音波用ゼ

表3　主な穿刺部位

病変の所見	穿刺部位
充実性部分と嚢胞性部分が混在する結節	充実性部分
強い石灰化部分	周囲の低エコー部分や石灰化の切れ目
微細多発高エコー	乳頭癌の可能性も視野に入れる
悪性リンパ腫を疑う場合	もっとも低エコーの部分
未分化癌を考える場合	石灰化や腫瘍中心部だけではなく周囲へ浸潤傾向のある腫瘍辺縁部分（腫瘍中心部が壊死を伴うことから細胞が得られない場合があるため）

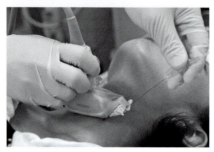

図2　超音波ガイド下穿刺吸引細胞診の実際（平行法）

▶細胞診は超音波ガイド下で行い，診断に適した部位を穿刺する．

リーは用いない．

3. 穿刺部位と方法

穿刺時の腫瘍内部の血管などの損傷を避けるためドプラ機能を併用し，血管を避け最適な穿刺ルートを確認する．表3に主な穿刺部位を示した．

4. 穿刺方法

細胞診施行医，介助に入る臨床検査技師，看護師の3名で施行している．穿刺前に患者に声を出さないこと，飲み込まないこと，動かないことを説明する．穿刺方法は平行法と交差法があるが，当院は数名の施行医で穿刺しており，施行医のスキルの差があまりでない平行法を用いている（図2）．

介助者の臨床検査技師が吸引ピストルを保持し，病変に穿刺針が達した後，施行医の指示で陰圧をかけ細胞を吸引する．針先を回転させて細胞塊を十分削りとるように針を動かすことがコツである．針を前後に大きく動かすと出血しやすいので注意が必要である．

血液が混入した場合は，ただちに陰圧を解除して針を抜去する．吸引針を抜去後，通常は5分以上，抗凝固薬を内服している場合は10分以上圧迫止血している．

◆ 検体処理方法

1. 塗抹，固定

塗抹，固定は介助に入っている臨床検査技師が担当する．手順を以下に記載した．

> ① 穿刺針をシリンジからはずす．
> ② シリンジに空気を吸引後，再度穿刺針を装着する．
> ③ 穿刺針内に吸引された細胞をスライドグラス2枚の間に吹き出す．

塗抹法は圧挫法で行い，1枚はドライヤーで急速冷風乾燥しギムザ染色へ，もう1枚は乾燥しないうちに直ぐに95％アルコールへ没入し，パパニコロウ染色を行う．

2. 検体処理の工夫（図3，4）

穿刺時の細胞採取量の不足や血液の混入は検体不適正標本となる．検体不適正標本を回避するため，採取検体をメンブレンフィルターを介して濾過することで，血液を除去し細胞をできるだけ集めている．

また直接塗抹標本の作製だけでなく，穿刺針の中を洗浄し，直接塗抹標本作成後の穿刺針内やシリンジ内に残存している可能性のある細胞も集めて，標本を作製している．

検体不適正率は甲状腺癌取扱い規約第7版[4]では，細胞診検査総数の10％以下が望ましいと記載されている．従来法での検体不適正率は5.3〜20.9％とさまざまであり，10％を越えている報告も少なくない[5〜11]．当院ではメンブレンフィルターを使用することにより検体不適正率は2.4％となっている[3]．

ほかに採取した細胞を直接塗抹せず，専用の細胞保存・固定液に

 Point
▶メンブレンフィルターの使用は，適正な検体を得るために有用である．

 Keyword
▶検体不適正率

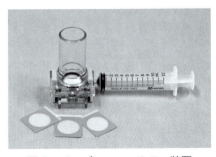

図3 メンブレンフィルター装置
メンブレンフィルターを介し，赤血球の除去，集細胞を行う．

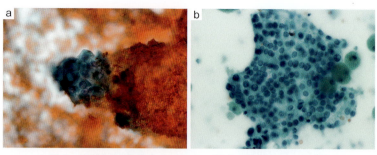

図4 直接塗抹標本とフィルター標本の比較（同一検体）
a：直接塗抹標本．細胞集塊のなかに封入体様所見もみられるが，周囲の赤血球が多く詳細な核所見が観察できない．
b：フィルター標本．赤血球が除去され，核異型と封入体を有する乳頭癌細胞と，周囲に泡沫細胞を認める．

回収し，液状化した検体から専用の機器を用いて細胞診標本を作製する液状化検体細胞診（Liquid-based cytology：LBC）を使用し，検体不適正率を改善している報告がある[5,6,8,10,11]．従来法では検体不適正率を低下させるには限界があり，メンブレンフィルター法やLBCを併用することが望ましいと考えられる．

① 合併症

疼痛や出血・血腫，嗄声，感染，急性甲状腺腫大，腫瘍の播種などがある．

いずれも発生頻度は低い．急性びまん性甲状腺腫大（図5）は穿刺直後に甲状腺がびまん性に腫大し，頸部圧迫感，疼痛や呼吸困難を訴える．冷却で軽快することが多いが，ステロイド投与が行われることもある．

② 報告様式

2015年11月に甲状腺癌取扱い規約第7版[4]が発刊され，甲状腺細胞診判定区分が5区分から7区分となった．甲状腺癌取扱い規約第6版[12]の細胞診判定区分"鑑別困難"がなくなり，新たに"囊胞液"，"意義不明"，"濾胞性腫瘍"の3判定区分が新設された．今後は甲状腺癌取扱い規約第7版[4]での判定区分を導入する予定であるが，この項では甲状腺癌取扱い規約第6版[12]でのデータを示す．

報告様式は，甲状腺癌取扱い規約第6版[12]に準じ，検体は"適正"と"不適正"に分類され，適正細胞は"悪性""悪性疑い""鑑別困難""良性"の4区分に判定される．

このうち，"鑑別困難"に区分されたなかで濾胞性腫瘍（follicular tumor）が疑われる標本は，通常濾胞癌なのか濾胞腺腫なのかの鑑別が困難である．当院では浸潤性の顕著な腫瘍は，細胞異型が高度

▶甲状腺癌

Point
▶細胞診で多くの病理組織型を推定できるが，濾胞癌と濾胞腺腫の鑑別は難しい．

▶濾胞性腫瘍

a. 穿刺前　　　　　　　　　　　　　　　b. 穿刺直後

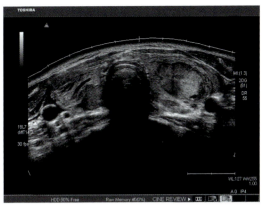

図5　穿刺後の急性びまん性甲状腺腫大
甲状腺左葉の腫瘤穿刺直後に穿刺していない甲状腺右葉も腫脹し，甲状腺がびまん性に腫大している．

な傾向がある点に着目し，独自の基準で"良性の可能性が高い（favor benign）"，"良性・悪性の境界病変（borderline）""悪性の可能性が高い（favor malignant）"，の3分類にして，細胞診専門医から臨床医に報告される[13]．

　これは，2013年に発刊された甲状腺結節取扱い診療ガイドラインの穿刺吸引細胞診分類に応用されている[14]．

　近年，新しい報告様式として甲状腺細胞診ベセスダシステムが提唱されている[15]が，まだ当院は採用しておらず，導入は検討中である．

　主だった病変につき，その細胞所見像を図6に示した．

③ 細胞診の診断成績

　細胞診判定区分別の診断成績の検討では，細胞診判定区分"悪性"で99.7%，"悪性疑い"で93.3%，"鑑別困難"で42.4%，"良性"で8.8%，"不適正"で33.3%が，病理組織診断が悪性腫瘍であった[16]．

　細胞診判定区分と病理組織型の関連を表4に示した[8]が，判定区分"悪性"の97.6%は乳頭癌であった．病理組織診断が濾胞癌であった症例では，判定区分"悪性"はなく，判定区分"鑑別困難"が65.3%を占めていた．

　細胞診判定が"悪性""悪性疑い"であった症例の細胞診診断と病理組織診断との関連を表5に示した[16]．細胞診判定区分"悪性"判定での細胞診診断と病理組織診断の一致率は，悪性リンパ腫100%，乳頭癌99.3%，髄様癌75.0%であった．細胞診が乳頭癌で病理組織診断が未分化癌であった4例はすべて乳頭癌の未分化転化で，乳頭癌の位置を穿刺していたと考えられる．未分化癌を疑う場合は，その穿刺部位を十分注意する必要がある．

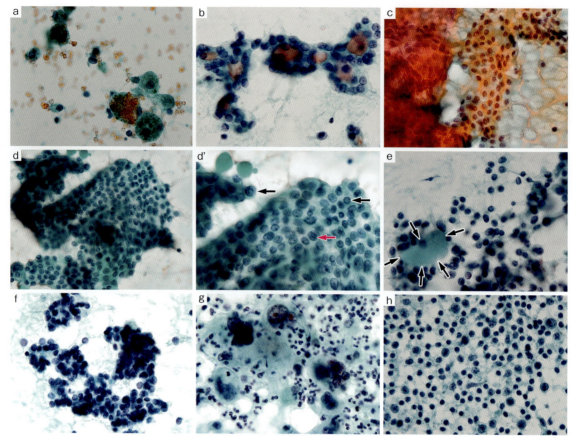

図6 主な甲状腺腫瘍の細胞所見

a：囊胞．赤血球とともにヘモジデリンを貪食したマクロファージが散見される．

b：濾胞性腫瘍．核腫大した濾胞上皮細胞が濾胞構造を有する細胞集塊でみられる．濾胞内にオレンジ色に染まるコロイドを有し，重積性を伴っている．本症例は濾胞腺腫であった．

c：腺腫様甲状腺腫．コロイドとともに異型の乏しい，軽度核肥大した濾胞上皮細胞集塊がみられる．過形成部分は重積を伴うがシート状に出現する場合が多い．

d：乳頭癌．結合性の強い乳頭状の細胞集塊がみられる．核間距離は不規則で異常集積がみられる．

d'：乳頭癌拡大図．核不整が著明で辺縁の不整や核溝（➡）がみられる．核クロマチンは微細顆粒状で，ほとんどの症例で核内細胞質封入体（➡）を認める．

e：髄様癌．核は大小不同がみられるが形の不整はなく，核クロマチンが粗顆粒状である．処々にライトグリーンに染まる無構造なアミロイド（➡）が認められる．

f：低分化癌．大小不同の目立つ核を有する細胞が，濾胞構造を崩した不規則重積を呈する細胞集塊でみられる．低分化になると濾胞にコロイドを有さず，結合性も低下し集塊からのほつれがある．

g：未分化癌．多くの炎症細胞や壊死とともに大型異型細胞が出現している．核小体が著明に腫大したものや多核細胞，核分裂像がみられる場合も多い．

h：悪性リンパ腫．小〜中型の異型リンパ球が単一像を呈する細胞像である．本症例はMALTリンパ腫であるが，Diffuse large B-cell lymphomaよりも小型な異型リンパ球が多く，慢性甲状腺炎との鑑別が困難な場合がある．

表4 穿刺吸引細胞診判定区分*と病理組織型**

判定区分 \ 病理組織	良性症例			悪性症例							合計
	腺腫様甲状腺腫	濾胞腺腫	その他	乳頭癌	濾胞癌	髄様癌	低分化癌	未分化癌	悪性リンパ腫	その他	
悪性	1	1	1	1,105	0	6	2	6	8	2	1,132
悪性の疑い	11	4	2	198	10	4	3	1	22	0	255
鑑別困難	70	112	3	64	64	2	2	0	3	1	321
良性	357	91	9	12	24	1	2	0	3	2	501
不適正	3	0	1	2	0	0	0	0	0	0	6
合計	442	208	16	1,381	98	13	9	7	36	5	2,215***

2006年1月〜2008年12月

* 細胞診を複数回施行時：もっとも悪性度が高い判定を最終判定した．
** 病変が複数個所あるものは除外．
*** 細胞診を施行した11,826病変のうち手術で病理診断が確定した2,215例．

(北川 亘，他：日本臨牀 69 (Suppl)：320-323, 2011[16]より改変)

表5 穿刺吸引細胞診判定区分"悪性""悪性疑い"症例の病理組織診断結果

判定区分	細胞診	病理組織悪性								病理組織良性			合計
		乳頭癌	濾胞癌	髄様癌	低分化癌	未分化癌	扁平上皮癌	悪性リンパ腫	その他	腺腫様甲状腺腫	濾胞腺腫	その他	
悪性	乳頭癌	1,105	0	0	2	4	0	0	0	1	0	1	1,113
	髄様癌	0	0	6	0	0	0	0	1	0	1	0	8
	低分化癌	0	0	0	0	1	0	1	0	0	0	0	2
	未分化癌	0	0	0	0	1	0	0	0	0	0	0	1
	扁平上皮癌	0	0	0	0	0	1	0	0	0	0	0	1
	悪性リンパ腫	0	0	0	0	0	0	7	0	0	0	0	7
悪性疑い	乳頭癌疑い	196	1	0	2	0	0	0	0	4	4	2	209
	濾胞癌疑い	1	7	0	1	0	0	0	0	5	0	0	14
	髄様癌疑い	1	2	4	0	0	0	0	0	0	0	0	7
	悪性リンパ腫疑い	0	0	0	0	0	0	22	0	0	1	0	23
	その他悪性疑い	0	0	0	0	1	0	0	0	1	0	0	2
	合計	1,303	10	10	5	7	1	30	1	12	5	3	1,387

2006年1月〜2008年12月
(北川 亘，他：日本臨牀 69 (Suppl)：320-323, 2011[16]より改変)

細胞診判定区分"悪性疑い"での一致率は，悪性リンパ腫疑い95.7％，乳頭癌疑い93.8％，髄様癌疑い57.1％，濾胞癌疑い50.0％であった．

実地医家では，細胞診判定はパパニコロウ・クラス分類で報告されてくることも多い．2009年1月〜2010年12月までに当院を紹介受診し，持参した穿刺吸引細胞診結果がクラス3と診断されていた165症例のプレパラートを，再度当院で見直した結果を図7に示した．良性87例（52.7％），良悪鑑別困難43例（26.1％），悪性疑い17例（10.3％），悪性15例（9.1％），不適正3例（1.8％）で

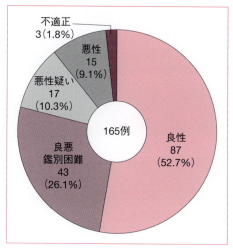

図7　クラス3症例再評価の結果

あった．過半数が良性の診断であり，クラス3症例の扱いは特に慎重にするべきと考えられる．

まとめ

当院の穿刺吸引細胞診の手技とその見方を中心に述べた．

穿刺吸引細胞診で重要なことは，診断に適した部位から十分な量の細胞を採取すること，細胞採取後固定まで速やかに丁寧な検体処理を行うことである．

良好な細胞診結果を得るには，細胞診施行医や細胞診専門医，臨床検査技師の熟練度に依存する点も多く，十分なトレーニングを積む必要がある．

> **Point**
> ▶良好な細胞診結果を得るには，細胞診施行医，細胞診専門医，臨床検査技師との十分な検査体制，連携をとることが重要である．

文　献

1) 北川　亘，吉村　弘：甲状腺腫瘍の穿刺吸引細胞診．森　昌朋 編：最新医学別冊　新しい診断と治療のABC 25/内分泌2　甲状腺疾患改訂第2版．最新医学社，大阪，pp122-135，2012
2) 日本乳腺甲状腺超音波医学会　甲状腺用語診断基準委員会 編：甲状腺超音波診断ガイドブック改訂第3版．南江堂，東京，pp48-50，2016
3) 北川　亘：穿刺吸引細胞診．伊藤公一 監：実地医家のための甲状腺疾患診療の手引き―伊藤病院・大須診療所式―．全日本病院出版会，東京，pp47-60，2012
4) 日本甲状腺外科学会 編：甲状腺癌取扱い規約第7版．金原出版，東京，2015
5) Malle D, Valeri RM, Pazaitou-Panajiotou K, et al.：Use of a thin-layer technique in thyroid fine needle aspiration. Acta Cytol **50**：23-27, 2006
6) Kim DH, Kim MK, Chae SW, et al.：The Usefulness of SurePath™ Liquid-Based Smear in Sono-Guided Thyroid Fine Needle Aspiration；a Comparison of a Conventional Smear and SurePath™ Liquid-Based Cytology. Korean J Cytopathol **18**：143-152, 2007
7) 水田匡信，庄司和彦，髙橋淳人，他：甲状腺穿刺吸引細胞診における検体採取の不適正率に関する検討．耳鼻臨床 **102**：229-232，2009

8) 前田智治, 古谷敬三, 平田真紀子, 他：甲状腺穿刺細胞診における従来法と液状処理細胞診（LBC）の比較について. 日臨細胞会誌 **49**：108-111, 2010
9) 辻 雄一郎, 林 伊吹, 長谷川恵子：新しい報告様式による甲状腺腫瘍の穿刺吸引細胞診の検討. 耳鼻臨床 **103**：167-172, 2010
10) 鈴木彩菜, 廣川満良, 延岡由梨, 他：甲状腺細胞診「不適正」の評価―甲状腺ベセスダシステム導入に向けて―. 日臨細胞誌 **52**：304-309, 2013
11) 坂東伸幸, 後藤 孝, 赤羽俊章, 他：甲状腺結節に対する穿刺吸引細胞診において液状処理細胞診（Liquid-based cytology；LBC）を施行した症例の検討. 内分泌甲状腺外会誌 **30**：142-147, 2013
12) 甲状腺外科研究会 編：甲状腺癌取扱い規約第6版. 金原出版, 東京, 2005
13) 藤澤俊道, 森光理絵, 平木朋子, 他：甲状腺濾胞性腫瘍の診断基準と診断精度―伊藤病院での検討―. 日臨細胞誌 **49**：42-47, 2010
14) 日本甲状腺学会 編：穿刺吸引細胞診分類について. 甲状腺結節取扱い診療ガイドライン2013. 南江堂, 東京, pp71-82, 2013
15) Ali SZ, Cibas ES 著, 坂本穆彦 監訳：甲状腺細胞診ベセスダシステム. シュプリンガー・ジャパン, 東京, 2011
16) 北川 亘, 伊藤公一：内分泌腺腫瘍 穿刺吸引細胞診検査. 日本臨牀 **69**（Suppl）：320-323, 2011

第1章 意外によくある甲状腺異常 発見のポイント

7 耳鼻咽喉科医からみた甲状腺疾患

友田智哲

▶ 通常と違う所見や経過をたどる場合には，他疾患を考慮すべきである．

甲状腺疾患はまれな疾患ではなく，耳鼻咽喉科の一般外来でも遭遇する機会は多い．すべての甲状腺疾患が早急な治療を必要とする訳ではないが，見逃してはいけない疾患もある．各疾患の詳細は他稿に譲ることとするが，耳鼻咽喉科領域ではよくある徴候のなかで，甲状腺疾患を疑うべき特徴を本稿では述べることとする．

◆ 咽頭痛あるいは頸部痛

▶ 発熱

▶ 疼痛

発熱と咽頭痛，嚥下困難を伴う場合には，さまざまな疾患が鑑別として挙げられる．頻度としては，ウイルス性咽頭炎が85〜90%を占め，抗生剤などの必要はなく対症療法で軽快する．一方で，A群β溶連菌性咽頭炎，化膿性扁桃炎，伝染性単核球症あるいはLemierre症候群，耳鼻咽喉科領域で見逃してはいけない緊急疾患の急性喉頭蓋炎，扁桃周囲膿瘍，深頸部膿瘍を発症している場合があり，視診および触診，開口障害や吸気性喘鳴の有無などが重要な手がかりとなる．

一方で，リンパ節腫脹，扁桃腫大や咽頭粘膜の発赤腫脹，喉頭浮腫などの所見が認められない場合，抗生剤投与の効果がない場合には，甲状腺疾患も考慮する必要がある．頸部に自発痛を認める場合には，頸部超音波で痛みの部位を確認すると有用な情報が得られる．

▶ 頸部超音波検査が施行できると情報量が増し，診断につながることがある．

頸部超音波検査にて，痛みに一致する甲状腺内に境界不明瞭な低エコー領域を認め（図1），対側へ痛みが移動する場合には，亜急性甲状腺炎（p.154参照）の可能性が考えられる．しばしば，耳介や下顎骨への放散痛を訴えるため，咽頭疾患と混同する．特に左側で頸部発赤を認め，甲状腺外を中心に低エコー領域（図2：炎症が甲状腺に波及すると甲状腺実質のエコーレベルも低下することがある）や周囲浮腫を認める場合には，外切開が必要となる急性化膿性甲状腺炎（p.158参照）が考えられる．急性化膿性甲状腺炎の原因となる下咽頭梨状陥凹は先天性疾患ではあるが，初発年齢中央値は18歳（3〜75歳）であり，既往歴がなくとも疑う必要がある．

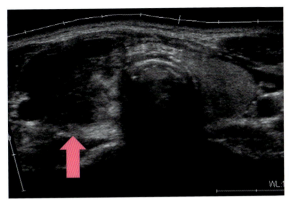

図1 痛みと一致する甲状腺内の境界不明瞭な低エコー領域

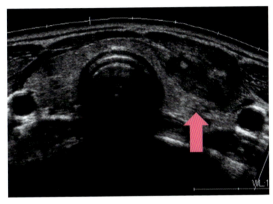

図2 甲状腺外を中心とした低エコー領域

　また，病歴や視診上典型的な急性化膿性扁桃炎と診断できる場合にも，既往歴あるいは現在内服中の薬を確認すべきである．バセドウ病に対して抗甲状腺薬を内服している場合には，無顆粒球症を併発していることがある．無顆粒球症は，抗甲状腺薬の投与量に依存して発症し，頻度は0.35％，抗甲状腺薬内服後3ヵ月以内の発症が約84.5％程度と報告されている[1]．しかしながら，長期間服用後に発症することもあり，放置すれば致死的になる可能性があるため必ず問診で確認が必要である．

 Point

▶他疾患にて内服中の薬を把握することも重要である．

◆嗄声

　嗄声をきたす原因はさまざまである．急性喉頭炎によるものがもっとも多く，1〜2週間の保存的療法で軽快することが多い．長期にわたる場合には，喫煙による慢性喉頭炎，逆流性食道炎などによるもの，高齢者では加齢による声帯萎縮，小児では声帯結節，ほかの年齢層では声帯ポリープなどによるものなどがよく知られている．

　声帯麻痺による嗄声は，ある日突然症状を呈することも多く，さ

 Keyword

▶嗄声

表　声帯麻痺の原因疾患や手術

非術後性麻痺（5〜10%）
喉頭癌，下咽頭癌
頸胸部癌（甲状腺，食道，肺），大動脈瘤
頭蓋内疾患（脳血管障害，腫瘍）
上咽頭癌
術後性麻痺（31〜68%）
頸部手術（甲状腺，神経鞘腫）
胸部手術（心血管系，肺，食道）
頭蓋内手術
挿管性麻痺
特発性（10〜27%）

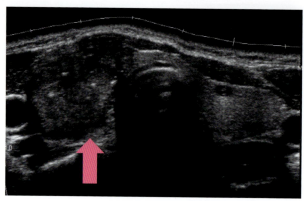

図3　砂状エコー輝点を伴う不整な低エコー領域

まざまな原因疾患に起因する（表）．原因疾患を同定するためには，詳細な病歴（外傷の有無，手術や全身麻酔［挿管麻酔］の有無）の聴取，頸部超音波検査，頸胸部CT検査，頭部MRI検査などが必要となる．甲状腺手術後の声帯麻痺の頻度は高いが，ほかの手術後（頸椎の前方アプローチ，内頸動脈内膜剥離術，心臓手術，頭蓋内手術）でも注意が必要である．手術歴のない場合には，頸部悪性腫瘍（甲状腺癌や頸部食道癌）や肺癌による反回神経麻痺，喉頭癌や下咽頭癌の声帯への直接浸潤，ウイルス性感染，脳梗塞，糖尿病性神経障害などを念頭に鑑別し，治療する必要がある．

　甲状腺癌によって声帯麻痺を起こしている症例は，2010年度版甲状腺腫瘍診療ガイドライン[2]においてハイリスク群に分類され，気管や食道に浸潤している頻度も高く予後が悪い．頸部超音波所見にて，甲状腺に境界不明瞭な低エコー領域を認め微細石灰化を伴うものが一般的な甲状腺癌の所見となり，気管食道溝に腫瘍の進展がある場合には，甲状腺癌による反回神経浸潤を疑う根拠となる（図3）．

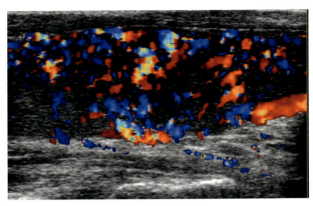

図4 甲状腺内の血流増加

◆ 小児

　耳鼻科領域で遭遇する小児疾患は，急性疾患である急性中耳炎，慢性疾患であるアレルギー性鼻炎，滲出性中耳炎などが挙げられる．いずれも頻度が高い疾患であるが，一度は小児科あるいは耳鼻科の外来を受診する必要がある．小児は自覚症状を訴えることが少なく，周囲から落ち着きがない，集中力がない，夜間眠れていない，寝起きが悪いといった症状を指摘されることがある．こういった症状は小児睡眠時無呼吸症候群を疑う所見であることは，広く知られるようになってきたが，一方で，小児バセドウ病を疑う所見でもあることを忘れてはならない．明らかなアデノイド増殖や扁桃肥大を認めず，夜間のいびきがない場合には，注意が必要である．

　小児バセドウ病の臨床症状としては甲状腺腫（68.4％），多汗（53.4％），易疲労感（50.4％），落ち着きのなさ（47.4％）が多く，体重減少などは成人発症に比べ低く36.1％と報告されている[3]．頸部超音波では，甲状腺内の血流増加（図4）を認めることが多く，甲状腺断面像でregion of interest（ROI）を設定し，血流pixel/総pixelが50％以上である場合にはバセドウ病の可能性が高くなる[4]．痛みを伴う採血検査で甲状腺機能をチェックする前に超音波検査を施行すると診断の手助けとなる．

　バセドウ病発症が20歳以下である頻度は5％未満と少ないものの，思春期前のバセドウ病は非特異的で多彩な精神的症状が中心となるため，気がつかないまま見過ごされることも多く，発症から診断までに6〜12ヵ月要することも多い．診断が遅れれば学業にも支障をきたし，突然死の可能性もあるため注意が必要である．

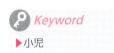

Keyword
▶小児

▶難聴

◆ 先天性難聴と甲状腺

　先天性難聴は，新生児の1,000人中1人に認められる比較的頻度の高い障害の1つであり，先天性難聴に対する遺伝子検査は2012年度からは保険収載もされている．そのなかで，常染色体劣性遺伝（半数に*SLC26A4*遺伝子変異）を呈するペンドレッド症候群は約80％の症例で前庭水管拡大を認め，両側高度難聴を呈する．ある程度補聴器の効果が期待できるが，効果が乏しい場合には人工内耳の適応となることはよく知られている．両側性高度感音難聴が小児期に顕在化し，前庭機能低下による反復性めまい発作や平衡障害を合併する症例もある．また，高度難聴とともにペンドレッド症候群に合併する甲状腺腫は，ヨード有機化の不全型障害により，10歳以降に約1/3の症例で発症する．巨大化する症例では外見上の問題になり，呼吸障害を生じる場合がある．ヨード摂取が不足すると発症率が高まるため，食事指導も大切である．甲状腺機能に関しては正常の症例が多いが，一部の症例では甲状腺機能低下がみられ，LT_4製剤の補充療法が必要であるため，甲状腺ホルモン値の検査が必要となる．

文　献

1) Takata K, Kubota S, Fukata S, et al.：Methimazole-induced agranulocytosis in patients with Graves' disease is more frequent with an initial dose of 30 mg daily than with 15 mg daily. Thyroid **19**：559-563, 2009
2) 日本内分泌学会，日本甲状腺外科学会編：甲状腺腫瘍診療ガイドライン　2010年版．金原出版，東京，2010
3) Sato H, Minamitani K, Minagawa M, et al.：Clinical features at diagnosis and responses to antithyroid drugs in younger children with Graves' disease compared with adolescent patients. J Pediatr Endocrinol Metab **27**：677-683, 2014
4) Kamijo K：Study on cutoff value setting for differential diagnosis between Graves' disease and painless thyroiditis using the TRAb（Elecsys TRAb）measurement via the fully automated electrochemiluminescence immunoassay system. Endocr J **57**：895-902, 2010

第2章

スペシャリストの診断テクニック

第2章 スペシャリストの診断テクニック

1 甲状腺機能亢進症の診断 バセドウ病を中心に

吉村　弘
よしむら　ひろし

Point
▶ 甲状腺機能亢進症は甲状腺ホルモンの合成が増加した病態を指す．

Keyword
▶ 甲状腺機能亢進症

Keyword
▶ 破壊性甲状腺炎

Point
▶ バセドウ病の鑑別でもっとも重要なのは無痛性甲状腺炎である．

Keyword
▶ 甲状腺中毒症

Keyword
▶ 妊娠初期一過性甲状腺機能亢進症

Keyword
▶ 甲状腺機能結節

Point
▶ TRAbはバセドウ病の診断に重要であるが，あくまで診断の補助である．

Keyword
▶ TSHレセプター抗体

　甲状腺ホルモンの組織での作用が高まり代謝が亢進した状態を甲状腺中毒症という．これを引き起こす病態としては，① 甲状腺ホルモンの合成が増加した甲状腺機能亢進症，② 甲状腺組織が破壊されて甲状腺ホルモンが血液中に増加した破壊性甲状腺炎，③ 甲状腺ホルモンを外部から投与された場合がある．また最近は薬剤性甲状腺中毒症の報告が増加している．実地臨床では，① に属すバセドウ病と ② に属す無痛性甲状腺炎の鑑別が最大の問題になる．これは，無痛性甲状腺炎に抗甲状腺薬を使用して無顆粒球症を発症するなど，重篤な副作用が発生することを防ぐためである．

◆ 甲状腺中毒症を起こす疾患

　表1に甲状腺中毒症をきたす疾患を示す．多くの疾患があるが，実際臨床で問題になるのは，バセドウ病，ヒト絨毛性ゴナドトロピン（human chorionic gonadotropin：hCG）というホルモンが甲状腺を刺激することによる妊娠初期一過性甲状腺機能亢進症（gestational transient hyperthyroidism：GTH），無痛性甲状腺炎，亜急性甲状腺炎，甲状腺機能結節で，ほかはまれである．

◆ 鑑別に役立つ問診，臨床症状

1. 妊娠初期に甲状腺中毒症を認めた場合

　バセドウ病とGTHの鑑別が必要になる．TSHレセプター抗体（TSH receptor antibody：TRAb）が陽性であればバセドウ病と診断してよい．TRAb陰性のときはGTHの可能性が高いが，甲状腺エコーで結節を認める場合は甲状腺機能結節も否定できない．GTHは，ほとんどの例では妊娠中期以降に甲状腺機能が正常化するので，経過観察である程度の鑑別はできる．GTHを引き起こすhCG値は中央値71,000で範囲16,000〜220,000 mIU/mL，area under curve 0.7，カットオフ値は70,000で感度84％，特異度51％であった．バセドウ病との鑑別にhCGのみではやや困難なようであ

表1　甲状腺中毒症の原因疾患による分類

1. 甲状腺でホルモン産生が高まる場合
  （甲状腺機能亢進症）
    ① バセドウ病
    ② TSH産生下垂体腫瘍
    ③ ヒト絨毛性ゴナドトロピン（human chorionic gonadotropin：hCG）による
        a．妊娠初期の一過性甲状腺機能亢進症
        b．胞状奇胎
        c．悪性絨毛上皮腫
    ④ 甲状腺機能結節
        a．機能性単結節性甲状腺腫（プランマー病）
        b．機能性多結節性甲状腺腫
        c．機能性甲状腺癌
    ⑤ TSHレセプター活性型異常によるもの
    ⑥ G蛋白質異常による（McCune-Albright症候群）
2. 甲状腺の破壊による甲状腺ホルモンの漏出
    ① 亜急性甲状腺炎
    ② 無痛性甲状腺炎
    ③ 橋本病の急性増悪
    ④ 急性化膿性甲状腺炎
    ⑤ 放射線による甲状腺炎
3. 外部からの甲状腺ホルモンの摂取
    ① 甲状腺ホルモン剤の過剰摂取
    ② やせ薬，漢方薬中に甲状腺ホルモン剤
    ③ 食肉に甲状腺の混入（ハンバーガー甲状腺中毒症）
4. 他臓器での甲状腺ホルモン産生
    ① 卵巣甲状腺腫（類皮嚢胞腫）
    ② 濾胞癌の転移先でのホルモン産生

（吉村　弘：甲状腺中毒症．内科 105（6）：1515，2010より許諾を得て転載）

る[1]．なお妊娠中は，甲状腺シンチグラフィ検査は禁忌であるため無痛性甲状腺炎と確定診断された例はないが，妊娠中発症の無痛性甲状腺炎は非常にまれなようである．

2．甲状腺に自発痛，または圧痛を認めた場合

亜急性甲状腺炎，橋本病の急性増悪，急性化膿性甲状腺炎の鑑別が必要になる．亜急性甲状腺炎はかなり強い中毒症状をきたすことがあるが，ほかは一過性の軽い中毒症状を示す．亜急性甲状腺炎は抗サイログロブリン抗体（TgAb），抗甲状腺ペルオキシダーゼ抗体（TPOAb）が陰性〜弱陽性であり，甲状腺腫も硬くて小さい例がほとんどである．これに対して橋本病の急性増悪はTgAb，TPOAbが強陽性でやや大きめの甲状腺腫を示すことが多い．急性化膿性甲状腺炎は原則TgAb，TPOAb陰性であり，甲状腺左葉に腫脹，疼痛を認め，進行すれば皮膚の発赤，浮腫を認める．

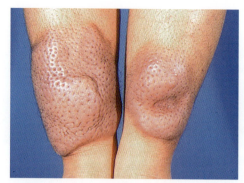

図1　前頸骨粘液水腫

3. 甲状腺中毒症状の程度と罹病期間

動悸，息切れ，発汗，体重減少などの代謝亢進の症状が3ヵ月以上続く場合は無痛性甲状腺炎ではなくバセドウ病を疑う．無痛性甲状腺炎では3ヵ月以上継続することはまれである．また亢進症状の程度が軽い，またはほとんど症状がないものは甲状腺機能結節も疑う．

4. バセドウ病に特有な症状

眼球突出，眼瞼腫脹，複視などの眼症状を認めた場合はまずバセドウ病と診断して間違いはない．また，前頸骨粘液水腫（図1）を認めた場合もバセドウ病と診断できる．

5. 無機ヨウ素の過剰摂取

問診上，昆布だしを含めて昆布類の多食，ヨウ素含有のうがい薬，アミオダロンのようなヨウ素が含まれている薬を常用している場合は，バセドウ病よりも無痛性甲状腺炎を疑う．

6. 薬剤性甲状腺中毒症

無痛性甲状腺炎を発症するものが多いが，バセドウ病を発症するものもある．インターフェロン，アミオダロン，抗ヒト免疫不全ウイルス薬，ゴナドトロピン放出ホルモン誘導体，分子標的薬などが原因となるので，使用薬剤の問診が重要である（表2）．

> **Point**
> ▶無機ヨウ素の過剰摂取は無痛性甲状腺炎のトリガーになる．

> **Point**
> ▶薬剤性甲状腺中毒症が近年増加しており，使用薬剤の確認が重要である．

◆ 鑑別診断

血液中 FT_3, FT_4 高値を認めれば甲状腺中毒症と診断する．TSHはほとんどの患者では抑制されているが，甲状腺ホルモン不応症，TSH産生下垂体腫瘍ではTSHは基準値内，または基準値上限以上になる．抗甲状腺ホルモン抗体など測定キットに問題がある場合も，FT_3, FT_4 高値でTSHが抑制されない検査結果を認める場合がある．この場合はまず，ほかの測定キット（可能ならば2抗体法）で測定し基準値内に入るか，変わらないかを検討する．甲状腺に疼痛を認

表2 甲状腺中毒症を引き起こす薬剤

1. バセドウ病と無痛性甲状腺炎の両方を引き起こすもの
   ① インターフェロン製剤（コペガス®，レベトール®）
   ② アミオダロン（アンカロン®）
   ③ ゴナドトロピン放出ホルモン誘導体
2. バセドウ病を引き起こすもの
   ① 抗ヒト免疫不全ウイルス薬：免疫再構築症候群の1つとして起こす．
3. 無痛性甲状腺炎を引き起こすもの
   ① 分子標的薬：スニチニブリンゴ酸塩（スーテント®），ソラフェニブ（ネクサバール®），アキシチニブ（インライタ®）
4. 甲状腺ホルモンが混入している「健康食品」「やせ薬」：承認された医薬品にはない．個人輸入の漢方薬などに甲状腺ホルモンが含まれているものがある．

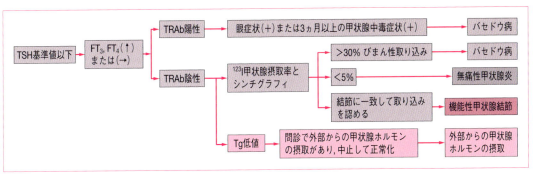

図2 TSH，FT$_3$，FT$_4$ から始める甲状腺ホルモン異常の鑑別

めず，妊娠でもない場合はバセドウ病，無痛性甲状腺炎，機能性結節性甲状腺腫が鑑別の対象になる（図2）．この場合追加の検査として，まずTRAbを測定する．TRAbには甲状腺刺激抗体（TSAb）とTSH結合阻害抗体（TSH binding inhibitory immunoglobulin：TBII）の2種類の測定法があるが，未治療バセドウ病の診断の有用性はほぼ同じである．陽性であれば95％以上の確率でバセドウ病と診断できるが，まれにTRAb陽性の無痛性甲状腺炎も存在する[2]．眼球突出，眼瞼腫脹，複視などのバセドウ病眼症状がある場合，また問診にて動悸，手のふるえ，体重減少などの甲状腺中毒症が3ヵ月以上続いている場合はバセドウ病と診断できる．バセドウ病に特有な症状がなくTRAbが陰性の場合は，バセドウ病，無痛性甲状腺炎，機能性結節性甲状腺腫の鑑別が必要になる．バセドウ病でも腫瘍性病変を合併することがあり[3]，触診，甲状腺エコーのみから機能性結節性甲状腺腫の鑑別はできない．この場合は^{123}I甲状腺シンチグラフィが必要となる．びまん性の取り込みを認め^{123}I甲状腺摂取率が30％以上であれば，バセドウ病と診断できる．^{123}I甲状腺摂取率

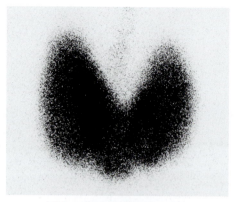

図3　バセドウ病のシンチ像

図4　亜急性または無痛性甲状腺炎のシンチ像

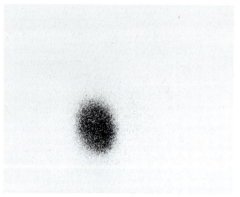

図5　甲状腺機能結節（単結節性）のシンチ像

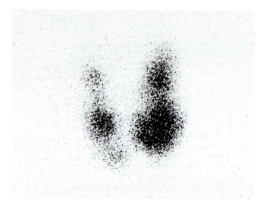

図6　甲状腺機能結節（多結節性）のシンチ像

が5％以下であれば無痛性甲状腺炎と診断し，^{123}Iシンチグラフィで結節部分に一致してhot spotが認められる場合は，機能性結節性甲状腺腫と診断できる（図3～6）．機能性結節性甲状腺腫では，FT$_3$，FT$_4$が軽度上昇の例が多く，測定範囲上限値以上になることはまずない．バセドウ病と機能性結節性甲状腺腫は治療しなければ長期間FT$_3$，FT$_4$の上昇，TSHの抑制を認めるが，無痛性甲状腺炎は2～3ヵ月で甲状腺機能低下症に移行し，その後正常化するので臨床経過より鑑別が可能である．

文献

1) 吉原　愛，吉村　弘，渡邊奈津子，他：妊娠一過性甲状腺機能亢進症（Gestational transient thyrotoxicosis）におけるHCG濃度と甲状腺中毒症の程度との関係について．日本内分泌学会雑誌 **90**（1）：297，2014
2) Noh JY, Miyazaki N, Ito K, et al.：Evaluation of a new rapid and fully automated electrochemiluminescence immunoassay for thyrotropin receptor autoantibodies. Thyroid **18**（11）：1157-1164, 2008
3) Mukasa K, Noh JY, Kunii Y, et al.：Prevalence of malignant tumors and adenomatous lesions detected by ultrasonographic screening in patients with autoimmune thyroid diseases. Thyroid **21**（1）：37-41, 2011

第2章 スペシャリストの診断テクニック

2 甲状腺機能低下症の診断 橋本病を中心に

向笠 浩司
（むかさ こうじ）

甲状腺機能低下症はさまざまな病態で起こりうる疾患である．表1に病因別分類を示すが，その病因によって，原発性，視床下部・下垂体性などに分類される．本稿では橋本病を中心にこれらの鑑別診断について以下に述べる．

Point

▶甲状腺機能低下症の病因は原発性，視床下部性，下垂体性に分類される．

◆ 診断のポイント

まず甲状腺機能低下症を疑うきっかけであるが，自覚症状としては全身倦怠感，意欲低下，便秘，他覚所見としては，浮腫，甲状腺腫大などが挙げられる．原発性甲状腺機能低下症の診断ガイドラインを表2に示す．診断される年齢としては30～40歳台が多く，自覚症状がほとんどない場合で，自己抗体が陽性化した時期が明確でない症例がほとんどである．若年者でも甲状腺自己抗体陽性の症例がある．また症状が非特異的であるため，内分泌内科以外の診療を受けていることがしばしばあり，少しでも疑いがあれば，甲状腺刺

表1 甲状腺機能低下症の病因別分類

原発性甲状腺機能低下症	甲状腺組織の破壊 ・橋本病（慢性甲状腺炎） ・放射線治療後 　　甲状腺機能亢進症に対するI131治療 　　頭頸部悪性腫瘍に対する外照射 ・甲状腺切除後 ・甲状腺への浸潤性疾患（悪性リンパ腫，アミロイドーシス） 甲状腺ホルモン生合成の阻害 ・ヨウ素欠乏 ・ヨウ素有機化障害 ・甲状腺阻害型抗体陽性のバセドウ病
中枢性甲状腺機能低下症	下垂体疾患 視床下部疾患
そのほか	無痛性甲状腺炎 亜急性甲状腺炎 薬剤性甲状腺機能低下症 甲状腺機能正常患者 他疾患によるもの（nonthyroidal illnessの一部）

表2 原発性甲状腺機能低下症の診断ガイドライン

a）臨床所見
無気力，易疲労感，眼瞼浮腫，寒がり，体重増加，動作緩慢，嗜眠，記憶力低下，便秘，嗄声などいずれかの症状
b）検査所見
遊離 T_4 低値および TSH 高値
a）および b）を有するもの
付記
1．橋本病が原因の場合，抗マイクロゾーム（または TPO）抗体または抗サイログロブリン抗体陽性となる． 2．阻害型抗 TSH 受容体抗体により本症が発生することがある． 3．コレステロール高値，クレアチンフォスフォキナーゼ高値を示すことが多い． 4．出産後やヨード摂取過多などの場合は一過性甲状腺機能低下症の可能性が高い．

（甲状腺疾患診断ガイドライン作成ワーキンググループ：甲状腺疾患診断ガイドライン 2013．日本甲状腺学会，2013）

激ホルモン（TSH）を測定すべきである．

　原発性では橋本病以外は病歴の聴取で診断へ近づくことが可能であり，ヨウ素欠乏による甲状腺機能低下はアフリカ内陸部などのヨウ素欠乏地域で認められるが，わが国では海産物の摂取が多く，ヨウ素摂取量はむしろ必要十分以上であるため，発症はきわめてまれである．しかし，イソジンによる頻回のうがいや，ヨウ素を含んだ健康食品の過剰摂取，炭酸リチウム製剤やインターフェロンなどの薬剤のために，甲状腺機能低下症をきたすことがあることは留意すべきである．

　疫学的には，甲状腺機能低下症は一般外来患者の2％程度に認められ[1]，加齢とともに増加するとされている．その多くを占める橋本病の男女比は1：5で女性に多い．びまん性甲状腺腫を認めないものも含めると，成人女性の8.5％，成人男性の4.2％に認められるとの報告がある．

◆ 診断のための臨床検査

　甲状腺機能低下症を疑う所見を認めた場合には，甲状腺機能検査を行う．甲状腺関連検査では，TSH 上昇，遊離トリヨードサイロニン（FT_3），遊離サイロキシン（FT_4）の低下を認めるが，無症状で TSH 上昇のみを認める潜在性甲状腺機能低下症患者がかなりの頻度で存在する．加えて橋本病ではサイログロブリン抗体（TgAb），甲状腺ペルオキシダーゼ抗体（TPOAb）が陽性化する．

　TgAb，TPOAb は，両者ともに抗原は甲状腺に存在する蛋白であ

Point

▶診断には甲状腺ホルモン検査，甲状腺自己抗体検査が重要である．

Keyword

▶TgAb

Keyword

▶TPOAb

表 3　慢性甲状腺炎（橋本病）の診断ガイドライン

a）臨床所見
1．びまん性甲状腺腫
　　ただしバセドウ病などほかの原因が認められないもの

b）検査所見
1．抗甲状腺マイクロゾーム（TPO）抗体陽性
2．抗サイログロブリン抗体陽性
3．細胞診でリンパ球浸潤を認める

1）慢性甲状腺炎（橋本病）：a）およびb）の1つ以上を有するもの

付記
1．ほかの原因が認められない原発性甲状腺機能低下症は慢性甲状腺炎（橋本病）の疑いとする．
2．甲状腺機能異常も甲状腺腫大も認めないが抗マイクロゾーム抗体およびまたは抗サイログロブリン抗体陽性の場合は慢性甲状腺炎（橋本病）の疑いとする．
3．自己抗体陽性の甲状腺腫瘍は慢性甲状腺炎（橋本病）の疑いと腫瘍の合併と考える．
4．甲状腺超音波検査で内部エコー低下や不均一を認めるものは慢性甲状腺炎（橋本病）の可能性が強い．

(甲状腺疾患診断ガイドライン作成ワーキンググループ：甲状腺疾患診断ガイドライン 2013．日本甲状腺学会, 2013)

る．最近のキットでは，TgAb, TPOAb のいずれかが陽性であった場合，橋本病の診断率は両者を合わせると約80〜90％に及び，きわめて有用である．橋本病の診断ガイドラインを表3に示す．橋本病の確定診断にはびまん性甲状腺腫および甲状腺自己抗体，もしくは細胞診の所見が必要であるが，日常臨床ではそこまで施行されていることは少ない．びまん性甲状腺腫がなければ TgAb, TPOAb 陽性によって診断されていることが多いと思われるが，ガイドライン上は橋本病の疑いとなる．

　甲状腺腫大を認めた場合は，びまん性か局所性のものかの鑑別をする必要があるため，甲状腺超音波検査を施行するのがよい．一般的に加齢とともに甲状腺の腫瘍性病変は増加していくが，慢性甲状腺炎でも同様の傾向があり，悪性腫瘍を偶然に発見することがある[2]．

　また昨今は検診や人間ドックが広く行われているため，本人の自覚症状なしに甲状腺機能異常を指摘されることがある．甲状腺機能低下症のガイドラインの付記にも記載があるように，一般生化学検査では，甲状腺機能低下症でクレアチニンフォスフォキナーゼ（creatine phosphokinase：CPK），グルタミン酸オキサロ酢酸（glutamic oxaloacetic transaminase：GOT），グルタミン酸ピルビン酸転移酵素（glutamic pyruvic transaminase：GPT），総コレステロール値の上昇

表4 TSH値による異常値出現頻度

	TSH (μIU/mL)				
	~10 (n=140)	~20 (n=78)	~50 (n=45)	~100 (n=28)	>100 (n=59)
T-Bil	2.1%	1.3%	6.7%	7.1%	0.0%
AST	5.7%	1.3%	6.7%	14.3%	27.1%
ALT	7.9%	3.9%	8.9%	17.9%	18.6%
LDH	7.9%	6.4%	4.4%	21.4%	40.7%
γGTP	12.9%	15.4%	17.8%	17.9%	17.0%
ALP	1.4%	3.9%	6.7%	3.6%	1.7%
ChE	4.3%	1.3%	6.7%	3.6%	5.1%
CPK	11.4%	9.0%	11.1%	28.6%	71.2%
T Cho	32.9%	21.8%	44.4%	46.4%	71.2%

を認めることがある．当院を初診時に甲状腺機能低下症であった患者を対象に，TSH値を階層化して，生化学的検査での異常値の頻度を調べたところ，表4のようであった．肝疾患や脂質異常症を厳密に除外できていないため，参考データではあるが，一般生化学データからもっともTSH高値を示唆する項目は，総コレステロールであり，CPKやLDHの異常値も合併していた場合は，高頻度にTSHの上昇を認めていた．

◆ 二次性甲状腺機能低下症

中枢性甲状腺機能低下症については，甲状腺ホルモン値が低値だが，TSH値が高くなっていない場合に疑われる．中枢性甲状腺機能低下症の半数はTSHが正常～軽度高値であり，生物学的活性の乏しいTSHが分泌されている可能性がある．診断には，TRH (thyrotropin releasing hormone) 負荷試験などのTSH分泌刺激試験が必要であり，専門医へ紹介して，下垂体病変の検索を依頼する．

また特殊なタイプの甲状腺機能低下症として，TSH阻害型抗体 (TSBAb) 陽性のバセドウ病や非甲状腺疾患である場合がある．TSBAbは保険適用ではないため，測定は困難な場合もあるが，TRAb陽性の患者で急激な甲状腺機能低下症をきたした症例や甲状腺眼症が疑われる症例などでは測定する価値はあると思われる．

◆ 潜在性甲状腺機能低下症の診断と治療

潜在性甲状腺機能低下症はTSH値が基準値以上に上昇しているが，甲状腺ホルモンは基準値内であるものである．潜在性甲状腺機

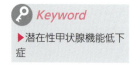

Keyword
▶潜在性甲状腺機能低下症

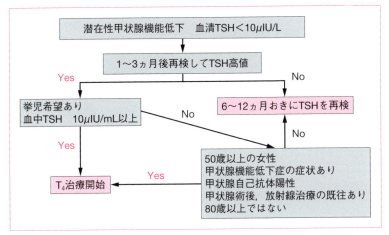

図　潜在性甲状腺機能低下症の診断と治療の概略

能低下症は甲状腺機能低下症の3〜6％程度にみられ，女性に多く，加齢とともに増加することが示されている．病態としては軽症の甲状腺機能低下症であるため，全身の臓器になんらかの影響を及ぼす可能性があるが，治療効果の報告ではすべての患者で一様の結果ではなかったことから，治療戦略はやや複雑である．そこで日本甲状腺学会において，実態調査と診断・治療の手引きの作成が行われ，2008年案が公開されている．詳細は記載誌を参照されたいが[3]，概略を示す（図）．

 Point

▶ 潜在性甲状腺機能低下症は，症例ごとに治療適応を判断する必要がある．

文　献

1) 浜田　昇：一般外来で見逃してはいけない甲状腺疾患の頻度．日本医事新報 **3740**：22, 1995
2) Mukasa, K Noh JY, Kunii Y, et al：Prevalence of malignant tumors and adenomatous lesions detected by ultrasonographic screening in patients with autoimmune thyroid diseases. Thyroid **21**（1）：37-41, 2011
3) 網野信行，小澤安則，阿部好文，他：Subclinical hypothyroidism 潜在性甲状腺機能低下症：診断と治療の手引き．ホルモンと臨床 **56**（7）：705-724, 2008

第2章 スペシャリストの診断テクニック

3 甲状腺腫瘍の診断

宇留野　隆

◆ 甲状腺結節の有病率

触診による甲状腺腫瘍の発見率は，0.78〜1.87％（男性0.33〜0.83％，女性0.96〜4.16％）と報告されている．一方，超音波検査によるスクリーニングでは，6.9〜31.6％（男性4.4〜18.5％，女性9.2〜31.6％）と報告されており，触診よりも10倍以上の頻度で発見される可能性がある．触知された甲状腺結節が甲状腺癌である頻度は，男性14.4％，女性11.34％であるのに対し，超音波検査で指摘された甲状腺結節については，男性1.9％，女性3.18％と算出されている[1]．手術されていない症例のなかに潜在する甲状腺癌が存在するにしても，臨床的に遭遇する甲状腺結節の大部分は，「良性」と考えられる結節である．

> **Point**
> ▶ 臨床的に遭遇する甲状腺結節の大部分は，「良性」と考えられる結節であり，治療介入を行わずに経過観察されている．

◆ 甲状腺腫瘍の病理組織学的分類

1. 良性腫瘍性病変（表1）

真の腫瘍とされる濾胞腺腫と，結節性過形成病変とされる腺腫様甲状腺腫が大部分を占める．その他の良性腫瘍に遭遇することは，きわめてまれである．甲状腺の真性嚢胞はまれである．腺腫様甲状腺腫や濾胞腺腫に，変性，壊死，出血などにより随伴的に生じる続発性嚢胞（偽嚢胞）の頻度が高い．甲状腺ホルモン産生能の有無からは，甲状腺過機能結節と非機能結節に分類し得る．頻度としては，非機能性が圧倒的に多いが，過機能結節であれば，悪性であることは少ない[2]．

2. 悪性腫瘍（表2）

濾胞上皮由来で，基本構築として乳頭状構造を示す乳頭癌と，濾胞構造を基本とする濾胞癌，索状，充実性，島状などの低分化成分を含む低分化癌，高度な構造異型，細胞異型を示し，しばしば壊死や出血を伴う未分化癌，傍濾胞細胞（C細胞）由来の髄様癌が，甲状腺の主な上皮性悪性腫瘍である．甲状腺外科学会の2004年の全

表1 良性甲状腺腫瘍の組織学的分類

1. 良性腫瘍（Benign tumor）
   a. 濾胞腺腫（Follicular adenoma）
   特殊型（Variants）
      1）好酸性細胞型濾胞腺腫（Follicular adenoma, oxyphilic cell [oncocytic] variant）
      2）明細胞型濾胞腺腫（Follicular adenoma, clear cell variant）
      3）異型腺腫（Atypical adenoma）
   b. その他の良性腫瘍（まれ）
      奇形腫（teratoma），異所性胸腺腫（ectopic thymoma）など
2. 良悪性境界腫瘍（まれ）
   硝子化索状腫瘍（hyalinizing trabecular tumor），孤立性線維性腫瘍（solitary fibrous tumor）など
3. 腫瘍様病変（Tumor-like lesions）
   a. 腺腫様甲状腺腫（Adenomatous goiter）
   b. アミロイド甲状腺腫（Amyloid goiter）
   c. 嚢胞（Cyst）

（日本甲状腺外科学会 編：甲状腺癌取扱い規約 第7版．金原出版，東京，p15，2015[2)]より改変）

表2 悪性甲状腺腫瘍の組織学的分類

a. 乳頭癌（Papillary carcinoma）
特殊型（Variants）
   1）濾胞型乳頭癌（Papillary carcinoma, follicular variant）
   2）大濾胞型乳頭癌（Papillary carcinoma, macrofollicular variant）
   3）好酸性細胞型乳頭癌（Papillary carcinoma, oxyphilic cell [oncocytic] variant）
   4）びまん性硬化型乳頭癌（Papillary carcinoma, diffuse sclerosing variant）
   5）高細胞型乳頭癌（Papillary carcinoma, tall cell variant）
   6）充実型乳頭癌（Papillary carcinoma, solid variant）
   7）篩型乳頭癌（Papillary carcinoma, cribriform variant）
   8）その他の亜型（Other variant）

b. 濾胞癌（Follicular carcinoma）
浸潤様式からみた分類
   1）微少浸潤濾胞癌（Follicular carcinoma, minimally invasive）
   2）広汎浸潤型濾胞癌（Follicular carcinoma, widely invasive）
特殊型（Variants）
   1）好酸性細胞型濾胞癌（Follicular carcinoma, oxyphilic cell [oncocytic] variant）
   2）明細胞型濾胞癌（Follicular carcinoma, clear cell variant）

c. 低分化癌（Poorly differentiated carcinoma）
d. 未分化癌（Undifferentiated [anaplastic] carcinoma）
e. 髄様癌（Medullary carcinoma [C-cell carcinoma]）
f. 混合性髄様・濾胞細胞癌（Mixed medullary and follicular cell carcinoma）
g. リンパ腫（Lymphoma）
h. その他の癌　胸腺様分化を示す癌（Carcinoma showing thymus-like differentiation/CASTLE）など・まれ

（日本甲状腺外科学会 編：甲状腺癌取扱い規約 第7版．金原出版，東京，p15，2015[2)]より改変）

国集計では，乳頭癌92.5％，濾胞癌4.8％，髄様癌1.3％，未分化癌1.4％と報告されている[3]．2005年から独立した腫瘍組織型として定められた低分化癌については，診断基準により頻度，予後に大きなばらつきがある．わが国の取扱い規約では10〜20％，WHO分類では0.8％，トリノ分類では0.3％であると報告されている[3]が，WHO分類が予後をよく反映する．悪性リンパ腫は，甲状腺悪性腫瘍の1〜5％を占め，橋本病を発生母地とするものが多い．ほとんどがB細胞性であり，MALTリンパ腫とびまん性大細胞型B細胞リンパ腫（DLBCL）に大別される．

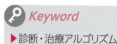

Keyword
▶診断・治療アルゴリズム

Point
▶経過観察が可能である大多数の甲状腺結節のなかから，如何にして治療が必要な結節を見落とさないかが，甲状腺結節診断の重要ポイントとなる．

◆ 甲状腺結節の診断・治療アルゴリズム

1. 問診，触診（図）

頸動脈超音波検査やPET検診によって発見される偶発性甲状腺結節が増えており，無症候性であることも多い．自覚症状がある場合，前頸部腫瘤が多い．頸部違和感，嚥下時違和感の訴えも多いが，咽喉頭異常感症として据えたほうがよいケースも多い．一般に，甲状腺疾患は，家族内集積傾向が強いので，既往歴，家族歴の聴取は重要である（表3）．原因遺伝子が明らかな腺腫様甲状腺腫は，ホルモン合成障害性の甲状腺腫に限られるが，甲状腺機能低下症を呈さないケースも多い．劣性遺伝形式であるので，出身地や近親結婚の有無は重要なポイントである．頸部への放射線被曝歴は，甲状腺癌発生の原因の1つである．胸腺疾患や悪性リンパ腫で，小児期に頸部・縦隔への照射が行われていることがあるので注意する．家族性大腸ポリポーシスに，乳頭癌の特殊型（篩型）が合併することがある[4]．優性遺伝形式であるので，本人だけでなく両親のどちらかに有病者がいれば，念頭に置く．多発性内分泌腫瘍症（MEN）2型では，髄様癌と副腎褐色細胞腫を合併する．発作性高血圧，副腎疾患の有無は，既往歴だけでなく家族歴の聴取でも重要である．

画像診断の進歩により触診は軽視されがちであるが，表面性状や硬さ，可動性など触診所見の重要性は依然として高い．嚢胞性結節に出血を伴うと，突然の頸部腫脹と疼痛を自覚することがあるが，1週間程度で疼痛は軽減することが多い．一方，硬くて可動性の乏しい腫瘤に痛みが伴う場合は，未分化癌も念頭に置き一刻も早く専門医の診察を手配する．髄様癌を触診すると軽度の痛みを訴えることがある．大きな甲状腺腫が縦隔進展を伴う場合，気道狭窄症状が出現することもある．気管前面にある腫瘤が，縦隔進展して，気管の前後径を狭める場合や，両側の大きな結節は，特に注意が必要で

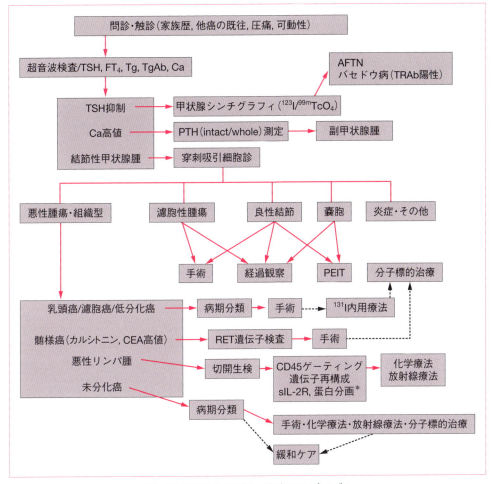

図　甲状腺結節の診断・治療アルゴリズム

AFTN（autonomously functioning thyroid nodule：甲状腺過機能結節）
PEIT（percutaneous ethanol injection therapy：経皮的エタノール注入療法）（良性嚢胞性病変に）
sIL-2R（soluble interleukin-2 receptor：可溶性インターロイキン2レセプター）
＊蛋白分画：M蛋白血症があれば，形質細胞腫（plasmacytoma）を疑う．

ある．腫瘍と同側の声帯麻痺は，腫瘍が悪性であることを強く示唆し，良性結節が原因で声帯麻痺（嗄声）が出現することは，きわめてまれである．過機能結節の場合，甲状腺機能亢進症の症状が出現し得るが，多くは機能亢進の程度が軽く，慢性に経過しているので，自覚症状としての訴えがないことも多い．

2．穿刺吸引細胞診とその留意点

　結節性甲状腺腫の良悪性診断は，超音波検査と穿刺吸引細胞診にて行う．2つの検査それぞれから予想される組織型に整合性があるかどうかに，常に注意を払うことが肝要である．甲状腺結節取り扱

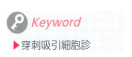

Keyword
▶穿刺吸引細胞診

表3 既往歴として大事な病歴，合併疾患

- 甲状腺疾患
- 治療薬（炭酸リチウム，アミオダロン，インターフェロン，LH-RH agonist），検査薬（ヨード系造影剤），健康食品（やせ薬）
- 被曝歴（特に頸部外照射歴）
- 悪性腫瘍
- 頸部手術（甲状腺手術に限らず）
- 大腸ポリポーシス（FAP），過誤腫（Cowden病），心粘液腫（Carney complex），難聴（Pendred症候群）
- 副腎褐色細胞腫（MEN2A，2B）
- 下垂体腫瘍，膵腫瘍，尿路結石（副甲状腺，MEN1関連）

表4 穿刺吸引細胞診を行うべき対象者

① 充実性結節
- 20 mm 径より大きい場合
- 10 mm 径より大きく，超音波検査で何らかの悪性を示唆する所見がある場合
- 5 mm 径より大きく，超音波検査で悪性を強く疑う場合

② 充実性成分を伴う囊胞性結節
- 充実成分の径が 10 mm を超える場合
- 充実成分に悪性を疑う超音波所見がある場合

③ 既往歴，家族歴，臨床所見で甲状腺癌の危険因子がある場合

(日本甲状腺学会 編：甲状腺結節取り扱い診療ガイドライン 2013．南江堂，東京，p59，2013[1])より許諾を得て転載)

表5 穿刺吸引細胞診分類をもとにした治療方針

- 「検体不正」と判定された結節は，穿刺吸引細胞診を再施行する．
- 「正常あるいは良性」と判定された結節は，超音波検査で経過を追う．結節の増大や形状の変化がみられた場合は穿刺吸引細胞診を行う．
- 「鑑別困難A群：濾胞性腫瘍が疑われる」と判定された結節で「悪性の可能性が高い」と考えられる場合は，外科的切除を行う．「良性の可能性が高い」と判断される場合は，超音波検査で経過をみることも可能である．
- 「鑑別困難B群：濾胞性腫瘍以外が疑われる」と判定された結節は，穿刺吸引細胞診を再検する．
- 「悪性の疑い」，「悪性」と判定された結節は外科的切除を考慮する．

(日本甲状腺学会 編：甲状腺結節取り扱い診療ガイドライン 2013．南江堂，東京，p140，2013[1])より許諾を得て転載)

Point
▶穿刺吸引細胞診は，甲状腺結節診断のゴールド・スタンダードだが，どのような症例に細胞診を行うかは，超音波検査の所見で選択する．

い診療ガイドラインによる，穿刺吸引細胞診を行うべき対象者(表4)と，細胞診分類をもとにした治療方針のポイント(表5)を示す[1]．

穿刺吸引細胞診の前に，甲状腺機能検査（TSH, FT_3, FT_4）およびサイログロブリン（Tg）およびその抗体（TgAb），血中 Ca は必ず測定する．未分化癌を疑うのであればWBC，悪性リンパ腫を疑うのであれば sIL-2R や蛋白分画も測定する．M 蛋白血症があれば，形質細胞腫（plasmacytoma）を疑う．甲状腺機能亢進症を伴う場合は，過機能結節かバセドウ病の合併かを鑑別する．大きな甲状腺腫

では，FT_3/FT_4 ratio が高くなるものもあり，脱ヨード酵素（D1，D2）活性の上昇があるのかもしれない．特に柔らかいマシュマロ様の甲状腺腫で，このような所見を伴うものは，ホルモン合成障害の存在も考慮する．血中 Ca 高値の場合は，PTH（intact/whole）測定などを行い，原発性副甲状腺機能亢進症併存の有無を診断する．副甲状腺腫瘍を甲状腺腫瘍と誤認して穿刺吸引細胞診を行い，後の治療を困難にしているケースを時に経験する．多くの副甲状腺腫瘍は良性であれ悪性であれ，原発性副甲状腺機能亢進症を呈することがほとんどであるので，高 Ca 血症がないことを確認してから穿刺することが望ましい．

どのような組織を念頭において細胞診を施行したかを，細胞検査士（病理医）に適切に伝えることは，非常に大切である．他臓器癌の既往，甲状腺外腫瘍の可能性などを伝えることのほか，画像検査を含む臨床所見から，髄様癌の可能性はないか？ 悪性リンパ腫の可能性はないか？ 胸腺様分化を示す癌（CASTLE）の可能性はないか？ 神経腫瘍の可能性はないか？ というコメントの有無で，診断の精度は格段に違ってくる．

甲状腺癌の大部分を占める乳頭癌は，適切に細胞が採取されれば，特徴的細胞診所見により，診断は比較的容易である．壊死様物質が同時に採取された場合は，低分化癌や未分化癌の併存の可能性を考慮する必要があり，対応を急ぐ．比較的まれな，髄様癌や悪性リンパ腫なども，細胞診が診断の糸口になり得るが，細胞診所見だけで診断をすることは困難なことも多い．髄様癌は，微小なものを除けば，血中カルシトニン，CEA が高値を示す．健診の CEA 高値を契機に発見されることも時に経験する．悪性リンパ腫は，橋本病を背景に発症することが多いが，最終的には，切開生検による病理組織検査と同時に，補助診断としての，CD45 ゲーティング，免疫グロブリン H 鎖 JH 再構成を併用して診断する．甲状腺原発であれば，ほとんどの症例が B 細胞性非ホジキンリンパ腫である．

最大の問題は，濾胞癌と濾胞腺腫や腺腫様甲状腺腫を細胞診で鑑別することが，ほぼ不可能であることである．濾胞癌の診断基準は，① 被膜浸潤，② 脈管浸潤，③ 甲状腺外への転移のいずれかを認める場合となっており，組織構造，細胞および核の異型性を問わない．自ずと細胞診の診断には限界がある．したがって，「良性」と考えられる結節を非手術で経過観察している場合，そのうち何%かには濾胞癌（多くは微少浸潤型）が含まれることになる．細胞診所見だけを鵜呑みにせず，触診所見や超音波検査を含む臨床所見を総合的に

Keyword
▶甲状腺癌

Point
▶細胞診所見だけを鵜呑みにせず，臨床所見を総合的に判断し，手術適応を決定する．

Point
▶経過観察している「良性」と考えられる結節のなかには，細胞診での診断が困難な微少浸潤型濾胞癌が含まれる可能性がある．

判断して，少なくとも広汎浸潤型濾胞癌の見落としに注意する．

　頸部外側のリンパ節腫大（Ⅴ，Ⅵ，Ⅶ）の転移診断は，穿刺針洗浄液（生理食塩水 0.5～1 mL）のサイログロブリン（乳頭癌，濾胞癌），カルシトニン（髄様癌）の測定が補助診断として有用である[5]．

　小児の甲状腺結節は，癌の割合が成人よりも高いことが報告されており，とりわけ注意を要する[6]．ただし，思春期以前には，甲状腺内に迷入した胸腺組織がしばしば超音波検査で描出される．多くは，超音波検査で判別可能であるので，むやみに穿刺吸引細胞診を行わないように注意する[7]．

3．そのほかの画像検査

　大きな結節の縦隔進展や，気道狭窄，あるいは，癌の甲状腺外進展の評価は，CTが有用である．甲状腺未分化癌や悪性リンパ腫の進行度診断，再発診断には，PET-CTが有用である．放射性ヨウ素を用いた診断については，別項に譲る．

まとめ

　甲状腺には種々の悪性腫瘍が発生するが，進行のスピード，治療法，予後が大きく異なる．単に"甲状腺癌"と診断するだけでは不十分で，病理組織学的診断を速やかにつけることが肝要である．

Point
▶単に"甲状腺癌"と診断するだけでなく，病理組織学的診断を速やかに行うことが肝要である．

文　献

1) 日本甲状腺学会 編：甲状腺結節取り扱い診療ガイドライン 2013．南江堂，東京，2013
2) 甲状腺外科研究会 編：甲状腺癌取扱い規約．金原出版，東京，2015
3) 日本内分泌外科学会，日本甲状腺外科学会 編：甲状腺腫瘍診療ガイドライン 2010 年版．金原出版，東京，2010
4) Tomoda C, Miyauchi A, Uruno T, et al.：Cribriform-morular variant of papillary thyroid carcinoma：clue to early detection of familial adenomatous polyposis-associated colon cancer. World J Surg **28**：886-889, 2004
5) Uruno T, Miyauchi A, Shimizu K, et al.：Usefulness of thyroglobulin measurement in fine-needle aspiration biopsy specimens for diagnosing cervical lymph node metastasis in patients with papillary thyroid cancer. World J Surg **29**：483-485, 2005
6) Niedziela M：Pathogenesis, diagnosis and management of thyroid nodules in children. Endocr Relat Cancer **13**：427-453, 2006
7) Iwaku K, Noh JY, Sasaki E, et al.：Changes in pediatric thyroid sonograms in or nearby the Kanto region before and after the accident at the Fukushima Daiichi nuclear power plant. Endocr J **61**：875-881, 2014

第 3 章

スペシャリストの甲状腺疾患治療テクニック

第3章 スペシャリストの甲状腺疾患治療テクニック

1 抗甲状腺薬によるバセドウ病治療

吉村　弘

Keyword
▶チアマゾール

Keyword
▶プロピルチオウラシル

Point
▶抗甲状腺薬には重篤な副作用が多い．

Point
▶妊娠初期，授乳中を除いて第一選択薬はMMIである．

　チアマゾール（MMI）とプロピルチオウラシル（PTU）は1940年代に作られ70年近く使用されており，その後臨床で使用可能な新薬はない．両者とも甲状腺機能亢進症に対する効果は確実であるが重篤な副作用の頻度が高く，また，メルカゾール®（MMI）は頭皮欠損症，臍腸管瘻など催奇形性[1]が報告されており，その使用にはかなりの注意が必要である．

◆ 抗甲状腺薬の使用法

1．初期治療薬と治療量

　MMIの添付文書には「チアマゾールとして，通常成人に対しては初期量1日30 mgを3～4回に分割経口投与する．症状が重症のときは，1日40～60 mgを使用する」と記載されている．実際は患者のFT$_3$，FT$_4$値をみて治療量を決めるのでこの通りに治療を行っている医師は少ないであろう．日本甲状腺学会のバセドウ病治療ガイドライン2011では，メルカゾール®は催奇形性が報告されているために早期に妊娠を希望する場合と妊娠初期はPTUを，それ以外はMMIが第一選択薬に推奨されている．315例の未治療バセドウ病患者を初期投与量によりMMI 15 mg/日，30 mg/日，PTU 300 mg/日の3群に分けてFT$_4$が基準値内に入るまでの日数を求めた（表1）．治療開始後84日目まではMMI 30 mg/日投与された群に正常化率

表1　MMI 15 mg/日，MMI 30 mg/日，PTU 300 mg/日治療において，FT$_4$が基準値内へ入った日数別累積到達率（％）（未治療バセドウ病患者315例での検討）

	10～14日	15～28日	29～42日	43～56日	57～70日	71～84日	85日～
MMI 15 mg/日 （112例）	6.3	23.2	42	58.9	67.9	78.6	100
MMI 30 mg/日 （107例）	6.5	31.7	60.7	71.9	81.3	88.7	100
PTU 300 mg/日 （96例）	3.1	26	47.9	69.8	77.1	84.4	100

が高いことがわかる．

FT$_4$ 5 ng/dL で2群に分けたところ5 ng/dL未満では3群に差はなく，5 ng/dL以上でMMI 30 mg/日がほかの2群よりも正常化達成率が高かった．このような事実を踏まえガイドラインでも初期投与量はFT$_4$値によって異なっている．FT$_4$が測定感度以上ではMMI 30 mg/日，FT$_4$ 5 ng/dL以下ではMMI 15 mg/日，FT$_4$がその間では患者の状態に応じていずれかを選択する．MMIで副作用が出現した場合はPTUに変更するが，PTU変更前に無機ヨウ素で2〜4週間ほど甲状腺機能亢進症のコントロールを行い，副作用が改善してからPTUを開始する．これは，MMIからPTUに変更した後も副作用がみられた場合，MMIによるものかPTUによるものか判断に困ることがあるからである．

2. 減量方法

治療開始2ヵ月間は2週間ごとに肝機能と血算を行い，副作用を確認する．FT$_3$，FT$_4$が基準値内に入ってきたら1〜2錠くらいのペースで減量し，TSHが基準値内で 1.0 µIU/mL 以上に安定するか確認する．安定すれば同じように1〜2錠ずつ減量する．隔日1錠の内服で半年以上治療しTSHが基準値内で 1.0 µIU/mL 以上に安定し，TSHレセプター抗体（TSH receptor antibody：TRAb）が基準値内であれば寛解に入っている可能性が高いので一度抗甲状腺薬を中止してみる．TRAbが陽性でも寛解に入る場合があり，維持量の抗甲状腺薬で半年以上コントロールが良好な場合は一度中止してみる方法もある．

3. 中止後の観察方法

抗甲状腺薬中止後，1年以内は3〜4ヵ月に1回の頻度で甲状腺機能を確認する．1年以内の再発率は約2割である．その後は半年ごとに2回甲状腺機能を確認し，2年目以後は1年に1回確認する．頻度は少ないが寛解後に甲状腺機能低下症に陥る場合があり，定期検査は必要である．経過観察中にFT$_3$，FT$_4$が上昇した場合は，寛解中の無痛性甲状腺炎とバセドウ病の再発の鑑別が必要である．両者の鑑別にはTRAbの測定が有用である．TRAb陽性の場合はバセドウ病の再発を，陰性の場合は無痛性甲状腺炎を疑うが，絶対的なものではない．甲状腺中毒症の程度が軽い場合は，バセドウ病の再発でも一過性のものがあるので抗甲状腺薬を開始するのではなく1ヵ月後に再検してみる．

4. 抗甲状腺薬治療期間と寛解

574例の患者を25年間の長期にわたって経過観察したところ治

Point
▶ MMIの初期量はFT$_4$値によって異なる．

Point
▶ 抗甲状腺薬開始2ヵ月までは2週間ごとに副作用のチェックを行う．

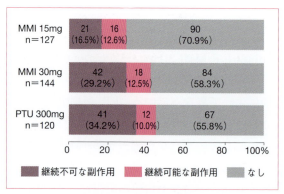

図1 抗甲状腺薬の全副作用出現頻度（n＝391）

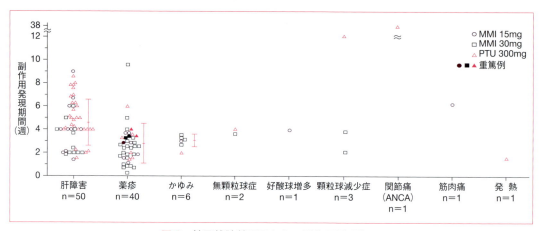

図2 抗甲状腺薬服用からの副作用発現期間

療開始7年くらいは1年に約7％の割合で寛解に入った．それ以降も率は低下したが25年まで寛解に入る患者がみられた．

◆ 抗甲状腺薬の副作用

　副作用はかゆみ，発疹などの軽症副作用と無顆粒球症，重症肝機能障害，MPO-ANCA関連血管炎などの重症副作用に分けられる．未治療バセドウ病391例でのMMIとPTUの副作用の出現率（図1）と発症時期をみた（図2）．薬の継続不可であったのはMMI 15 mg/日が他群より少なかった．このことより可能であればMMI 15 mg/日が推奨される．副作用発現時期であるがほとんどの副作用は開始後3ヵ月以内に発症していることがわかる．

1．かゆみ，発疹

　軽症例では抗ヒスタミン薬の投与で抗甲状腺薬を中止することなく抑制できる場合もあるが，重症例では全身発疹と38℃以上の発

 Point
▶ MPO-ANCA関連血管炎以外の副作用は投与開始後3ヵ月以内に発症することが多い．

熱を伴うこともありステロイドの投与が必要になる．

2. 無顆粒球症

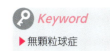
Keyword
▶無顆粒球症

無顆粒球症は内服開始後3ヵ月以内に発症する例が84.5％で，長期間服用後に発症することもある．また，初回投与では無顆粒球症を発症しないのに，寛解後の再燃，再発時に投与した場合に発症することもある．無顆粒球症患者84例の検討では14例（16.7％）が再投与後の再発で，投与回数は2回目が9例，3回目の投与が4例，8回目が1例であった．また無顆粒球症が発症した抗甲状腺薬の最小休薬期間は5ヵ月であった[2]．抗甲状腺薬開始時は2週間ごとに副作用の検査を2ヵ月間行うことが勧められているが，このような再投与の場合は，何ヵ月休薬した場合に初回投与時と同じように検査が必要になるかはまだコンセンサスがない．1年間以上の休薬期間があれば2週間ごとの2ヵ月間の副作用チェックが勧められる．

3. 汎血球減少症

無顆粒球症から汎血球減少症に移行する例がある．頻度は55例中5例（9.1％）で[3]，無顆粒球症発症後1週間くらいで汎血球減少症に陥る．無顆粒球症患者では白血球と顆粒球だけでなく血小板と赤血球の検査も3日に1回は行う必要がある．

4. 肝機能障害

バセドウ病では治療前からAST，ALTが上昇する例がある．また，抗甲状腺薬開始後に甲状腺機能は改善傾向であるにもかかわらずAST，ALTが治療開始前よりも上昇することがある．ほとんどは一過性であるが，抗甲状腺薬による肝障害が心配されて抗甲状腺薬が中止されることがしばしばある．同じような一過性のAST，ALT上昇が無痛性甲状腺炎にも認められることより，抗甲状腺薬の副作用ではなく甲状腺機能の変化に伴うものではないかと考えられている[4]．抗甲状腺薬による重症肝障害には，主としてPTUにみられる劇症肝炎と両薬剤でみられる重症胆汁うっ滞型肝障害がある．わが国での劇症肝炎の出現頻度は報告されていないが，重症胆汁うっ滞型肝障害でT-Bil 3.0 mg/dL以上はMMIで11,076例中12例（0.1％），PTUでは2,001例中1例（0.05％）と報告されている[5]．未治療バセドウ病患者ではT-Bilが3.0 mg/dL以上になることはなく，T-Bilが3.0 mg/dL以上になれば副作用と考え直ちに中止するべきである．

5. MPO-ANCA関連血管炎

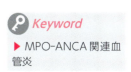
Keyword
▶MPO-ANCA関連血管炎

MPO-ANCA関連血管炎は臨床症状が多彩である（表2）[6]．発症時期は服薬開始後3週目〜30年目まで報告があり，常にこの副作用のことを念頭に置く必要がある．発症頻度は0.53〜0.79/10,000

表2 MPO-ANCA関連血管炎の罹患臓器別障害の種類と頻度（92症例）

罹患臓器	症例数（%）	障害の種類
腎	48（40.0）	血尿，蛋白尿
呼吸器	21（17.5）	喀血，呼吸困難
関節	17（14.2）	関節腫脹，関節痛
皮膚	16（13.3）	潰瘍，紫斑，皮疹
眼	7（5.8）	ブドウ膜炎，強膜炎
筋	5（4.2）	筋肉痛
脳神経	3（2.5）	多発性下位脳神経障害，脳出血，肥厚性硬膜炎
消化管	2（1.7）	心窩部痛，腹痛
耳	1（0.8）	難聴
計	152例	

副作用の重複例があるため92例より多くなっている
（Noh JY, et al.：J Clin Endocrinol Metab 94（8）：2806-2811, 2009[6]より引用）

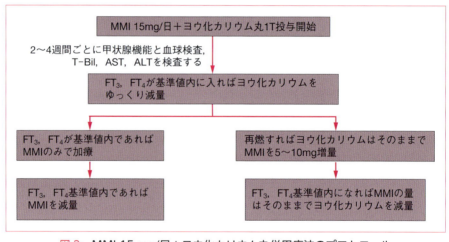

図3 MMI 15 mg/日＋ヨウ化カリウム丸併用療法のプロトコール
（Sato S, et al.：Thyroid 25：43-50, 2014[7]より引用）

例で，MMIとPTUでは1：39.2とPTUが圧倒的に多い．予後は肺腎症候群を合併したときは重篤であるが，ほかは薬剤中止によりMPO-ANCA抗体は陽性にもかかわらず回復する例が多い．また，MPO-ANCAは陽性であるが血管炎を発症しない例もある．

◆ **効果と副作用の観点からMMIと無機ヨウ素併用での治療の試み**

Keyword
▶無機ヨウ素

MMI 30 mg/日は，効果は確実であるが副作用が多い．そこで筆者らはFT$_4$ 5 ng/dL以上の症例ではMMI 15 mg/日に無機ヨウ素の

1つであるヨウ化カリウム（KI）38 mg を併用して治療を行っている（図3）[7]．この方法は，治療効果は MMI 30 mg/日よりもよく，副作用は半減できる．この方法は FT_4 が正常化した後にヨウ化カリウム丸を減量し，MMI のみで治療を行うのであるが，ヨウ化カリウム丸を長期に使用した場合は甲状腺腫が増大する例があり，この点に注意が必要である．

コラム：印象的な症例

甲状腺の手術後には機能低下症になる場合がある．外科の医師からチラーヂン®Sを1日量 200 μg で補充しているにもかかわらず，甲状腺機能低下症が改善しないという症例の相談を受けた．患者は20歳台後半で妊娠希望があり，早く甲状腺機能を正常化したいと強く希望し，当院まで片道3時間近くかかる自宅から毎月ご主人と一緒に通院されていた．私に主治医が交代し治療量を増やしていったが，FT_3，FT_4，TSH 値は改善と悪化を繰り返していた．チラーヂン®Sは非常に吸収がよい薬であるため，腸管からの吸収障害も疑ったが問診では特に問題はなかった．仕方がないのでご入院していただき，看護師がチラーヂン®Sを服薬していることを確認するようにしたところ，2週間でほぼ甲状腺機能は正常になった．患者さんには精神疾患を疑わせるようなところはなく，ご主人との関係も特に問題はなさそうであったが，何らかの理由で服薬がなされていなかったと診断した．治療に対する反応が納得できない場合には，服薬の問題を調べることが必要であることを教えてくれた症例であった．

文 献

1) Yoshihara A, Noh JY, Yamaguchi T, et al.：Treatment of Graves' disease with antithyroid drugs in the first trimester of pregnancy and the prevalence of congenital malformation. J Clin Endocrinol Metab 97（7）：2396-2403, 2012

2) Kobayashi S, Noh JY, Mukasa K, et al.：Characteristics of agranulocytosis as an adverse effect of antithyroid drugs in the second or later course of treatment. Thyroid 24（5）：796-801, 2014

3) Watanabe N, Narimatsu H, Noh JY, et al.：Antithyroid drug-induced hematopoietic damage：a retrospective cohort study of agranulocytosis and pancytopenia involving 50,385 patients with Graves' disease. J Clin Endocrinol Metab 97（1）：E49-53, 2012

4) Kubota S, Amino N, Matsumoto Y, et al.：Serial changes in liver function tests in patients with thyrotoxicosis induced by Graves' disease and painless thyroiditis. Thyroid 18（3）：283-287, 2008

5) 亀田俊明，吉村 弘，向笠浩司，他：抗甲状腺薬投与開始後2週間毎の肝機能検査は重症黄疸を予防できるか．日本内分泌学会雑誌 90（1）：309, 2014

6) Noh JY, Yasuda S, Sato S, et al.：Clinical characteristics of myeloperoxidase antineutrophil cytoplasmic antibody-associated vasculitis caused by antithyroid drugs. J Clin Endocrinol Metab 94（8）：2806-2811, 2009

7) Sato S, Noh JY, Sato S, et al.：Comparison of Efficacy and Adverse Effects Between Methimazole 15 mg＋Inorganic Iodine 38 mg/Day and Methimazole 30 mg/Day as Initial Therapy for Graves' Disease Patients with Moderate to Severe Hyperthyroidism. Thyroid 25：43-50, 2014

第3章 スペシャリストの甲状腺疾患治療テクニック

2 バセドウ病の無機ヨウ素単独治療の考え方

鈴木菜美　吉村　弘

Keyword
▶無機ヨウ素

Keyword
▶バセドウ病

Point
▶無機ヨウ素治療には，重篤な副作用は認めない．

Keyword
▶エスケープ

無機ヨウ素は甲状腺ホルモンの材料として重要であるが，過剰に摂取すると甲状腺ホルモンの産生過程である有機化を阻害することで，ホルモン産生を抑制する（Wolff-Chaikoff 効果）．また，分泌過程を阻害することでもホルモンを低下させる．

大量の無機ヨウ素投与はバセドウ病患者の甲状腺機能亢進症を改善するため，19世紀から1940年代に抗甲状腺薬が開発されるまでは，手術前処置を含め治療として広く用いられていた[1]．抗甲状腺薬チアマゾール（MMI：メルカゾール®），プロピルチオウラシル（PTU：チウラジール®，プロパジール®）の開発後は無機ヨウ素の効果が限定的であることから，限られた状況（手術前処置，甲状腺クリーゼなど）でのみ用いられるようになった．しかし，抗甲状腺薬には低頻度ではあるが，無顆粒球症，劇症肝炎，ANCA関連血管炎などといった重篤な副作用があり，またこれらは早期発見以外に重篤化を避ける方法がないことが問題となっている．一方，無機ヨウ素による副作用は非常にまれであり，また軽症のバセドウ病であれば長期のコントロールも可能で，岡村らの報告[2]では寛解率は約40％とされている．

◆ 無機ヨウ素による甲状腺機能抑制効果のメカニズムとヨウ素エスケープ現象

バセドウ病患者に対する無機ヨウ素の甲状腺機能抑制メカニズムは，甲状腺ホルモンの合成抑制と分泌抑制であり，主となるのは分泌抑制である．このため，ホルモン合成阻害により甲状腺機能抑制効果を発現するMMI，PTUと比較し，速やかに効果を得ることができる．

血中無機ヨウ素の甲状腺内への取り込みは，Na/I シンポーター（NIS）を介して行われる．過剰なヨウ素はNISのmRNAを減少させ[3]NISの発現を低下させるため，甲状腺濾胞細胞内へのヨウ素の取り込みが減少し，有機化障害が解除される．このことにより，エ

スケープ現象が生じると考えられている[4]．

エスケープ現象は，バセドウ病のすべての症例で生じるのではなく，症例によっては無機ヨウ素単独治療によって長期に甲状腺機能のコントロールが可能である．これらの症例において，エスケープ現象が生じないメカニズムは明らかにはなっていないが，TRAb活性と関連することが推測されている．

◆ 無機ヨウ素単独治療の対象と実際

バセドウ病に対する無機ヨウ素単独治療では，多くの症例でエスケープ現象が生じることが知られているが，長期にわたり甲状腺機能を正常にコントロールできる症例が存在することも報告されている．

1．軽症例

一般に，バセドウ病の病勢は甲状腺機能亢進症の程度，甲状腺腫の大きさ，甲状腺ホルモン受容体抗体（TRAb）の抗体価によって判断でき，病勢の強い症例での無機ヨウ素単独治療効果は限定的である．一方病勢の弱い症例では，長期間のコントロールが可能な場合があり，寛解に至る症例もある．

2．妊婦

わが国では，バセドウ病治療の第一選択薬としてMMIが使用されているが，近年，妊娠初期のMMIの使用が新生児に頭皮欠損，食道気管瘻，食道閉鎖，後鼻孔閉鎖，臍帯ヘルニア，臍腸管遺残などの組み合わせを呈する奇形症候群（MMI奇形症候群）と関連することが明らかにされた．特にわが国では，臍腸管遺残（なかでも臍腸瘻）や臍帯ヘルニア，頭皮欠損との関連性が強いことが報告されている．このためバセドウ病治療ガイドラインでは，挙児希望の女性患者にはPTUによる治療が推奨されている．しかし，MMI内服中に妊娠が判明した場合，副作用の観点からPTUへの変更は望ましくない．奇形症候群とMMI内服との関連時期は明確にはされてはいないが，15週までにMMIが投与された場合に生じることが報告されているため，この期間に無機ヨウ素に変更することでリスクを回避できると考えられる．また，MMIとPTUの両薬に副作用を生じ，手術や放射線治療後に再発もしくは投薬の継続が必要な妊婦でも，病勢の弱い場合には無機ヨウ素でのコントロールが可能である．さらに，MMI，PTUによる治療では新生児と母体の甲状腺ホルモン値に差を生じるが（母体がやや高めとなる），無機ヨウ素での治療では新生児と母体の甲状腺ホルモン値に差はほとんどなく，MMI，PTUに比べてコントロールが容易である．

Point
▶病勢の軽いバセドウ病では，無機ヨウ素治療のエスケープ減少の頻度は低く，寛解にいたる症例もある．

Keyword
▶寛解

産後のコントロールにも無機ヨウ素を用いる場合で，患者が母乳栄養を希望する場合には，乳汁中に濃縮されたヨウ素が児に移行し，児の甲状腺機能低下症を引き起こすことがある．そのため定期的に児の甲状腺機能を検査する必要がある．

3. 甲状腺機能を速やかに改善する必要がある場合

心不全など重症合併症を伴う場合（甲状腺クリーゼを含む），緊急に手術を必要とする場合など，甲状腺機能の速やかな改善を要する場合では，抗甲状腺薬に無機ヨウ素を併用することで，機能正常化までの期間を短縮することが可能である．

4. 抗甲状腺薬で副作用が出現した患者での放射線治療後のコントロール

甲状腺腫が非常に大きな場合以外では，放射線治療後の甲状腺機能コントロールを無機ヨウ素のみで行うことができる．放射線治療の効果発現には時間を要するため，甲状腺機能を確認しながら，徐々に漸減する．治療開始は無機ヨウ素 30 mg/日程度ではじめ，TSH 値が正常範囲に入れば漸減が可能である．無機ヨウ素 5 mg/日以下でコントロールが可能で，甲状腺腫が触知されなくなれば無機ヨウ素の中止を検討できる時期である．

まとめ

多くの教科書には，無機ヨウ素での治療効果は限定的であり，エスケープ現象を生じると記載されている．しかし，この現象はすべてのバセドウ病症例に生じるのではなく，症例を選んで治療を行えば長期のコントロールも可能である．抗甲状腺薬での副作用が問題となっている現在，無機ヨウ素単独での治療は改めて評価・検討されることが必要と考える．

文献

1) Plummer HS：Results of administration iodine to patients having exophthalmic goiter. JAMA 80：1955, 1923
2) Okamura K, Sato K, Fujikawa M, et al.：Remission after potassium iodide therapy in patients with Graves' hyperthyroidism exhibiting thionamide-associated side effects. J Clin Endocrinol Metab 99（11）：3995-4002, 2014
3) Eng PH, Cardona GR, Fang SL, et al.：Escape from the acute Wolff-Chaikoff effect is associated with a decrease in thyroid sodium/iodide symporter messenger ridonucleic acid and protein. Endocrinology 140（8）：3404-3410, 1999
4) Fraser FR：Iodine in exophthalmic goiter. Br Med J 1（3340）：1-4, 1925

第3章 スペシャリストの甲状腺疾患治療テクニック

3 バセドウ病の寛解をどう考えるか —寛解の判定，寛解率

松本雅子

Point
▶甲状腺腫が大きい患者やTRAbが高値な患者は寛解率が低いが，初診時のデータのみで最終的な甲状腺機能を予見する単独の因子はない．

Keyword
▶バセドウ病

◆伊藤病院での抗甲状腺薬（antithyroid drug：ATD）の治療成績：どのような症例がATDを中止できるか？

初診時において，甲状腺腫が大きいものやTSHレセプター抗体（TSH receptor antibody：TRAb）が高値なものは薬剤での寛解率が低いことが知られている．

未治療バセドウ病患者725例を対象にしたATDまたはヨウ化カリウム（KI）での加療後2.7年の当院の成績を示す（図1)[1]．初診時甲状腺重量＜20gであればTRAb値にかかわらず，また初診時甲状腺重量＜40gかつ初診時TRAb＜60％であれば50％以上の確率

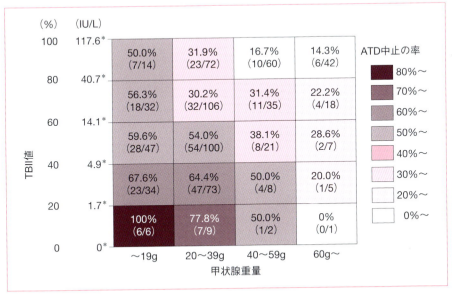

図1 重量およびTBII別の中止群の率

*TBII値はTRAbCTの値を，現在使用のロッシュのキットの値へ変換して記載している．また希釈をして測定をしていないため，最高値は40以上IU/Lと表示している．
（伊藤公一 監：実地医家のための甲状腺疾患の診療の手引き—伊藤病院・大須診療所式—．全日本病院出版会，東京，p80，2012[1]）

Keyword
▶ ATD

Keyword
▶ TSH

Keyword
▶ TRAb

Keyword
▶ 甲状腺重量

でATDを中止可能であった．それに対し，初診時甲状腺重量＜40ｇかつ初診時TRAb＞60％，初診時甲状腺重量＞40ｇかつ初診時TRAb＞40％であれば，50％以上の確率でATD中止は不可能であった．

「バセドウ病治療ガイドライン2011」では，ATDを1.5～2年間続けた時点で休薬の見通しが立たないものは，そのままATDを継続するか，それともほかの治療法に切り替えるか患者に十分情報を提供し今後の治療について相談するとある．上記に示したような寛解困難が予測される症例に対しては，ホルモン値コントロール後速やかに I内用療法や手術療法を勧めることは，長期間のATD加療を減らし患者のQOLも向上させることが可能であると考えている．

◆ ATDの中止時期

1．最少維持量期間の面から

「バセドウ病治療ガイドライン2011」では，最少維持量期間が長いほうが寛解維持率は高くなる傾向があるとの報告もある[2]．

ATDおよびKIで加療し中止できた470例中，寛解の観察期間が2年以内の144例を除外し，2年以上寛解209例と，再発した117例について，最少維持量期間を6，9，12，18ヵ月以上のグループにわけ再発率の検討を行った．再発率は33.3～40.5％であり，当院のデータでは最少維持量の内服期間が長いほうが再発率が低いという傾向は認めなかった（図2）．

2．ATD中止時のTRAbの面から

「バセドウ病治療ガイドライン2011」では，ATDの中止時期は，最小維持量で半年以上TSHも含めて甲状腺機能が正常に保たれて

Point
▶ 最少維持量で半年以上TSHも含めて甲状腺機能が正常に保たれていれば中止を試みてよいが，TRAbが1.0 IU/L未満のほうが再発率は低い．

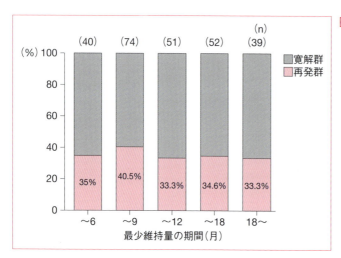

図2　再発と維持量期間

いれば，中止を検討してよいとされているが，実際の臨床ではTRAbが陰性化するまでATDを少量継続されているケースが多く存在する．しかし，ATD中止の際のTRAbの有用性や，そのカットオフ値については不明であった．そこで，ATD中止の基準にTRAbが必要か，エクルーシス®試薬TRAbを用いて検討した．当院未治療バセドウ病患者でATDのみで加療し，ATD 1錠隔日へ減量後，ガイドラインで示されている条件を満たした際にATDを中止とした55例について，ATD中止時の項目（FT_3・FT_4・TSH・TRAb・TgAb・TPOAb・甲状腺エコー重量・最少維持量での内服期間）について，寛解群と再発群で検討した．55例中，寛解群43例（78.2％），再発群12例（21.8％）であり，中止時TRAbのみが有意差を認めた（図3）．そこで，中止時TRAbを用いてROC曲線を作成したところ，感度91.7％，特異度55.8％，AUC＝0.7345，カットオフ値は1.0 IU/Lであった（図4）．以上より，ガイドラインで示されているATD中止時基準を満たしている症例では，TRAb 1 IU/L未満のほうが1 IU/L以上と比べて再発率が有意に低く（図5），ATD中止の基準に中止時TRAbはある程度有用であるといえる．

　日常臨床で用いているTRAbの基準値は，未治療甲状腺機能亢進症患者における無痛性甲状腺炎とバセドウ病の鑑別診断を目的としたカットオフ値を参考にしており，エクルーシス®試薬TRAbでは無痛性甲状腺炎とバセドウ病鑑別のカットオフ値1.8 IU/Lより高めに基準値2.0 IU/L未満と設定している．ATD中止時の寛解予測に用いるカットオフ値は，診断の基準値とは異なり低値をとるようである．

　前述の検討でのATD 1錠隔日になるまでの期間の中央値は1年であり，まず，病勢が強い症例は，ATD 1錠隔日までATDを減量することはできない．以上より，現行のガイドラインが示すとおり，

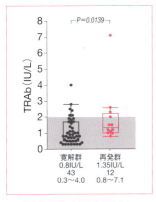

図3　中止時のTRAb

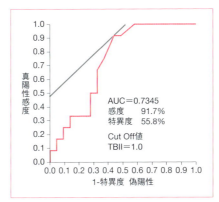

図4　TBIIのROC曲線

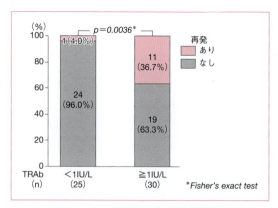

図5　中止時のTRAb値と再発率

ATD加療開始後1.5〜2年経過してもATDが維持量まで減量できないものはその時点で^{131}I内用療法や手術療法など治療法変更の検討をすることが妥当といえる.

◆ ATD加療期間と寛解率

ATD加療は，^{131}I内用療法や手術療法と違い長期間加療がかかることが知られているが，どのくらい内服すれば中止できるかというデータはない.

未治療バセドウ病患者574例中，ATDのみで治療をした319例（55.6％）の経過を25年間の長期にわたって観察したところ，治療開始後約7年目までは1年に約7％の割合で寛解に入った．その後は伸び率が減少傾向であったが，25年までに寛解に入る例も認められた（図6）．寛解に入るまでの平均期間は5.7年であったが，最終的に寛解になるものは，途中での再燃・再発が非寛解群に比べて有意に少なかった．このことより，再燃・再発を繰り返す症例は^{131}I内用療法や手術療法が勧められる.

▶ 寛解に入る率は，ATD加療開始後約7年までは増加を認める．

◆ 医療費の面から

ATD加療の場合，長期間に渡る検査代や薬剤は患者の負担になる．そこで，図7に示すようなモデルをつくり，ATD群・^{131}I内用療法群・手術群で20年間での費用を調べたところ，もっとも金額が高くなったのがATD群のなかで非寛解群，すなわちATDを中止できない群であった（表1）．医療費の面からも，ある程度のATD加療で休薬の見通しが立たない症例については，治療法の変更が望ましいと思われる.

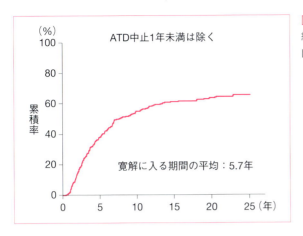

図6 寛解患者の経時推移―寛解群と非寛解群―
約7年までは寛解に入る症例は比較的多いが，その後は伸び率減少傾向あり．

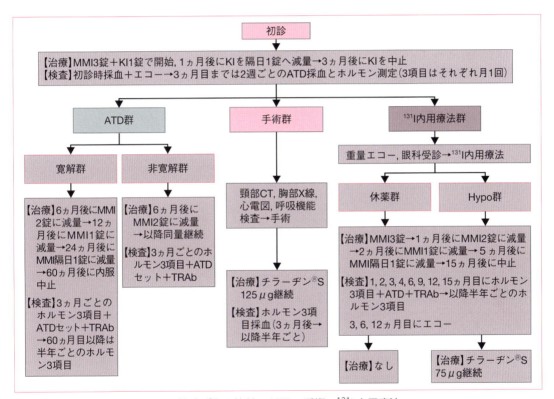

図7 治療ごとの比較―ATD・手術・¹³¹I内用療法―

表1 20年間での費用

ATD群		手術群	¹³¹I内用療法群	
寛解群	非寛解群		休薬群	Hypo群
82,682	154,562	125,235	68,011	86,289

(点)

◆ 寛解の判定および ATD 中止後の観察方法

　寛解とは，ATD 中止後甲状腺機能が正常に保たれているものをいうが，"何年以上正常に保たれていれば「寛解」といってよいか"の定義はない．

　ATD および KI で加療し薬剤を中止できた 470 例中（観察期間　中央値 5.78 年），再発は 117 例（24.9%）であった．そのうち，ATD 中止後 2 年未満の再発が 117 例中 88 例と 75.2% を占めていた（図8）．このことより，ATD 中止後 1 年以内は 3〜4 ヵ月ごとに甲状腺機能を検査し，1 年間再発がなければ，半年ごとに甲状腺機能を検査するのが望ましい．また，寛解の目安としては，ATD 中止後 2 年間甲状腺機能が正常に保たれることが妥当と思われる．

　しかし，ATD 中止後 2 年以上経過しても再発する症例は存在するため，何年経過したら再発しないといえないのが現状である．定期的な経過観察は必要といえるため，患者への定期検査の必要性も伝えておく必要がある．

　また，ATD 中止後の経過観察中に，FT_3・FT_4 が上昇した場合は，寛解中の無痛性甲状腺炎（ATD 中止後に無痛性甲状腺炎を起こすことはよくある）と，バセドウ病再発の鑑別が必要であり，甲状腺機能亢進症を認めたからといってすぐに ATD を再開すべきではない．一般的には無痛性甲状腺炎とバセドウ病の鑑別には TRAb が有用であるが，ATD 中止後の場合は TRAb は絶対的なものではない．本来であれば，24 時間放射性ヨウ素甲状腺摂取率検査を行い両者を鑑

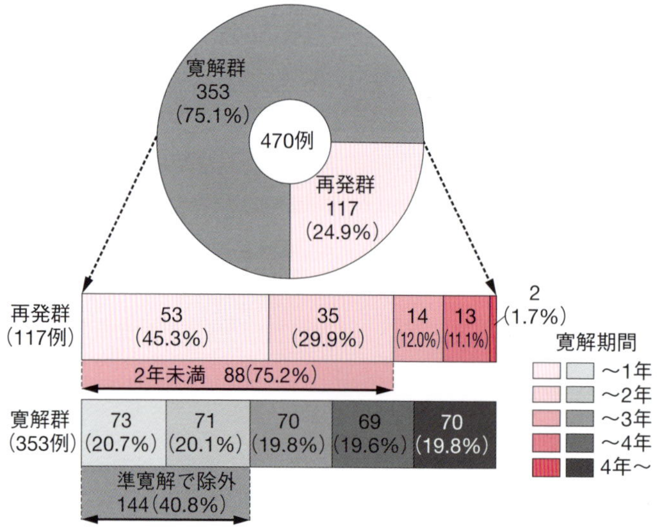

> **Point**
> ▶再発率は，ATD 中止後 2 年以内が 75% と多いので，ATD 中止後 1 年以内は 3 ヵ月ごと，その後は半年ごとの甲状腺機能検査が望ましい．

図8　再発と寛解期間

表2　再投与時に無顆粒球症を発症した14例

症例	性別	年齢(歳)	ATD	何回目の内服で発症したか	発症前同種ATD総内服期間（日）	発症直前の休薬期間（日）
1	女	45	MMI	2回目	1,146	2,729
2	女	44	PTU	2回目	538	6,515
3	女	15	MMI	2回目	86	196
4	女	50	MMI	2回目	397	846
5	女	61	PTU	2回目	473	7,243
6	女	57	MMI	2回目	580	271
7	女	35	MMI	2回目	794	1,207
8	女	22	MMI	2回目	799	290
9	女	28	PTU	2回目	418	987
10	女	38	MMI	3回目	1,775	791
11	女	35	MMI	3回目	376	630
12	女	74	MMI	3回目	525	4,567
13	女	54	PTU	3回目	974	8,110
14	女	41	MMI	8回目	1,330	153

別するのが望ましいが，検査する施設が限られるため甲状腺機能亢進症の程度が軽い場合はβ-blockerなどを投与し，1ヵ月後に甲状腺機能が低下するかの再検が望ましい．

◆ ATD再開時の注意点

バセドウ病を再発した場合通常ATDを再開するが，前回副作用を呈さなかった同じ種類のATD再投与であっても，副作用が出現しうる．無顆粒球症を発症したATD初回投与例と，2回目以降の同種ATD再投与例（休薬期間の中央値916.5日［範囲：153～8,110日］）の当院の比較検討では，内服開始（再開）から発症までの期間に有意差を認めず，また回復までの期間や重症度にも差を認めなかった（表2）[3]．ATD休薬後5ヵ月以上経過して再開する場合には，初回投与時と同様に慎重な経過観察が必要と考えられる．ATDを再投与する場合には，発熱や咽頭痛出現時に重大な副作用の可能性もあるので，血液検査を受けるように，患者へ説明しておくことが大切である．

文　献

1) 伊藤公一 監：実地医家のための甲状腺疾患診療の手引き—伊藤病院・大須診療所式—．全日本病院出版会，東京，2012
2) Konishi T, Okamoto Y, Ueda M et al.：Drug discontinuation after treatment with minimum maintenance dose of an antithyroid drug in Graves' disease：a retrospective study on effects of treatment duration with minimum maintenance dose on lasting remission. Endocr J **58**（2）：95-100, 2011
3) Kobayashi S, Noh JY, Mukasa K, et al.：Characteristics of agranulocytosis as an adverse effect of antithyroid drugs in the second or later course of treatment. Thyroid **24**（5）：796-801, 2014

第3章 スペシャリストの甲状腺疾患治療テクニック

4 バセドウ病の¹³¹I内用療法

岩久建志

バセドウ病¹³¹I内用療法は，甲状腺のヨウ素取り込み能を利用して，放射性ヨウ素（¹³¹I）をカプセルとして経口投与する．経口投与された¹³¹Iは特異的に甲状腺に集積し，甲状腺濾胞細胞を破壊する．その結果，甲状腺が縮小し甲状腺機能亢進症を改善させる放射線内用療法である．1941年に米国にて初めて臨床応用され[1]，現在米国におけるバセドウ病治療の第一選択となっている．わが国でも，1998年から13.5 mCi（500 MBq）までであれば，外来での¹³¹I投与が可能になり，甲状腺機能亢進症が非常に強い症例や重篤な合併症をもつ症例，巨大な甲状腺腫をもつ症例でなければ，多くの症例が外来での治療が可能になった．当院でも¹³¹I内用療法を1955年より開始し，すでに60年以上の治療経験がある．

また，その安全性に関してはRonらが1946〜1964年までの間に¹³¹I内用療法を行った35,593人（バセドウ病症例は91%）を1990年12月まで追跡した検討で，癌や白血病の増加がないことを報告しており，安全性は確立されている[2]．

▶ ¹³¹I内用療法は70年以上の歴史がある安全な治療法で，甲状腺機能亢進症を確実に改善させることができる．

◆ バセドウ病¹³¹I内用療法前の準備

バセドウ病¹³¹I内用療法の適応と禁忌を表1に示す．

1. 甲状腺内の結節の評価を行う

バセドウ病はびまん性甲状腺腫を特徴とするが，結節性病変の合併例も存在する．このため，¹³¹I内用療法を行う際にはあらかじめ甲状腺エコーによる結節の有無の評価を行い，甲状腺内に結節がみられた際は，細胞診にて悪性腫瘍の否定を行う必要がある．¹³¹I内用療法は悪性腫瘍の治療とはならないため，細胞診で悪性所見がみられた際は手術が必要となる．一方，細胞診で悪性所見がみられなかった場合は，¹³¹I内用療法を行うことが可能だが，バセドウ病と機能性甲状腺結節が合併したMarine-Lenhart症候群などの特殊な場合を除き，結節は¹³¹I内用療法を行っても縮小しないことを説明しておく必要がある．

▶ 適応と禁忌

▶ ¹³¹I内用療法を行う際には禁忌がある．

表1 バセドウ病^{131}I内用療法の適応と禁忌

適応
1．絶対的適応（以下の場合で手術を希望しないとき） ・抗甲状腺薬で重大な副作用が出現したとき ・MMI，PTU ともに副作用が出現したとき 2．相対的適応 ・抗甲状腺薬や手術を希望しないとき ・抗甲状腺薬で寛解に至らず薬物療法継続を希望しないとき ・術後にバセドウ病が再発したとき ・甲状腺機能亢進症を確実に治したいとき ・甲状腺腫を小さくしたいとき ・心臓病，肝臓病，糖尿病などの慢性疾患があり，薬物治療によるコントロールが困難なとき
禁忌
1．絶対的禁忌 ・妊婦，妊娠している可能性のある女性，近い将来（6ヵ月以内）妊娠する可能性がある女性 ・授乳婦 2．相対的禁忌 ・重症甲状腺眼症
慎重投与
・18歳以下

(日本甲状腺学会 編：バセドウ病治療ガイドライン 2011．南江堂，東京，2011 を参考に作成)

2．絶対的禁忌の確認をする

妊娠中，6ヵ月以内の妊娠の可能性，授乳中は^{131}I内用療法の絶対的禁忌に該当するため，確認を要する．

3．原則として19歳以上を確認する

チェルノブイリ原発事故の経験から小児は甲状腺乳頭癌の発生が増加することが示されたが，そのほとんどが1Gy以下の低線量被曝であり，^{131}I内用療法で用いられる治療線量と比較しても著しく線量が低い．しかし，小児例の^{131}I内用療法は著しく症例数が少なく明確なエビデンスがない．このため，現在は抗甲状腺薬が副作用で使用できないうえに手術を拒否するなど，ほかの選択肢がない場合に限り医師が患者本人，家族に十分説明し理解したうえで慎重に行うことが望ましい．

4．活動性および重症甲状腺眼症の否定を行う

^{131}I内用療法により甲状腺眼症が悪化する可能性があるため相対的禁忌となっている．また，喫煙は甲状腺眼症の増悪因子であり，あらかじめ禁煙を指導する．

5. リスクの高い症例はあらかじめ抗甲状腺薬で甲状腺機能亢進症のコントロールを行う

甲状腺機能亢進症は心房細動を引き起こし，心不全の誘引となる．特に高齢者は心房細動を容易に引き起こす．また，甲状腺機能亢進症は oxyhyperglycemia を呈するため，糖尿病，特にインスリン導入をしている症例は甲状腺機能亢進症に伴い血糖管理の悪化をきたす．このように高齢者，心疾患（心房細動，心不全，虚血性心疾患など），糖尿病などの合併症を有する症例は，^{131}I 内用療法に先行してあらかじめ抗甲状腺薬を用い甲状腺機能を正常化しておくことが望ましい．

◆ バセドウ病^{131}I 内用療法の実際

1. ^{131}I 内用療法のスケジュール

当院で^{131}I 内用療法を行う際に患者に配布しているリーフレットの抜粋を図1に示す．治療7日前から，抗甲状腺薬，無機ヨウ素，レボチロキシン Na を中止し，ヨウ素制限を開始する．治療前日に問診にてヨウ素制限の状態と体調変化を確認し，女性に対しては妊娠の有無を再確認したうえで摂取率測定目的の^{123}I カプセルを内服する．24時間後に放射性ヨウ素摂取率検査を行い，放射性ヨウ素摂

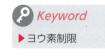

Keyword
▶ ヨウ素制限

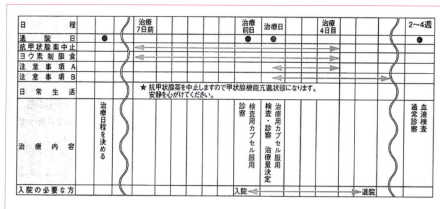

図1　伊藤病院での患者配布用リーフレット（抜粋）

取率，推定半減期，当日までに測定した推定甲状腺重量をもとに治療線量を計算し，^{131}Iカプセルを内服する．治療後5日目からヨウ素制限を解除し内服薬を再開する．治療後しばらくの間は月1回の外来受診にて甲状腺機能を管理していく．

2. 線量の決定方法

^{131}I内用療法は短期間で甲状腺機能が正常化しその状態が長期間持続することが理想ではあるが，未だに適切な投与線量は決定できていない．現実的には①すべての患者に一律に同一線量を投与する方法，②甲状腺重量，放射性ヨウ素摂取率，有効半減期から目的の吸収線量を計算する方法，③甲状腺重量別に投与線量を決める方法がある．^{131}I内用療法の治療成績は甲状腺重量に大きく影響されることがわかっている．そのため当院では推定甲状腺重量ごとに目標線量を設定し，②の方法で計算した投与線量を用い治療を行い，数年ごとに治療効果の検証を行って修正を繰り返している（表2）．投与線量は係数を15から14.7に修正したMarinelli-Quimbyの式を用いて算出する（図2）．推定甲状腺重量測定の正確性を上げることが治療線量決定の確実性を高めるため，当院では当初シンチグラフィを用いた大久保法で行っていたが，2Dエコーによる推定重量の時期を経て，現在は3Dエコーによる推定甲状腺重量の測定を行っている．

表2 甲状腺重量別投与線量（Gy）

甲状腺重量 (g)	1983年〜 大久保法	1989年〜 大久保法	2000年〜 大久保法	2006年〜 2Dエコー	2009年〜 3Dエコー
〜19	25	25	20	20	30
20〜29	25	25	20	20	40
30〜39	35	30	25	25	50
40〜49	40	35	35	35	60
50〜59	45	45	45	45	70
60〜69	50	55	55	55	80
70〜79	60	65	80	80	90
80〜89	60	80	95	95	100
90〜99	70	80	95	95	110
100〜109	70	90	110	110	120
110〜119	80	90	110	110	130
120〜129	80	100	120	120	140
130〜139	90	100	120	120	150
140〜149	90	110	135	135	160
150〜	100	110	135	135	170

$$吸収線量(Gy) = 14.7 \times EHL(day) \times \frac{RAIU(\%)}{100} \times \frac{投与量(mCi)}{W(g) \times 100}$$

EHL：有効半減期
RAIU：24時間^{131}I摂取率
W：甲状腺重量

1 mCi：37 MBq
100 rad：1 Gy

図2　Marinelli-Quimbyの式（変法）

◆ バセドウ病^{131}I内用療法の注意点

1. ヨウ素制限期間中の注意点

ヨウ素制限期間中は抗甲状腺薬，無機ヨウ素の中止に伴い甲状腺機能亢進症が増悪し甲状腺中毒性クリーゼや心房細動や心不全の発症リスクが報告されており，β-blockerによる脈拍管理を行うこともある．このような高リスクの高齢者や心疾患を有する症例は安静を目的とした入院での^{131}I内用療法が推奨される．

Keyword
▶妊娠と出産

2. 妊娠，出産

日本核医学界では，純粋に被曝の観点から4ヵ月の避妊期間を推奨している．しかしながら，^{131}I内用療法後しばらくの間は甲状腺機能の変動が著しい症例が多く，当院では女性は1年間，男性は6ヵ月間と指導している．治療後はTRAb値が上昇することが多く，挙児希望女性は注意深い経過観察を必要とする．特に妊娠後期にTRAb（ECLIA）＞10 IU/Lを呈する場合は新生児バセドウ病をきたす可能性があるため，児の経過観察が必要なことを説明する．

Keyword
▶甲状腺眼症

3. 甲状腺眼症

^{131}I内用療法により甲状腺眼症が悪化する症例が報告されているため，あらかじめ甲状腺眼症の評価を行う．活動性甲状腺眼症を有する症例はそちらの治療を優先し，重症甲状腺眼症を有する症例は^{131}I内用療法を避けることが望ましい．また，治療後に複視，眼痛，視力低下などの甲状腺眼症の悪化を示唆する症状が出現した際にただちに受診できるよう，専門の眼科医との緊密な連携を取る必要がある．欧米では甲状腺眼症悪化予防目的で^{131}I内用療法時に経口ステロイド薬の併用を推奨しているが，当院で^{131}I内用療法時に低用量経口ステロイド薬を併用した検討では，1年後の甲状腺眼症のアウトカムに差はみられなかった[3]．

4. 治療後甲状腺機能の変化

^{131}I内用療法後の6ヵ月間は甲状腺機能の変動が激しく，著しい

甲状腺機能亢進症の悪化をきたす症例も存在する．特に合併症を有する症例は抗甲状腺薬の調節を行い甲状腺機能の管理を行う必要があるため，治療後 4〜6 ヵ月間は月 1 回の甲状腺機能検査を行う必要がある．一方で，甲状腺機能低下症は早期に起こるものと晩発性のものがあり，特に早期のものでは治療 2〜3 ヵ月後に一過性に著明な甲状腺機能低下症が起こることもある．治療後の著明な甲状腺機能低下症は浮腫や筋けいれん，耐寒能低下などに加え脱毛など，容貌の変化を伴い患者の不安を助長する症状が出現する．さらに甲状腺機能低下症による甲状腺眼症悪化の可能性も指摘されているため，甲状腺機能検査を行い機能低下症がみられた際には一過性であっても T_4 製剤を用いて甲状腺機能正常化を行うことが望ましい．晩発性甲状腺機能低下症は治療後数年経過した後でも起こり得る可能性がある．甲状腺機能正常化を目指し甲状腺重量ごとに設定した投与線量で治療を行った検討でも 11 年で 76.1％と高頻度に甲状腺機能低下症を呈しており[4]，経過とともにその頻度は増加するためたとえ甲状腺機能が正常化しても 6〜12 ヵ月ごとの甲状腺機能検査の継続を必要とする．

◆ 治療成績

当院での ^{131}I 内用療法は甲状腺重量ごとに目標吸収線量を設定し（表2）可能な限り甲状腺機能正常化を目指している．2009 年 4 月〜2010 年 12 月に当院で ^{131}I 内用療法を行ったバセドウ病症例 2,111 例のうち，初回治療で甲状腺重量ごとの設定線量を投与し，5 年以上経過観察しえた 525 例（男性 87 例，女性 438 例，年齢中央値 40 歳 ［範囲：18〜78 歳］，推定甲状腺重量中央値 52.07 g ［範囲：13.71〜124.07 g］，5 年追跡率 77.1％）を対象に甲状腺機能の長期予後を検討した（観察期間中に 2 回目以降の治療を行った 28 例も含む）．推定甲状腺重量は 3D エコーを用い，係数を修正した Marinelli-Quimby の式を用いて投与線量を決定した．治療 5 年目の甲状腺機能は甲状腺機能亢進症持続例が 22.7％，潜在性甲状腺機能亢進症例が 0.6％，甲状腺機能正常例が 22.1％，潜在性甲状腺機能低下症例が 8.0％，甲状腺機能低下症例が 46.7％であった（図 3）．また，77.3％の症例は，^{131}I 内用療法から 5 年以内に抗甲状腺薬や無機ヨウ素内服が中断できた（図 4）．

Point

▶ ^{131}I 内用療法後は，将来甲状腺機能低下症になる可能性が高い．

Keyword

▶ 治療後甲状腺機能低下症

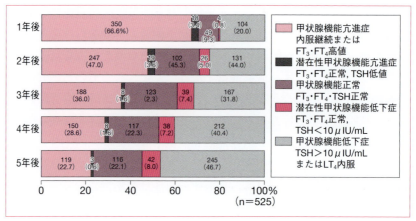

図3　¹³¹I内用療法施行後の甲状腺機能の経年変化

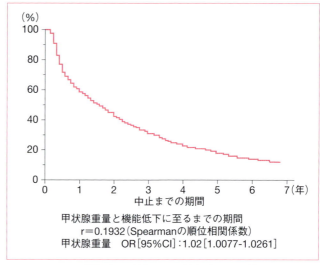

図4　¹³¹I内用療法から服薬中止までの期間

◆ 再治療の検討

　当院では¹³¹I内用療法後経時的に2Dエコーを用い推定甲状腺重量の測定（推定甲状腺重量 [g]：右葉 [D×0.7365] ＋左葉 [D×0.7412] －0.55, D：長径 [cm] ×短径 [cm] ×厚さ [cm][5]）を行っているが，治療後6ヵ月の時点で推定甲状腺重量が19.6gまで縮小した症例は，治療1年以内に抗甲状腺薬や無機ヨウ素内服を中止できる可能性が示された（感度74％，特異度93％，AUC 0.62)[6]．すなわち，短期間で抗甲状腺薬や無機ヨウ素内服からの解放を目的として治療を行った場合は，6ヵ月経過した時点で抗甲状腺薬や無機ヨウ素の中止ができない場合，もしくは十分な甲状腺腫の縮小が

得られない場合は再治療を検討する必要がある．再治療を行うと甲状腺機能低下症に至る可能性があり，患者が甲状腺機能正常化を希望する場合は経過をみながら検討をする．

まとめ

バセドウ病^{131}I内用療法は抗甲状腺薬で副作用が出た際や，抗甲状腺薬で寛解が得られないときなどに大変有用な治療法である．しかしながら，厳格な適応や禁忌の問題，治療後の機能変動とその管理の問題，施行可能な施設の問題など，治療者とその施設を選ぶ治療法であり，容易にできるわけではない。そのため，適応を考える症例が出た際には専門医への紹介が望ましい．

文　献

1) Hertz S, Roberts A：Radioactive Iodine in the Study of Thyroid Physiology, Ⅶ. The Use of Radioactive Iodine Therapy in Hyperthyroidism. JAMA **131**：81-86, 1946
2) Ron E, Doody MM, Becker DV, et al.：Cancer mortality following treatment for adult hyperthyroidism. Cooperative Thyrotoxicosis Therapy Follow-up Study Group. JAMA **280**：347-355, 1998
3) Watanabe N, Noh JY, Kozaki A, et al.：Radioiodine-Associated Exacerbation of Graves'Orbitopathy in the Japanese Population：Randomized Prospective Study. J Clin Endocrinol Metab **100**：2700-2708, 2015
4) Sridama V, McCormick M, Kaplan EL, et al.：Long-term follow-up study of compensated low-dose ^{131}I therapy for Graves'disease. N Engl J Med **311**：426-432, 1984
5) 大塚史子, 吉村　弘, 宮良あやこ, 他：バセドウ病甲状腺腫のエコーによる重量測定についての検討．日本内分泌学会雑誌 **82**：182, 2006
6) 吉原　愛, 吉村　弘, 大江秀美, 他：バセドウ病における^{131}I内用療法の1年後の効果予測に治療後3ヶ月，6ヶ月の甲状腺重量が有用である．日本内分泌学会雑誌 **87**：530, 2011

参考文献

1) 日本甲状腺学会 編：バセドウ病治療ガイドライン2011．南江堂，東京，2011

第3章 スペシャリストの甲状腺疾患治療テクニック

5 バセドウ病の外科治療

田中智章
たなかともあき

▶バセドウ病

▶外科治療の原理は甲状腺濾胞細胞量を減らすことで，機能亢進症の改善を図ることである．

　バセドウ病はTSHレセプターに対する自己抗体産生が本質であり，自己免疫疾患である．外科治療の原理は甲状腺ホルモン産生の場となる甲状腺濾胞細胞量を減らすことにより，ホルモン産生を刺激する自己抗体の多寡にかかわらず機能亢進症の改善を図ることである．バセドウ病に対する外科治療の歴史は内服治療や^{131}I内用療法より古く1880年代に始まり，1920年代には現在と同様の甲状腺亜全摘術が行われている．当院でも1937年の開院以降バセドウ病治療の中心は外科治療であり，1960年には80％以上を占めていた．その後^{131}I内用療法の割合が増加し，1970年には最多となったが，以後内服薬による治療が主流となってきた．外科治療は近年5％以下まで減少したが[1]，今後も後述する外科治療の適応がなくなることは考えにくい（図1）．本稿ではバセドウ病に対する外科治療の利点と欠点，適応，手術前管理，手術，合併症，術後管理などについて述べる．

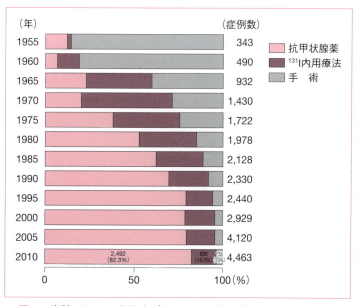

図1　当院における未治療バセドウ病患者に対する治療法の変遷

◆ 外科治療の利点と欠点

外科治療の利点は手術を境に確実に機能コントロールができることと，TSHレセプター抗体（TBII, TRAb）の低下という免疫学的改善が期待できることである．後者は妊娠を希望する若年女性や，重度のバセドウ病眼症の患者において重要である．欠点は入院が必要であることと，頸部手術瘢痕が残ること，後述する合併症の可能性があることである．

◆ 外科治療の適応

バセドウ病治療の第一選択は内服治療であり，^{131}I内用療法と外科治療は何らかの理由（表1）で内服治療から変更が必要な場合に選択される．まず内服治療が副作用のために継続できない場合は外科治療のよい適応である．^{131}I内用療法では機能コントロールに時間を要し，その間の機能コントロールが困難となるからである．次に内服治療に抵抗性，難治性が挙げられる．特に，大きな甲状腺腫の場合は複数回の^{131}I内用療法が必要となる可能性が高く，外科治療のよい適応である．次に積極的にTRAbを低下させるという免疫学的改善が必要な場合が挙げられる．TRAb強陽性で妊娠を予定している女性においては，新生児バセドウ病の予防のために，確実にTRAbの低下が期待できる外科治療が選択される．またTSAb値との相関が指摘されているバセドウ病眼症は^{131}I内用療法によって悪化する可能性が示唆されており，重度の眼症のある患者も外科治療の適応である．さらに，社会的背景から早期に寛解が必要な患者（学業や登校への影響を控えたい小児，出張での海外赴任前や，専門医が不在の離島の居住者など）も外科治療の適応となる．大きな甲状腺腫のため気管が狭窄している場合は呼吸困難を呈することもあるため外科治療の適応であり（図2），甲状腺癌を合併している場合も外科治療の適応である．

▶外科治療

▶外科治療では機能のみならず，免疫学的改善も期待できる．

▶入院が必要だが，短期で確実な機能コントロールが可能である．

▶適応

表1　外科治療の適応

1．内服治療が副作用で継続できない
2．内服治療抵抗性・難治性（大きな甲状腺腫，TBII高値など）
3．TRAbを確実に低下させたい症例（TRAb高値で妊娠を予定している女性，重度の眼症など）
4．社会的適応（学業への影響が懸念される小児，海外赴任前，離島生活者など）
5．大きな甲状腺腫により気管狭窄をきたしている症例・甲状腺癌を合併している症例

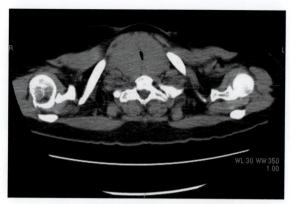

図2　巨大甲状腺腫による気管狭窄

◆ 手術前管理

　手術前には甲状腺機能を正常化することが望ましい．抗甲状腺薬でコントロールができない場合には無機ヨウ素を併用するが，長期使用（2週間以上）で効果が消失する「エスケープ現象」に注意が必要である．無機ヨウ素は甲状腺内の血流を減少させるため，術中出血量の減少につながるとする説もあるが，これを目的とする投与は一般的ではない．わずかな機能亢進状態であれば，βブロッカーを併用することで安全に手術が可能だが，さらにコントロール困難な場合には，ステロイド（プレドニゾロン 30 mg/日，デキサメタゾン 5 mg/日など）を併用することで，機能がコントロールでき，安全な手術が可能になる．手術が許容される甲状腺機能の上限値には明確なエビデンスがないが，当院では経験的に上記前処置によって機能が改善傾向にあり，かつ FT_3 10 pg/mL 程度までならば手術可能と判断しており，今のところクリーゼの経験はない．大きな甲状腺腫のバセドウ病手術では術中出血が多くなることがあるので，貧血の有無は必ず術前にチェックする．

◆ 手術の種類

主に甲状腺亜全摘術と甲状腺全摘術の2つに大別される（図3）．

1. 甲状腺亜全摘術

　昔から行われている標準的な術式で，甲状腺機能を正常化することを目的として行われる．気管の両側に適当量の甲状腺組織を残す方法が一般的だが，片葉をすべて摘出したうえで対側葉の一部を残す方法（Dunhill法）もある．残置量と再発の頻度を表2に示した．

▶手術は亜全摘術と全摘術に大別される．

▶亜全摘

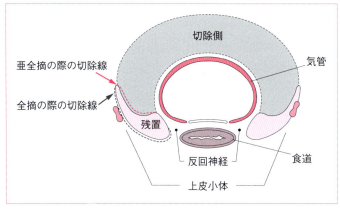

図3 バセドウ病手術のシェーマ

表2 残置量別の再燃例の頻度

残置量 (g)	n	再燃 (%)	正常 (%)	低下 (%)
3未満	253	3 (1.2)	51 (20.2)	199 (78.6)
3〜4	499	35 (7.0)	153 (30.7)	311 (62.3)
4〜5	628	60 (9.6)	298 (47.4)	270 (43.0)
5以上	517	84 (16.2)	251 (48.5)	182 (35.2)

伊藤病院 1989〜1998 年手術例（1,897 例）での検討

残置量を少なくすれば再発しにくいが，機能低下になりやすい．逆に残置量を多くすれば機能低下にはなりにくいが，再発しやすい．栗原らは，再発しない最大の残置量として2g弱を残す手術を提唱しており，超亜全摘術とよんでいるが，術後は機能低下か潜在性の機能低下になり，甲状腺ホルモンの内服が必要になる[2]．

残置量以外に再発しやすいのはTRAbが内服治療に反応しなかった症例，20歳以下での発症例やマイクロゾーム抗体価が高い症例があり，逆に機能低下になりやすい因子としては甲状腺組織内のリンパ球浸潤が強い症例が挙げられる．

亜全摘術後は一時的に機能低下症になることが多い．特に術後1〜3ヵ月は機能低下傾向が強いが，その後回復する可能性もあるので慎重に経過をみる．軽度の TSH 上昇（10μIU/mL 未満）で代謝異常も認めない場合には補充療法は行っていない．

亜全摘術後の長期成績として，1983〜1984年に当院で甲状腺亜全摘術を施行した216例の術後8年目の甲状腺機能を表3に示した[3]．高感度 TSH 値によって甲状腺機能を評価すると，潜在性を含めた機能亢進症を18%に認め，潜在性を含めた機能低下症が約52%に及んだ．機能正常であったものは30%に過ぎなかった．測

Point
▶亜全摘術後に機能が正常化すれば内服は不要となるが，残置量の調節のみでは永続的に機能正常を維持することは難しい．

表3 術後8年目の甲状腺機能の分類

	症例数（%）
機能亢進症	39（18.1）
顕性	25（11.6）
潜在性	14（6.5）
機能正常	65（30.1）
機能低下症	112（51.8）
顕性	21（9.7）
潜在性	91（42.1）

伊藤病院1983〜1984年手術例（216例）での検討

定感度が低い時代には術後機能は正常となる症例が70%以上，再燃は5%程度といわれていたが，検査精度の向上によって実際の手術成績が実は期待していたほど良好ではなかったことが判明した[4]．

2. 甲状腺全摘術

欧米で主流の術式で，甲状腺機能を残さずにすべて摘出するため，術後永続的な機能低下となり，甲状腺ホルモン剤の服用が必要となる．再発の心配はなく，内服によって甲状腺機能が一定化するために体調の変化は起こらず，頻繁な通院・検査からも開放される．

◆ 術後合併症と管理

術式にかかわらず共通する合併症は反回神経麻痺と術後出血である．両側反回神経麻痺は致死的合併症になりうる．再挿管は選択肢の1つだが，失敗すればさらに喉頭浮腫が悪化するので，時期を逸することなく気管切開術を行うことも考えておくべきである．術後出血も発見が遅れると重篤な事態になりうる合併症である．ドレーン（透導管）留置によって再手術が減少するというエビデンスはなく，また甲状腺手術後に挿入される10 Fr程度のドレーンでは，術後出血では容易に閉塞してしまうので，術後はドレーン量のみならず，頸部腫脹の有無や呼吸状態にも注意して観察する．術後出血は必ずしも甲状腺の大小や，手術時間の長短，術中出血量とは相関しておらず，すべての患者において可能性があると心得ておくべきである．副甲状腺機能低下症の発生頻度は理論的には亜全摘術，超亜全摘術，全摘術の順に多くなる．一般にバセドウ病患者は骨turn overの亢進によって骨飢餓の状態にある．手術を契機として骨吸収が亢進して血中カルシウム値が低下し，テタニーが発現する．副甲状腺は血流とともに温存することが大切で，血流が温存できない場合に

Keyword
▶全摘

Point
▶全摘術後には機能低下症になるが，再発の心配はなく，頻回の通院からも解放されるため，近年では当院の標準術式となっている．

は，摘出したうえで自家移植を行う．

◆ 偶発癌の可能性

　バセドウ病によって摘出された甲状腺において，術後病理組織検査で甲状腺腫瘍の合併が発見されることがある．1994～2003年に当院初診のバセドウ病のうち外科治療を行った2,356例において，48例（2％）で術後病理組織検査にて偶発乳頭癌が発見された．近年超音波検査の進歩によって，偶発癌の頻度は低下していることが予想されるが，その可能性については理解している必要がある．

まとめ

　当院では甲状腺専門病院として長らく術後機能正常を目標として亜全摘術を標準術式としてきた．亜全摘術における残置量は術後機能に大きな影響を与えるが，バセドウ病による機能亢進は自己抗体によるホルモン産生亢進の結果である．したがって亜全摘術後に数年間甲状腺機能が正常に留まっていても，何らかの理由で自己抗体が増加すれば再発することがある[5]．未治療バセドウ病の大部分に対して外科治療を行っていた時代とは異なり，現在の外科治療の適応は内服治療や放射線治療（^{131}I内用療法）が適さない限られた症例のみである．言い換えると，手術後の再発治療選択肢が少ない症例であり，再発の可能性が残る亜全摘術よりも，全摘術のほうが今日の外科治療の適応に合っていると考え，2010年より当院では全摘術を標準術式としている．

文　献

1) 伊藤公一 監，北川 亘，向笠浩司，渋谷 洋 編：実地医家のための甲状腺疾患診療の手引き―伊藤病院・大須診療所式―．全日本病院出版会，東京，pp100-105，2012
2) 栗原英夫，谷村清明，高松正之：バセドウ病の手術，甲状腺超亜全摘．手術 **51**：1967-1978，1997
3) Sugino K, Mimura T, Toshima K, et al.：Follow-up evaluation of patients with Graves' disease treated by subtotal thyroidectomy and risk factor analysis for post-operative thyroid dysfunction. J Endocrinol Invest **16**（3）：195-199, 1993
4) Sugino K, Ito K, Nagahama M, et al.：Surgical management of Graves' disease-10-year prospective trial at a single institution. Endocr J **55**（1）：161-167, 2008
5) Sugino K, Mimura T, Ozaki O, et al.：Preoperative change of thyroid stimulating hormone receptor antibody level：possible marker for predicting recurrent hyperthyroidism in patients with Graves' disease after subtotal thyroidectomy. World J Surg **20**（7）：801-806, 1996

第3章 スペシャリストの甲状腺疾患治療テクニック

6 スペシャリストは橋本病をこう治す

向笠浩司
(むかさこうじ)

橋本病は無症候のものが多いため，患者の自覚症状，臨床データや社会背景を吟味し，治療の対象とするかどうかを検討する必要がある．

◆ 治療の実際

橋本病は甲状腺内に巣状もしくはびまん性にリンパ球浸潤を認める炎症性疾患である．今なお明らかな原因は不明であり，現段階では根本的な治療法は存在しない．そのため，甲状腺機能低下症に対する甲状腺ホルモンの補充が基本的な治療となる．

Point
▶橋本病の治療は，現段階では原疾患の治療が困難であり，甲状腺機能低下症に対して甲状腺ホルモン補充を行う．

◆ 甲状腺ホルモン製剤の種類と特徴

かつてはブタの甲状腺を乾燥させて，すりつぶしたものを製剤としていたが，現在市販されているもののほとんどは化学合成により精製されたものである．表に現在使用可能な甲状腺ホルモン製剤の一覧を示す．ただしチラーヂン®末については，2015年10月に在庫がなくなり次第，販売終了する旨が製薬会社より発表されており，保険適用の範囲内で成人に使用できる散剤が存在しなくなってしまう．今後はチラーヂン®S散の成人への処方適用拡大が望まれる．

◆ 顕性甲状腺機能低下症

甲状腺ホルモンが低下しており，甲状腺ホルモン製剤の投与を行う．T_4製剤の内服にて，定期的に甲状腺刺激ホルモン（TSH）を検査することが必要である．TSHが高値で，甲状腺腫が存在する場合は，甲状腺腫の縮小を期待して，T_4製剤を数ヵ月間投与する．半年間のT_4製剤投与により，50〜90％の患者で甲状腺腫が約30％縮小するという報告がある[1]．

◆ 潜在性甲状腺機能低下症

詳細は甲状腺機能低下症の項に譲るが，TSHの刺激により甲状腺

表 甲状腺ホルモン製剤の含有物

各甲状腺ホルモン薬		成分	添加物	
チラーヂン® S錠	12.5 μg	レボチロキシン Na 水和物	部分アルファー化デンプン,トウモロコシデンプン,D-マンニトール,その他3成分	三二酸化鉄
	25 μg			
	50 μg			
	75 μg			黄色三二酸化鉄
	100 μg			
チラーヂン® S散 0.01%		レボチロキシン Na 散剤	トウモロコシデンプン	
チラーヂン® 末*		乾燥甲状腺	乳糖水和物	
レボチロキシン Na 錠「サンド」	25 μg	レボチロキシン Na 水和物	D-マンニトール,バレイショデンプン,ステアリン酸 Mg	結晶セルロース	三二酸化鉄
	50 μg			アルファー化デンプン,ステアリン酸	
チロナミン® 錠	5 μg	リオチロニン Na	D-マンニトール,トウモロコシデンプン,ステアリン酸 Mg,プルラン,タルク,低置換度ヒドロキシプロピルセルロース	
	25 μg			

*2015年10月販売終了

腫を認める場合は，甲状腺ホルモン製剤の補充の適応となる．

しかしながら，治療については顕性甲状腺機能低下症より複雑である．日本甲状腺学会より診療の手引きが発表されており，甲状腺機能低下症の項に概説した．

◆ 甲状腺機能が基準値内の場合

TSH 値を抑制することによって，甲状腺腫大が縮小することがあるため（図），明らかな甲状腺腫大があり，頸部に違和感を訴える患者では試みてもよいと思われる．

◆ 甲状腺腫大を認める場合

TSH は文字通り甲状腺の刺激因子であるので，TSH 値が高値の患者では甲状腺腫大をきたすことがある．このようなケースでは，必ず甲状腺超音波検査を施行して，悪性リンパ腫などの腫瘤性病変を鑑別しておくことが必要である．橋本病では，バセドウ病に比べて腫瘤性疾患の頻度が高いことが報告されている[2]．

◆ レボチロキシン投与時の注意点

高齢者，虚血性心疾患を有する症例，重症甲状腺機能低下症患者では，急速な補充療法は心不全，狭心症，心筋梗塞を誘発する恐れ

Point
▶ 潜在性甲状腺機能低下症では治療対象とする症例をよく吟味する必要がある．

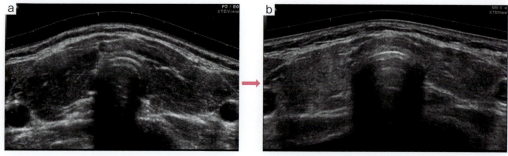

a：2007年12月　TSH＞100 μIU/mL　　　b：2008年9月　TSH 3.1 μIU/mL

図　チラーヂン®S投与症例

> **Point**
> ▶甲状腺ホルモンの補充にあたって，高齢者や合併症のある症例では甲状腺ホルモン製剤の増量を緩徐に行う必要がある．

があり，より少ない12.5〜25 μg/日で開始し，より緩徐（2週〜1ヵ月おき）に増量する必要がある．

　また同時に服用する際に注意すべき薬剤としては，鉄剤，アルミニウム含有制酸剤，炭酸カルシウム，コレスチラミンなどが挙げられる．これらの薬剤がレボチロキシンと吸着してしまうことによるが，服用のタイミングを2〜3時間ずらすことで対応可能である．

　まれではあるが，レボチロキシン投与で副作用を認めることがある．薬剤によるリンパ球幼若化試験（DLST）でも陽性になる確率はそれほど高くないので，確定診断は困難なことが多い．入院して厳重な監視のもとで再投与試験を行うこともあるが，実際には内服を中止して，所見の改善を認めるかどうかで判断することが多いと思われる．このような症例ではチラーヂン®S散に変更すると，肝機能，皮疹の改善を認めることがある．チラーヂン®Sに関して述べると，添加物に対するアレルギーが関与していると考えられるが，保険適用はないものの，添加物の比較的少ないチラーヂン®S散に変更して，皮疹や肝障害の著明な改善を認めた症例を経験している．

文献

1) Dayan CM, Daniels GH：Chronic autoimmune thyroiditis. N Engl J Med **335**：99-107, 1996
2) Mukasa K, Noh JY, Kunii Y, et al.：Prevalence of malignant tumors and adenomatous lesions detected by ultrasonographic screening in patients with autoimmune thyroid diseases. Thyroid **21**：37-41, 2011

第3章 スペシャリストの甲状腺疾患治療テクニック

7 良性甲状腺結節の治療

齋藤慶幸

　この稿では採血，超音波検査，細胞診などから良性甲状腺結節が疑われた際の治療について述べる．良性甲状腺結節は甲状腺機能の観点からみると，大別して甲状腺ホルモンを過剰分泌する機能性甲状腺結節と分泌しない非機能性甲状腺結節に分類される．一方で，組織型の観点からみると腫瘍病変と非腫瘍病変（腫瘍様病変）に分類され，腫瘍様病変はその名の通り腫瘍ではないがここでは良性甲状腺結節に含めて扱う．腫瘍病変には濾胞腺腫があり，腫瘍様病変には腺腫様甲状腺腫，アミロイド甲状腺腫，囊胞がある．

◆ 非機能性甲状腺結節の治療

　非機能性甲状腺結節の診断がされた場合，まず経過観察をするか治療を行うかを判断する．主な治療方法はTSH抑制療法，経皮的エタノール注入療法（PEIT），手術がある．

1. 経過観察

　良性腫瘍を経過観察した際，1年間で5.3〜22％が50％以上増大し，72.0〜92.1％が不変（変化率50％未満），0〜13.3％が50％以上縮小するとの報告がある[1,2]．ただしこれらは充実性腫瘍と囊胞を一緒に解析しており，もっとも縮小した割合が高かった報告では6割以上が囊胞成分を含むものであった．細胞診で良性であり，無症状の場合は経過観察も考慮する．当院では経過観察を選択した場合，4ヵ月〜1年ごとに超音波検査で大きさの変化などを確認している．

2. thyroid stimulating hormone（TSH）抑制療法

　良性甲状腺結節においては，レボチロキシンを投与してTSH分泌を抑えることで，腫瘍増大抑制効果を期待して行われてきた．しかしながら，わが国のようなヨウ素充足地域では長期的なTSH抑制療法による効果は不確実であり，血管系や骨粗鬆症などの治療の副作用も考慮して，ルーチンでの投与は避けられる傾向にある（表1）．TSH抑制療法は個々の症例で年齢や併存症，結節に伴う症状，代替治療のリスクなども考慮したうえで，行うか判断したほうがよい．

Keyword

▶機能性甲状腺結節と非機能性甲状腺結節
　良性甲状腺結節のうち，甲状腺ホルモンを過剰分泌するものを機能性甲状腺結節といい，分泌しないものを非機能性甲状腺結節という．

Point

▶検査で良性甲状腺結節が考えられるときは，機能性甲状腺結節か非機能性甲状腺結節かを区別して治療方針をたてる．

Point

▶非機能性甲状腺結節の場合，経過観察，TSH抑制療法，経皮的エタノール注入療法（PEIT），手術の選択肢がある．

Keyword

▶TSH抑制療法
　甲状腺ホルモン薬であるレボチロキシンを投与することでネガティブフィードバックにより脳下垂体からのTSH分泌を抑える治療．

表1 各ガイドラインにおける良性甲状腺結節に対するTSH抑制療法

ガイドライン	内容
甲状腺腫瘍診療ガイドライン（日本内分泌外科学会/日本甲状腺外科学会，2010年）	甲状腺良性結節に対する甲状腺ホルモン剤投与によるTSH抑制療法は，1年以内の短期では有意な縮小が得られるとの報告が多いが，長期的にはその有効性は少なく，甲状腺ホルモン剤投与による心血管系や骨粗鬆症の合併症を考慮すると，甲状腺ホルモンによるTSH抑制療法は積極的に推奨できない．
甲状腺結節と甲状腺分化癌取り扱いガイドライン（米国甲状腺学会［ATA］，2015年）	ヨウ素充足地域において良性甲状腺結節に対してルーチンでのTSH抑制療法は推奨できない．多少の治療反応はあるかもしれないが，多くの患者にとって利益より潜在的な危害の方が上回る．
甲状腺結節の診断と治療ガイドライン（米国臨床内分泌学会/アメリカ内分泌学会/イタリア内分泌学会［AACE/ACE/AME］，2016年）	穿刺吸引細胞診で良性であった甲状腺結節に対してルーチンでのTSH抑制療法は推奨できない．長期にわたるTSH抑制療法は甲状腺結節及び甲状腺自体の増大を抑えるかもしれないが，治療を中止した後再増殖を起こすため長期で治療をせざるを得ないだろう．潜在的甲状腺機能亢進が長期間続くことは閉経後女性の骨密度低下や，骨粗鬆症による骨折と関連し，また，高齢者での心房細動のリスクが上がる．

Keyword

▶ PEIT
　結節に針を刺してアルコールの一種であるエタノールを注入することによって腫瘍を壊死させる治療方法．

3. 経皮的エタノール注入療法（percutaneous ethanol injection therapy：PEIT）

　囊胞成分が主体の良性甲状腺結節では囊胞液の穿刺吸引で2割程度の患者で縮小を維持できる．穿刺吸引後も再発し，有症状もしくは整容面の問題がある場合，7～8割程度の患者で有効率が期待できるPEITも考慮する[3]．複数回の施行で縮小が得られることもあり，当院では再増大する症例は4～6回ほど施行しているが，それでも再発する場合は手術を考慮することもある．囊胞によっては高度に粘稠もしくはゼリー状で吸引できないこともあるが，その場合はエタノールを0.2 cc×5回ほど囊胞の奥から散布して終了としている．エタノールにより粘稠もしくはゼリー状の囊胞成分が溶け，後日穿刺した際に吸引が可能となるため（図1），穿刺吸引で内容物が引けない囊胞に対してもPEITを考慮する．PEITの合併症として局所の疼痛，囊胞内出血，紅潮，眩暈，発声困難などがあり，当院におけるPEITを施行した61例の検討では12例（19.7％）で軽度の局所の疼痛，1例で手技を中断するほどの強い疼痛，1例で酩酊感を認めた[3]．

4. 手術

　表2は各ガイドラインでの手術基準を示したものであるが，共通項目としては結節による症状，大きな腫瘍，増大傾向がある．しかしながら良性甲状腺結節の手術適応に関してはエビデンスが少なく明確な基準がないため，甲状腺腫瘍診療ガイドラインでは外科医にコンサルトする基準として，ガイドライン作成委員会でコンセンサスを得られた項目を挙げている．大きさに関しては40 mm以上と

Point

▶非機能性甲状腺結節の手術適応に関しては明確な基準がない．

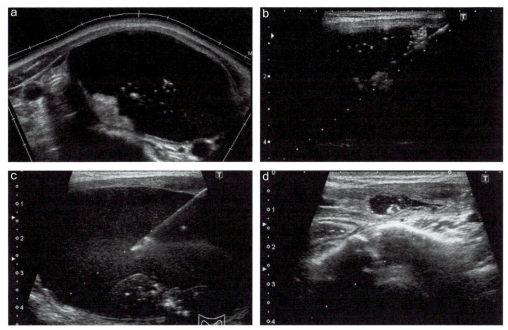

図1 内容物がゼリー状ないし高度粘稠な囊胞へのPEIT
a：以前から頸部腫大を自覚しており来院された．甲状腺左葉に70 mm弱の囊胞を認めた．細胞診で良性確認も内容物は粘稠が強く吸引できなかった．
b：囊胞内にエタノールを分割で投与．
c：2ヵ月後の超音波検査にて囊胞内のフィブリンなどが浮動している所見を認め，穿刺した．
d：囊胞内容物が80 cc吸引された．

しているガイドラインが多いが，これは濾胞性腫瘍のなかでの濾胞癌のリスクの1つに大きさが40 mm以上という報告に基づいたためである．血清サイログロブリン（Tg）値に関しては濾胞性腫瘍のうち濾胞癌で1,000 ng/mL以上の症例が多いという報告もあれば，有意差がないとの報告もある．当院ではこれらの基準に準じて手術症例を選別しているが，必ずしも1項目が当てはまるからといって手術を行う訳ではない．たとえば手術基準として大きさ40 mmを1つの目安にはしているが，明らかに腺腫様甲状腺腫が考えられる場合は，ほかの手術基準に該当するものがなければ経過観察などを行っている．悪性腫瘍と異なり，良性甲状腺結節では明確な手術適応の線引きがないため，表2に示すような項目が当てはまる場合は専門医に手術適応についてコンサルトするのが望ましい．各都道府県での専門医は日本内分泌外科学会/日本甲状腺外科学会ホームページ（http://square.umin.ac.jp/thyroidsurgery/cn24/pg176.html）などを参照されたい．

手術の利点としては，TSH抑制療法のような治療効果の不確実性

> Point
> ▶40 mm以上，増大傾向，有症状，縦隔内進展，整容性の問題，血清サイログロブリン高値を認める場合は専門医へ紹介する．

表2 各ガイドラインにおける良性甲状腺結節に対する手術基準

甲状腺腫瘍診療ガイドライン（日本内分泌外科学会/日本甲状腺外科学会，2010年）	1. 大きな腫瘤を形成している 2. 増大傾向あり 3. 圧迫またはその他の症状 4. 整容性に問題がある 5. 超音波検査で癌が否定しきれない 6. 細胞診断で癌が否定しきれない 7. 縦隔内へ結節が進展している 8. 機能性結節である 9. サイログロブリン（Tg）値が異常高値である
甲状腺結節取扱い診療ガイドライン（日本甲状腺学会，2013年）	1. 大きな結節（たとえば40 mmを超えるもの） 2. 明らかな増大傾向，特に急速に増大してくる結節 3. 結節に起因する局所症状（圧迫その他）あり 4. 美容的に問題がある 5. 縦隔内へ進展している 6. ^{131}I内用療法，エタノール注入療法など他の治療法を希望しない機能性結節 7. 血清Tg値が異常高値（>1,000 ng/mL） 8. 経過観察中に超音波検査上悪性を疑う所見が現れた場合
甲状腺結節と甲状腺分化癌取り扱いガイドライン（米国甲状腺学会［ATA］，2015年）	手術は圧迫症状や結節に起因する症状を伴い，臨床問題を起こす，大きな結節（>40 mm）で繰り返す細胞診で良性である増大傾向のある充実結節で考慮する．
甲状腺結節の診断と治療ガイドライン（米国臨床内分泌学会/アメリカ内分泌学会/イタリア内分泌学会［AACE/ACE/AME］，2016年）	1. 結節に起因する症状がある：頸部圧迫，嚥下障害，球感覚（喉が詰まるような感じ），息切れ（特に仰臥位で），労作時呼吸困難，疼痛 2. 超音波検査で癌が否定しきれない形状変化や増大が生じた場合 3. 大きな結節（>40 mm）

がなく，PEITのような同一結節の再増大がないことである．また腫瘍そのものを切除するため，病理学的診断がつくことも利点の1つである．症状が結節によるものなら手術によって解決するが，一方で手術後の癒着・瘢痕化により頸部違和感などが出現することもあるため手術前に十分な説明が必要である．良性甲状腺結節は女性に多く，頸部創にも配慮が必要である．通常，頸部の創は時間とともに目立ちにくくなるが，若年者やケロイド体質など，創部が目立つ可能性がある患者には，当院では創縁保護やケロイド対策などを行っている．また，わが国では良性甲状腺結節での内視鏡下手術が2016年4月1日より健康保険の対象となり，頸部以外の目立ちにくい場所の傷で済むように手術をすることも可能となった．

◆ 機能性甲状腺結節の治療

わが国では頻度は低いが，濾胞腺腫や腺腫様甲状腺腫では甲状腺機能亢進を伴うことがある．その機構のすべてが解明されてはいないが，一部の症例ではTSH受容体遺伝子に遺伝子変異が生じることでTSHによる調整とは独立に甲状腺ホルモンを分泌するようにな

る．放射性ヨウ素によるシンチグラムでは甲状腺ホルモンの過剰分泌される部位に集積する像を示すが，濾胞腺腫由来ではシンチグラムで単結節から甲状腺ホルモンが過剰分泌されている像を示し，中毒性腺腫（toxic adenoma：TA）とよばれる．また，腺腫様甲状腺腫由来では多発結節から甲状腺ホルモンが過剰分泌されている像を示し，中毒性多発結節性甲状腺腫（toxic multinodular goiter：TMNG）とよばれる．治療としては手術，放射性ヨウ素内用療法やPEITがあるが，甲状腺中毒症状が強い場合は抗甲状腺薬などで対症療法を行い，これらの治療の準備を行う．

5. 内服

バセドウ病と異なり，機能性甲状腺結節では抗甲状腺薬内服のみで根治的治療は困難であり，必要症例に治療までの一次的な投与とする．

6. 手術

圧迫症状など，非機能性甲状腺腫の手術検討項目に挙げた因子をもつ症例はよい適応である．また，ほかの治療に比べて短期的に甲状腺中毒症を治癒できるため，早期治癒を希望する場合もよい適応である．手術の場合，TAであれば甲状腺の一部を残せることが多いが，TMNGの場合は甲状腺全摘を行うことが多い．当院での検討ではTAに対して手術した91.7％で術後に甲状腺機能正常となったが，残りの1割弱では甲状腺機能低下をきたした．一方，TMNGに手術した症例は全例，術後に甲状腺機能低下をきたした[4]．

7. 放射性ヨウ素内用療法（radioiodine therapy：RI療法）

TMNGなどで甲状腺全摘となると，必然的に甲状腺ホルモン補充療法が生涯必要になる．RI療法の場合，TAの6〜7割，TMNGの5〜6割で甲状腺機能が正常化すると報告されており[5〜7]，当院の検討ではTAで65.7％，TMNGで73％が甲状腺機能正常となった[4]．TAで手術を希望されない症例や，TMNGで甲状腺ホルモン補充療法を避けたい症例にはよい適応である．

8. PEIT

当院での検討ではTAの86.5％で甲状腺機能正常となったが，そのなかで35.6％が再燃し，最終的に甲状腺機能正常で維持できたのは全体の55.8％であった．TMNGでPEIT施行例は少なく，4例あったものの，3例は甲状腺機能正常化せず，正常化した1例も再燃した[4]．AACE/ACE/AMEの甲状腺結節の診断と治療ガイドラインでは機能性甲状腺結節に対するPEITは再燃率が高く，ほかの治療手段が適応できないときに選択すべきとしている．

Keyword

▶ TA
　機能性甲状腺結節のうち濾胞腺腫由来のものである．放射性ヨウ素のシンチグラムで単結節から甲状腺ホルモンが過剰分泌されている像を示す．

Keyword

▶ TMNG
　機能性甲状腺結節のうち腺腫様甲状腺腫由来のものである．放射性ヨウ素のシンチグラムで多発結節から甲状腺ホルモンが過剰分泌されている像を示す．

Point

▶ 機能性甲状腺結節の場合，手術，放射性ヨウ素内用療法，PEITの選択肢がある．

Point

▶ 機能性甲状腺結節で甲状腺中毒症状が強い場合は抗甲状腺薬などで対症療法を行う．

Keyword

▶ RI療法
　甲状腺がホルモン産生のためヨウ素を取り込む機構を利用して，放射性ヨウ素を取り込ませて甲状腺の細胞を破壊する治療．

文　献

1) Costante G, Crocetti U, Schifino E, et al.：Slow growth of benign thyroid nodules after menopause：no need for long-term thyroxine suppressive therapy in post-menopausal women. J endocrinol invest **27**：31-36, 2004
2) Larijani B, Pajouhi M, Bastanhagh MH, et al.：Evaluation of suppressive therapy for cold thyroid nodules with levothyroxine：double-blind placebo-controlled clinical trial. Endocr pract **5**：251-256, 1999
3) Yasuda K, Ozaki O, Sugino K, et al.：Treatment of cystic lesions of the thyroid by ethanol instillation. World j surg **16**：958-961, 1992
4) Yano Y, Sugino K, Akaishi J, et al.：Treatment of autonomously functioning thyroid nodules at a single institution：radioiodine therapy, surgery, and ethanol injection therapy. Ann nucl med **25**：749-754, 2011
5) Nygaard B, Hegedüs L, Nielsen KG, et al.：Long-term effect of radioactive iodine on thyroid function and size in patients with solitary autonomously functioning toxic thyroid nodules. Clin Endocrinol **50**：197-202, 1999
6) Nygaard B, Hegedüs L, Ulriksen P, et al.：Radioiodine therapy for multinodular toxic goiter. Arch intern med **159**：1364-1368, 1999
7) Tarantini B, Ciuoli C, Di Cairano G, et al.：Effectiveness of radioiodine（131-I）as definitive therapy in patients with autoimmune and non-autoimmune hyperthyroidism. J endocrinol invest **29**：594-598, 2006

第3章 スペシャリストの甲状腺疾患治療テクニック

8 甲状腺癌の治療 ①乳頭癌

松津賢一

◆ 概要

　甲状腺乳頭癌はもっとも頻度が高い甲状腺悪性腫瘍で，ヨウ素充足地域であるわが国では甲状腺癌の90％程度を占めている[1]．治療の原則は外科治療だが，乳頭癌は早い段階からリンパ節転移をきたすため，手術は甲状腺切除とリンパ節郭清から構成されている．一方で遠隔転移はまれで，大部分の症例の予後が良好であることから，過剰な治療は慎まなければならず，近年では術前のリスク評価に基づいて術式を決定するrisk-adapted managementが行われている．本稿では乳頭癌におけるリスク評価と，そのリスクに基づく治療方針について述べる．

Keyword
▶乳頭癌

Point
▶乳頭癌の治療は甲状腺切除とリンパ節郭清で構成される．

Keyword
▶risk-adapted management

◆ リスク分類

　主なリスク分類を表1に示した[2]．構成するリスク因子の数や内容は異なっているが，年齢，甲状腺被膜外浸潤，遠隔転移の3因子

表1　甲状腺乳頭癌のリスク分類

	TNM	AGES	AMES	MACIS	EORTIC	癌研
年齢	○	○	○	○	○	○
性別	—	—	○	—	○	—
腫瘍径	○	○	○	○	—	—
組織学的分化度	—	○	—	—	—	—
甲状腺被膜外浸潤	○	○	○	○	○	○
リンパ節転移	○	—	—	—	—	○
遠隔転移	○	○	○	○	○	○
手術根治度	—	—	—	○	—	—

AGES：age, histologic grade, tumor extension (invasion or distant metastasis), size
AMES：age, distant metastasis, tumor extension, size
MACIS：distant metastasis, age, completeness of resection, invasion, size
EORTIC：European Organization for Research on Treatment of Cancer
癌研：年齢，甲状腺被膜外浸潤，リンパ節転移，遠隔転移

はすべての分類で採用されており，その重要性がわかる．甲状腺腫瘍診療ガイドライン2010年版（以下，ガイドライン2010）[3]では，妥当性（予後予測性）および利便性にもっとも優れた予後予測分類としてTNM分類（当時は第6版）を挙げ，その構成因子である腫瘍径，腺外浸潤，リンパ節転移，遠隔転移の4因子に基づいた術式決定を推奨している．

Keyword
▶ 甲状腺切除

◆ 甲状腺切除範囲

甲状腺切除範囲の選択肢は，全摘と峡部を含む葉切除（以下，葉切除）の2つである（図1）．全摘の適応は以下の3つに大別される．①全摘しなければ治癒切除できない場合（対側腺内転移や両葉に及ぶ大きな腫瘍など），②遠隔転移があり，放射性ヨウ素内用療法を要する場合，③治癒切除のためには全摘は不要だが，放射性ヨウ素による補助療法を考慮すべき高リスク群である．ガイドライン2010[3]では高リスク群として腫瘍径50 mmより大，気管・食道粘膜面を越える腺外浸潤，著明な臨床的リンパ節転移を挙げている．ただし，腫瘍径40 mmより大，臨床的リンパ節転移でも全摘を勧めると追記しており，これはまさに欧米のガイドラインの骨格と同一であり，ほぼ国際的なコンセンサスといえる[4]（表2）．逆に，これ以外の症例に関しては切除範囲にかかわらず良好な予後が期待できると判断されたことを意味している．特に，ガイドライン2010[3]では腫瘍径20 mm以下，欧米のガイドラインでは10 mm以下でリ

Point
▶ 全摘の適応は，40 mmより大，腺外浸潤，臨床的リンパ節転移，遠隔転移が，ほぼ国際的なコンセンサスとなっている．

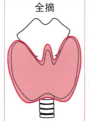

全摘
- ●利点
- ・潜在的な対側の腺内転移が切除できる
- ・残存甲状腺再発の心配がない
- ・再発マーカーとしてのサイログロブリン（Tg）の感度が上がる
- ・^{131}Iシンチグラム，アブレーション，補助療法がただちに導入できる
- ●欠点
- ・生涯に渡る甲状腺ホルモン補充療法を要す
- ・反回神経麻痺や副甲状腺機能低下症などの手術合併症のリスクが葉切除より高い

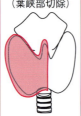

葉切除
（葉峡部切除）
- ●利点
- ・甲状腺補充療法が不要となる可能性がある
- ・手術合併症の可能性が全摘より低い
- ●欠点
- ・潜在的な腺内転移が遺残する可能性がある
- ・残存甲状腺再発の可能性がある
- ・再発マーカーとしてのサイログロブリン（Tg）の感度が低い
- ・^{131}Iシンチグラム，アブレーション，補助療法を行うためには，補完全摘が必要

図1　全摘および葉切除の利点・欠点

表2 各国のガイドラインにおける全摘の適応

	JSTS JAES (2010)	ATA (2015)	NCCN (2016)	BTA (2014)
年齢＞45歳	—	△*4	—	—
頭頸部照射歴	—	△*4	●	—
家族歴	—	△*4	—	●
腫瘍径＞40 mm	●*1	●	●	●
腺外浸潤	●*2	●	●	●
腺内転移	●	—	—	●
対側良性結節	—	△*4	—	●
リンパ節転移	●*3	●	●	●
遠隔転移	●	●	●	●

＊1 絶対適応は＞50 mmだが，＞40 mmで全摘を推奨
＊2 気管・食道粘膜面を越える腺外浸潤
＊3 絶対適応は，30 mm以上，内頸静脈・頸動脈・主要な神経（反回神経など）・椎前筋膜への浸潤，累々と腫れている場合だが，明らかなN1は全摘を推奨
＊4 ATAでは全摘を考慮してもよいと記載されている
JSTS：Japanese Society of Thyroid Surgery（日本甲状腺外科学会）
JAES：Japan Association of Endocrine Surgeons（日本内分泌外科学会）
ATA：American Thyroid Association
NCCN：National Comprehensive Cancer Network
BTA：British Thyroid Association

ンパ節転移や遠隔転移を伴わない症例に対しては全摘ではなく，葉切除を積極的に推奨している．そして，いずれにも属さない症例は全摘と葉切除の利点と欠点を踏まえて，個々の施設における手術合併症発生率や術後経過観察の設備，担当医の専門性や経験など，周術期のみならず長期に渡る診療過程を考慮したうえで術式選択することが求められている．

◆ リンパ節郭清

甲状腺癌の領域リンパ節は中央区域と外側区域に大別される（図2）．乳頭癌は早い段階からリンパ節転移をきたすことが知られており，実際にWadaら[5]は10 mm以下の微小乳頭癌であっても，中央区域に64.1％，外側区域に44.5％の組織学的なリンパ節転移を認めたと報告している．こうした潜在的なリンパ節転移を背景にわが国では積極的に予防的リンパ節郭清が行われてきたが，予防的郭清の効果は未だcontroversialである．しかし，中央区域のリンパ節再発に対する再手術では反回神経麻痺などの手術合併症のリスクが高くな

Keyword
▶リンパ節郭清

Point
▶予防的郭清の効果はcontroversialだが，わが国では中央区域は甲状腺切除に伴う予防郭清が推奨されている．

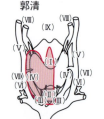 a）中央区域リンパ節郭清	●支持する根拠 ・組織学的なリンパ節転移の可能性が高い ・術前検査によるリンパ節転移の検出感度が低い ・甲状腺切除と同一の視野・皮切で郭清可能 ・再手術時の郭清では，合併症のリスクが上がる（反回神経麻痺など） ●支持しない根拠 ・再発率や生存率が改善するエビデンスが乏しい ・手術合併症のリスクが上がる
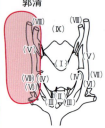 b）外側区域リンパ節郭清	●支持する根拠 ・潜在的な組織学的リンパ節転移の可能性が高い ●支持しない根拠 ・再発率，生存率が改善するエビデンスが乏しい ・再発後に郭清しても，生存率に影響せず，手術リスクも上がらない ・皮切・皮弁・術野拡大によって愁訴が増える ・合併症の可能性（リンパ漏，副神経麻痺，Horner症候群など）

図2　甲状腺癌の領域リンパ節と，それぞれの予防的郭清を支持する・しない根拠

表3　各国ガイドラインにおけるリンパ節郭清範囲

		JSTS JAES (2010)	ATA (2015)	NCCN (2016)	BTA (2014)
術前リンパ節転移 なし	腫瘍径≦20 mm	中央のみ	―	―	―
	20 mm＜, ≦40 mm	中央のみ	―	―	―
	40 mm＜	中央のみ	中央のみ	―	―
	腺外浸潤	中央のみ	中央のみ	―	―
あり	中央に転移	中央のみ	中央のみ	中央＋外側	中央のみ
	外側に転移	中央＋外側	中央＋外側	中央＋外側	中央＋外側

ることから，ガイドライン2010[3]では初回手術時の予防的中央区域郭清を推奨している．外側区域郭清に関してSugitaniら[6]は，術前超音波検査による外側区域のリンパ節転移陽性例に対してのみ外側郭清を行い，それ以外では予防的外側郭清を省略するアルゴリズムを用い，予防的外側郭清省略によるリンパ節再発率増加がないことを報告した．ガイドライン2010[3]もこれにならい，術前検査で外側区域リンパ節に転移が認められる場合にのみ外側区域（治療的）リンパ節郭清を推奨し，予防的な外側区域郭清は推奨していない．

欧米では中央区域も外側区域も治療的郭清のみを推奨しており，概して予防的リンパ節郭清は推奨しておらず，予防的郭清に対しては国際的なコンセンサスが得られていない（表3）．

◆ 腫瘍径 10 mm 以下の微小乳頭癌に対する active surveillance

近年, 腫瘍径 10 mm 以下の微小乳頭癌に対しては手術を行わずに経過観察をする active surveillance が提唱されている. 背景となっているのは, 甲状腺癌の罹患数および罹患率が増加傾向であるにもかかわらず甲状腺癌による死亡率が増加していないことであり, さらにその要因として, 診断技術の向上や検診の普及により微小乳頭癌が多く発見されるようになったことが挙げられている[7].

ガイドライン 2010[3]では腫瘍径 10 mm 以下で腺外浸潤や臨床的リンパ節転移, 遠隔転移がない症例において, 十分な説明と同意のもとで非手術経過観察も選択可能と記載している. この場合, 年1~2回の超音波検査を行い, 腫瘍径 3 mm 以上の増大や新たな病変, リンパ節転移が出現した場合には手術に方針変更すべきとされている. 逆にいえば, こうした変化を検出できる設備や専門医のない施設における非手術経過観察は危険である. また, 変化がない場合いつまで経過観察すればよいのか? という答えがないままに長期の経過観察を強いられる患者の精神面に与える影響も考慮すべきである. さらに欧米諸国においては超音波検査に高額なコストが掛かることも無視できず, 依然解決すべき課題が残されている.

> **Point**
> ▶微小乳頭癌の非手術経過観察は慎重かつ正確な評価ができることが必要条件であり, 高度な診療レベルが要求される.

◆ 予後

乳頭癌の生命予後は概して良好である[7]. 当院で初回手術を受けた乳頭癌患者の全体と TNM ステージ（第 8 版）ごとの生存曲線を図 3 に示した. 全体としては極めて良好な長期予後であるが, ス

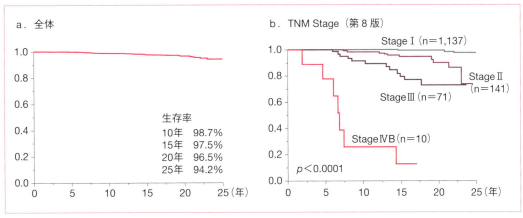

図 3　当院で初回手術を受けた乳頭癌 1,369 例の疾患特異的生存率

テージが進むごとに生命予後が悪化しており，必ずしも乳頭癌全例の予後が良好でないことからも，改めてリスクに基づいた治療計画の必要性が示唆されている．

まとめ

　甲状腺乳頭癌は日常の実地臨床において遭遇する可能性がもっとも高い甲状腺悪性腫瘍である．大部分は良好な予後が期待されるが，一部には予後不良な高リスク症例が含まれている．外科治療に際しては患者ごとに術前のリスク評価を行い，各術式の利点と欠点を理解し，術後フォローアップまでを踏まえて適切な術式選択のもとに外科治療を行わなければならない．

文　献

1) 赤石純子：甲状腺腫瘍の外科治療．Modern Physician 35：1091-1095, 2015
2) Lang BH, Lo CY, Chan WF, et al.：Staging systems for papillary thyroid carcinoma：a review and comparison. Ann Surg 245：366-378, 2007
3) 日本内分泌外科学会・日本甲状腺外科学会編：甲状腺腫瘍診療ガイドライン．2010年版　金原出版，東京，2010
4) Matsuzu K, Sugino K, Masudo K, et al.：Thyroid lobectomy for papillary thyroid cancer：long-term follow-up study of 1,088 cases. World J Surg 38：68-79, 2014
5) Wada N, Duh QY, Sugino K, et al.：Lymph node metastasis from 259 papillary thyroid microcarcinomas：frequency, pattern of occurrence and recurrence, and optimal strategy for neck dissection. Ann Surg 237：399-407, 2003
6) Sugitani I, Fujimoto Y, Yamada K, et al.：Prospective outcomes of selective lymph node dissection for papillary thyroid carcinoma based on preoperative ultrasonography. World J Surg 32：2494-2502, 2008
7) Suehiro F：Thyroid cancer detected by mass screening over a period of 16 years at a health care center in Japan. Surg Today 36：947-953, 2006

第3章 スペシャリストの甲状腺疾患治療テクニック

8 甲状腺癌の治療 ②濾胞癌

尾作忠知

◆ 概要

　ヨウ素充足地域であるわが国では，濾胞癌の頻度は甲状腺癌の5～10％程度であり[1]，乳頭癌に次いで2番目に多い癌である．一般的に乳頭癌に比較して予後は悪いといわれている．乳頭癌に比較し，リンパ節転移はまれであるが，しばしば遠隔転移が認められることが報告されている[2]．病理学上，浸潤様式から微少浸潤型濾胞癌と広汎浸潤型濾胞癌の2つに分類される．また特殊型として好酸性細胞型濾胞癌，明細胞型濾胞癌の2種類がある[3]．広汎浸潤型濾胞癌は遠隔転移が多く，微少浸潤型濾胞癌に比較し予後が悪い．

◆ 診断

1．理学所見

　頸部腫瘤のほかには自覚症状に乏しく，触診上球形，または卵円形の表面平滑な結節として触知されることが多いが，触診所見のみで濾胞腺腫や腺腫様甲状腺腫との鑑別は困難である．

2．超音波所見

　Bモードにおける濾胞癌の特徴は①不均質な内部エコー，②嚢胞変性が少ない，③不正な境界部低エコー帯，④乳頭癌にみられるような石灰化像は少ない，の4つである．ドプラー法では腫瘍内部に血流の増加が認められる傾向を有する．しかしながら，上記超音波所見のみで良性・悪性の判定は困難な場合が多い[4]．

3．病理診断

　濾胞癌の診断は手術検体による病理診断となる．濾胞状構造を基本とし，乳頭癌に特異的な核所見がなく，被膜浸潤，脈管浸潤，あるいは甲状腺外への転移のいずれかを認める場合に濾胞癌と診断される．濾胞癌の診断において細胞学的所見は主要な判定基準にはならず，細胞学的所見からのみで濾胞腺腫か濾胞癌かを区別することは困難である．

Point
▶濾胞癌の頻度は甲状腺癌の5～10％程度である．

Keyword
▶乳頭癌に比較して予後不良

Point
▶リンパ節転移はまれだが，しばしば遠隔転移が認められる．

Keyword
▶Bモード
超音波検査法の1つで，Brightness（輝度）の略．はね返ってきた超音波（反射波）の強さを輝度として画像化しているもの．

Keyword
▶ドプラー法
超音波検査法の1つで，生体内の血流情報を表示する方法．

> **Point**
> ▶ 濾胞癌と診断するためには手術検体による病理組織診断が必要不可欠だが，病理医間での意見の一致がみられない場合もある．

そのため術前に濾胞癌と診断できるものは肺転移，骨転移などの遠隔転移病変が認められるものに限られる．また，病理学的に上記所見がなくても，経過により臨床的に悪性を示唆する所見が認められた場合にも濾胞癌の診断がなされる．病理診断に関しても病理医間での意見の一致がみられない場合もあると報告されている．当院では摘出標本が濾胞癌の疑いの場合には3人の病理医の意見の一致をもって，濾胞癌の診断としている．

◆ 治療

1. 予後因子

濾胞癌は前出のとおり診察所見，超音波検査，細胞診などで診断がつかない．そこで，濾胞癌に対する予後を検討することで，どのような濾胞性腫瘍を手術すべきかがわかるのではないか，との観点より当院での治療成績を検討した．1989～1997年の間に当院で初回手術を受けた通常型濾胞癌症例134例を対象とした．女性104例，男性30例，年齢は中央値44.7歳（10～83歳），原発巣の大きさは中央値49 mmであった．疾患特異的生存率に寄与する因子は

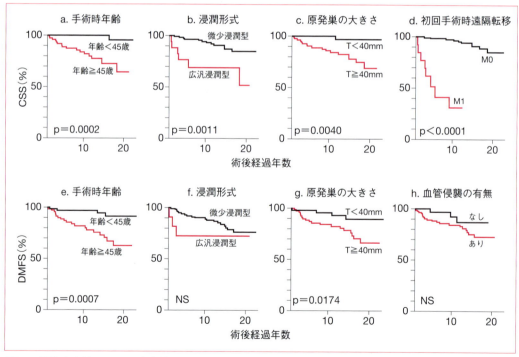

図1　濾胞癌全体における疾患特異的生存率（CSS），無遠隔転移生存率（DMFS）に関する単変量解析
CSSにおいては手術時年齢（a），浸潤形式（b），腫瘍径（c），初回手術時遠隔転移（d）が有意な因子であった．
DMFSにおいては手術時年齢（e），腫瘍径（g）が有意な因子であった．

45歳以上，腫瘍径40 mm以上，初回手術時遠隔転移症例であった．また，無遠隔転移生存率に寄与する因子は年齢，腫瘍径であった[5]（図1）．浸潤形式として広汎浸潤型濾胞癌は微少浸潤型濾胞癌に比べ有意差をもって予後は不良である．一方，微少浸潤型濾胞癌は予後良好で追加治療は不要との報告もある．当院での微少浸潤型濾胞癌の予後，危険因子を検討した．1989～2006年に当院で初回手術を行った251例を対象とした．女性194例，男性57例，年齢は中央値46歳（10～83歳），原発巣の大きさは中央値44 mmであった．45歳以上，腫瘍径40 mm以上，初回手術時遠隔転移症例において疾患特異的生存率は有意に不良であった．また，45歳以上，腫瘍径40 mmにおいて無遠隔転移生存率は有意に不良であった[6]（図2）．

以上の検討より，濾胞癌の予後因子は年齢，浸潤形式，腫瘍径が重視される結果となった．浸潤形式については術前には確定診断は得られないため，当院では，細胞診で濾胞性腫瘍の所見であった場合や，細胞診で良性の結果であったとしても超音波所見で腫瘍径や濾胞性腫瘍の疑いの所見であった場合，診断的加療としての手術を

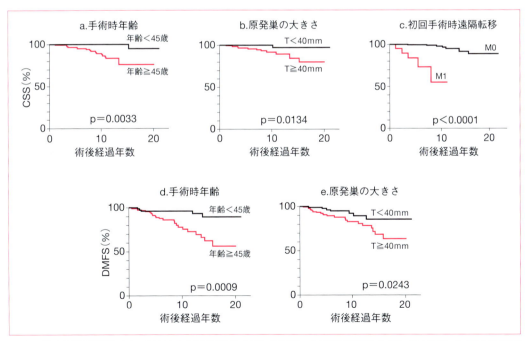

図2 微少浸潤型濾胞癌における疾患特異的生存率（CSS），無遠隔転移生存率（DMFS）に関する単変量解析
CSSにおいては手術時年齢（a），腫瘍径（b），初回手術時遠隔転移（c）が有意な因子であった．DMFSにおいては手術時年齢（d），腫瘍径（e）が有意な因子であった．

患者に勧めている．遠隔転移が明らかであるもの以外は，初回手術として片葉切除を行うことがほとんどである．

2. 当院での治療方針

下記に当院での濾胞癌の治療アルゴリズムを示す．

①45歳以上で微小浸潤型濾胞癌の診断，②年齢に関係なく広汎浸潤型濾胞癌の診断がついた患者は補完全摘と放射性ヨウ素によるアブレーションを行っている．45歳未満で微小浸潤型濾胞癌の診断であった患者は経過観察としている．アブレーションを行った患者は採血上のTg（サイログロブリン）に注意し，上昇傾向であれば積極的な全身シンチグラフィ（WBS）を撮影する（図3）．

濾胞癌の概念，診断，当院での治療方針を示した．濾胞癌の診断は術前診断も不確実であることに加え，術後病理診断も診断医により異なることがある点が臨床的にも困難を極める．病理診断が良性の結果であっても，常に濾胞癌の可能性に関して念頭に置き，経過観察をしていくことを患者によく説明しておくことが必要と考える．

▶病理組織学的に良性の診断であっても常に濾胞癌の可能性を念頭に置くことが必要と思われる．

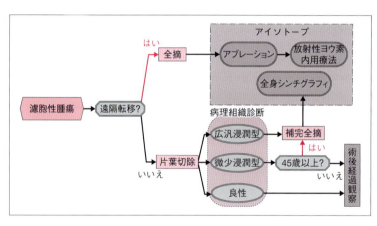

図3 濾胞癌の治療アルゴリズム

（菅沼伸康：実地医家のための甲状腺疾患 診療の手引き―伊藤病院・大須診療所式―（伊藤公一 監）．全日本病院出版会，東京，pp149-154，2012 より改変）

文献

1) Cipriani NA, Nagar S, Kaplan SP, et al.：Follicular Thyroid Carcinoma：How Have Histologic Diagnoses Changed in the Last Half-Century and What Are the Prognostic Implications? THYROID 25（11）：1209-1216, 2015

2) Ito Y, Hirokawa M, Takamura Y, et al.：Prognosis and Prognostic Factors of Follicular Carcinoma in Japan：Importance of Postoperative Pathological Examinarion. World J Surg 31：1417-1424, 2007

3) 日本甲状腺外科学会 編：甲状腺癌取り扱い規約 第7版．金原出版，東京，2015

4) 日本乳腺甲状腺超音波医学会，甲状腺用語診断基準委員会 編：甲状腺超音波診断ガイドブック 改訂第3版．南江堂，東京，2016

5) Sugino K, Ito K, Nagahama M, et al.：Prognosis and Prognostic Factors for Distant Metastases and Tumor Mortality in Follicular Thyroid Carcinoma. Thyroid 21（7）：751-757, 2011

6) Sugino K, Kameyama K, Ito K, et al.：Outcomes and Prognostic Factors of 251 Patients with Minimally Invasive Follicular Thyroid Carcinoma. Thyroid 22（8）：798-804, 2012

第3章 スペシャリストの甲状腺疾患治療テクニック

8 甲状腺癌の治療 ③髄様癌

正木千恵　宇留野隆

◆ 概要

　甲状腺髄様癌は甲状腺癌の約1.3％と低頻度である．甲状腺傍濾胞細胞（C細胞）に起源を有し，甲状腺の上3分の1に多く発症する．C細胞はカルシトニンを分泌する．髄様癌では血清カルシトニン，carcinoembryonic antigen（CEA）値が上昇し，鋭敏な腫瘍マーカーとして診断に有用である．触診では軟らかいものから硬いものまでさまざまで，辺縁平滑で浸潤所見に乏しい．粗大・密集した石灰化像を伴いやすく，リンパ節転移は多い．間質へのアミロイド沈着は特徴的であり，穿刺吸引細胞診でこの所見を認めたら髄様癌を疑い血清カルシトニン，CEAを測定する．

　髄様癌は散発性と遺伝性に分けられる．遺伝形式は常染色体優性遺伝で，原因遺伝子は10番染色体q11.2に位置するRET遺伝子である．すべての髄様癌症例にRET遺伝子検査が推奨される[1,2]．その理由として，変異症例は甲状腺全摘が推奨されること，遺伝子型から表現型（多発性内分泌腫瘍症：MEN）が推定できること，家族スクリーニングを通じて血縁者の早期加療につながることなどが挙げられる．わが国では平成28年度診療報酬改訂にて甲状腺髄様癌患者に対するRET遺伝学的検査が保険収載された．

　遺伝性と診断されると次にMEN2関連疾患（副腎褐色細胞腫，副甲状腺機能亢進症など）の有無を検索する．特に副腎褐色細胞腫併発の場合は甲状腺手術前に副腎手術を先行すべきことに留意する．診断から治療に至るまでのアルゴリズムを示す（図1）．

Point
▶血清カルシトニン・CEAは非常に優れた腫瘍マーカーである．

Keyword
▶カルシトニン

Keyword
▶CEA

Point
▶甲状腺髄様癌には散発性と遺伝性がある．

Point
▶すべての髄様癌症例にRET遺伝子検査が推奨される．

Keyword
▶RET遺伝子

◆ 進行度分類

　Union for International Cancer Control（UICC）のTNM分類では髄様癌独自の病期分類が定められている．T_3以上はstage II期以上で，N1a，N1b以上は各々stage III期，IVa期以上である．

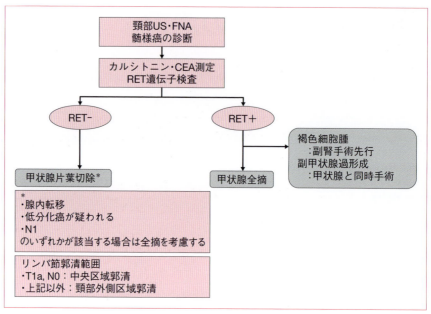

図 1　甲状腺髄様癌の初期診断・治療のアルゴリズム

(伊藤病院式)

◆ 治療ガイドライン要旨

　米国甲状腺学会（American Thyroid Association：ATA）をはじめとして世界的には甲状腺切除範囲は全摘，郭清範囲は中央区域が必須であり，外側区域は腫瘍径やそのほかのリスク因子を考慮して決定するとされている．一方で，わが国のガイドラインでは散発性の症例には片葉切除も認容されている．

◆ 治療のモダリティー

1. 手術

　手術は根治が期待できる唯一の治療法である．

①術式

　遺伝性の有無で術式が異なる．遺伝性では甲状腺全摘術が推奨される[1~3]．当院では，散発性で腺内転移がなく N0 の症例については片葉切除を行っている．リンパ節転移は比較的高率に認められ，腫瘍径が大きくなるほどリンパ節転移の頻度が高くなる[1]．当院では腫瘍径 10 mm 以上の症例で外側区域郭清を行っている（図 1）．

　RET 遺伝子変異がある甲状腺髄様癌の浸透率はほぼ 100% であり，未発症の RET 遺伝子変異保有者では，遺伝子検査と手術を受ける時期，術式が問題となる．欧米では変異部位に応じて予防的甲状

> **Point**
> ▶手術のみが根治を期待できる唯一の治療法である．

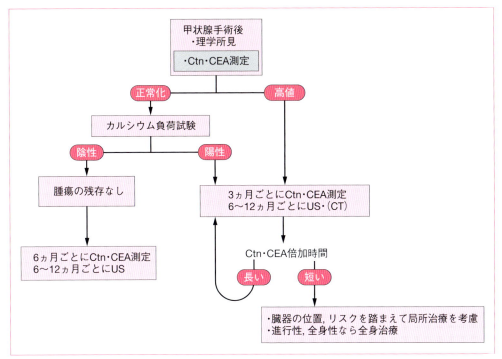

図2 手術後のマネジメント

Ctn：カルシトニン

(伊藤病院式/Wells SA Jr., et al.：Thyroid 25：567-610, 2015[1])より引用して一部改変)

腺全摘術を行う年齢が明示されているが，わが国では保険制度の制約もあり，積極的には行われていない．

②**術後マネジメント**

術後マネジメントの基軸は腫瘍マーカーで，画像では描出されない微小残存病変の存在を鋭敏に反映する．術後の根治性判定にカルシウム負荷試験が有用であり，負荷試験陰性（biochemical cure）症例での再発率は極めて低い．術後のカルシトニン値高値持続のリスク因子として，術前カルシトニン基礎値高値，リンパ節転移，遠隔転移が挙げられ，リンパ節転移陽性症例で biochemical cure となる率は10％程度と報告されている[2]．進行再発症例ではカルシトニンおよび CEA の倍加時間が病勢の判断に有用である（図2）．再発やがん死に関連する予後因子として，高年齢，男性，リンパ節転移，被膜外進展，遠隔転移，非全摘術，非根治的手術が挙げられる[2]．

2. 放射線外照射

局所制御目的として切除不能症例や手術による合併症出現のリスクが高い症例で有効である可能性がある．

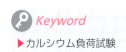

Keyword
▶カルシウム負荷試験

表　甲状腺髄様癌の分子標的薬

	ソラフェニブ	レンバチニブ	バンデタニブ	cabozantinib
商品名	ネクサバール®	レンビマ®	カプレルサ®	Cometriq®
適応	根治切除不能な甲状腺癌	根治切除不能な甲状腺癌	根治切除不能な甲状腺髄様癌	日本未承認
用法・用量	800 mg 分2	24 mg 分1	300 mg 分1	140 mg 分1
分子標的	VEGFR1-3, PDGFR, c-KIT, RET, BRAF	VEGFR1-3, FGFR1-4, RET, c-KIT, PDGFR,	VEGF2-3, RET, EGFR,	VEGFR-2, MET, RET
有害事象	手足症候群, 下痢, 脱毛	高血圧, 下痢, 倦怠感	間質性肺炎, QT延長症候群, 頻脈性不整脈	大腸穿孔, 血栓症, 創合併症

Keyword
▶分子標的薬

Point
▶症候性・進行性の症例に分子標的薬が適応となる.

3. 薬物療法

　予後不良な進行再発症例に対し近年分子標的薬が使用可能となった．わが国では 2015〜2016 年にソラフェニブ，レンバチニブ，バンデタニブが承認され，米国 Food and Drug Administration（FDA）で承認されている cabozantinib[4]はわが国では未承認である（表）．腫瘍量が多く，症候性・進行性の症例が対象となる．腫瘍マーカーが高値でも転移病巣が不明瞭な症例や，病巣が小さく安定した症例，腫瘍マーカーの倍加時間が 2 年以上の症例は一般的には薬物治療は行わない．

　バンデタニブのみが第Ⅲ相試験まで施行されており，RET 遺伝子変異の有無にかかわらず progression free survival の延長が示された[5]．

まとめ

　髄様癌は比較的頻度の少ない甲状腺癌であるが，臨床上配慮すべき点は多く，診療に当たっては特別の配慮を要する．

文　献

1) Wells SA Jr., Asa SL, Dralle H, et al.：Revised American Thyroid Association guidelines for the management of medullary thyroid carcinoma. Thyroid 25：567-610, 2015
2) 日本内分泌外科学会，日本甲状腺外科学会 編：甲状腺腫瘍診療ガイドライン．金原出版，東京，2010
3) 多発性内分泌腫瘍症診療ガイドブック編集委員会 編：多発性内分泌腫瘍症診療ガイドブック．金原出版，東京，2013
4) Elisei R, Schlumberger MJ, Müller SP, et al.：Cabozantinib in progressive medullary thyroid cancer. J Clin Oncol 31：3639-3646, 2013
5) Wells SA Jr., Robinson BG, Gagel RF, et al.：Vandetanib in patients with locally advanced or metastatic medullary thyroid cancer：a randomized, double-blind phaseⅢ trial. J Clin Oncol 30：134-141, 2012

第3章 スペシャリストの甲状腺疾患治療テクニック

8 甲状腺癌の治療 ④低分化癌

赤石純子

◆ 概要

甲状腺低分化癌は高分化癌（乳頭癌ないし濾胞癌）と未分化癌との中間的な形態像および生物学的態度を示す濾胞上皮由来の悪性腫瘍をいう．低分化癌の概念は1983年に坂本ら[1]，1984年にCarcangiuら[2]によって提唱され，2004年WHO分類[3]で分化癌から独立した疾患として扱われ，2005年甲状腺癌取扱い規約第6版で低分化癌として分類された．さらに，2007年トリノ会議[4]で新たな診断基準が提案された．2015年本邦規約第7版[5]ではWHO分類に準拠する形で診断基準が一部改変された．

◆ 定義

低分化癌の診断には濾胞癌と同じく被膜浸潤や脈管浸潤あるいは甲状腺外への転移の存在が必要である．2015年甲状腺癌取扱い規約第7版[5]では，一部改変された．2017年WHO分類[6]では，トリノ基準が採用された．

1. 甲状腺癌取扱い規約第7版による診断基準
①充実性，索状，島状の増殖パターンを低分化成分とよび（図1），腫瘍の50%以上を占める．
②乳頭癌に典型的な核所見はみられない．
③核分裂像（図2）が散見され，腫瘍の凝固壊死（図3）をしばしば伴う．

トリノ基準では充実性，索状，島状の増殖パターンを示す以外に乳頭癌の核所見を認めないこと，脳回状核，核分裂像，腫瘍の壊死のどれか1つを認めることが診断基準に追加され，より厳密な診断基準となっている．

低分化癌の診断に必要な低分化成分の割合については，トリノ基準では特に定めていない．わが国の甲状腺癌取扱い規約第6版では低分化成分が一部でもみられれば低分化癌としていたが，第7版では低分化成分の割合が腫瘍の50%以上と定義された．なお低分化

Keyword
▶定義

Point
▶低分化癌の診断基準は甲状腺癌取扱い規約とWHO分類（トリノ基準）では診断基準が一部異なる．

Keyword
▶低分化成分

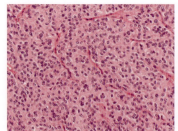
a. 充実性構造
Solid pattern

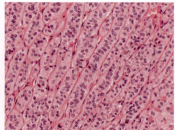
b. 索状構造
Trabecular pattern

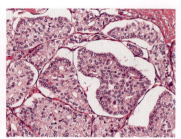
c. 島状構造
Insular pattern

図1　甲状腺低分化癌の低分化成分（STI パターン）

Keyword
▶核分裂像

Keyword
▶壊死

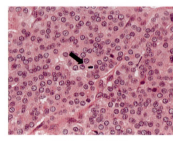
図2　核分裂像

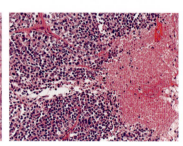
図3　腫瘍壊死

成分から構成される甲状腺腫瘍で乳頭癌に典型的な核所見がみられる場合，充実型乳頭癌と診断する．

◆ 臨床所見

Keyword
▶頻度

1. 頻度

　低分化癌は分化癌に比べると頻度は極めて少なく，まれな疾患である．当院における甲状腺癌の病理組織分布図（2016年初回手術例）を示す（図4）．2016年1～12月に初回手術1,014症例のうち甲状腺癌取扱い規約第7版で診断された低分化癌は8例，0.8％と頻度は少なかった．

Keyword
▶診断

2. 術前診断

　診断方法は甲状腺腫瘍と同様に触診，頸部超音波検査，CT，穿刺吸引細胞診などを行う．転移巣がなければ術前診断は難しく，術前に甲状腺分化癌が疑われて手術施行し，術後病理組織学的検査で低分化癌と診断されることが少なくない．

Keyword
▶治療

3. 治療

　術前に低分化癌が疑われたときは甲状腺全摘を考慮すべきである．腺葉切除後に病理組織診断で低分化癌と診断された場合は，サイログロブリン値のモニターと放射線ヨウ素内用療法に備えて補完

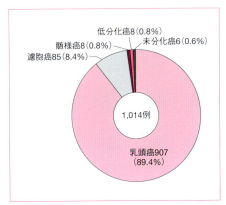

図4 伊藤病院における甲状腺癌の病理組織分布（2016年初回手術例）

表 低分化癌（甲状腺癌取扱い規約 第7版）の臨床病理学的因子

臨床病理学的因子		低分化癌（n＝61）No.（%）
性別	男性/女性	21/40（34/66%）
手術時年齢	Mean±SD	54.8±16.6
	45≧	42（69%）
最大腫瘍径（mm）	Mean±SD	54.8±23.6
	40≧	45（74%）
遠隔転移（M1）	あり	13（21%）
腺外浸潤（pEx2）	あり	9（15%）
術式	葉切・亜全摘/全摘	11/50（18%/82%）
根治切除	あり	58（95%）
^{131}I 内用療法（全摘後）	あり/なし	43/7（86%/14%）
局所再発	あり/なし	11/47（19%/81%）
再発（根治切除したM0症例中）	あり/なし	14/33（30%/70%）

全摘を行うのがよいとされるが，追加手術が予後を改善するかどうかは明らかでない．術後に局所再発や遠隔転移を認め，放射線ヨウ素治療抵抗性で進行性の場合は分子標的薬治療を考慮する．

4．予後

当院における2006〜2014年初回甲状腺癌手術症例のうち，甲状腺癌取扱い規約第7版で低分化癌と診断されたのは61例，そのうちトリノ基準を満たしたのは22例（36%）であった．臨床病理学的所見を後ろ向きに検討した結果を表に示す．観察期間中央値5年で原病死3例であった．5年疾患特異的生存率（CSS）は96.5%，無再発生存率（DFS）は71.8%であった（図5a，b）．さらにトリノ基準の診断基準を満たした群（14例）と満たさない群（33例）の2群に分けてDFSを比較すると，トリノ基準を満たした群で有意に再発予後不良であった（図5c）．この結果は既存の報告と同様に

Keyword

▶予後

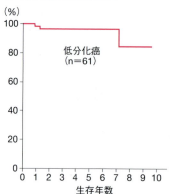
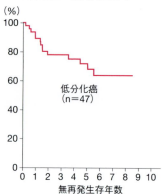
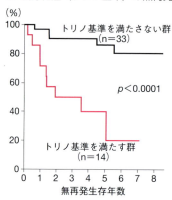

図5　累積生存率および無再発生存率

濾胞癌より予後不良，未分化癌よりは予後良好という中間的な位置づけであった．

Point
▶高分化癌に比べると遠隔転移の頻度は高く，予後不良と報告されている．

まとめ

低分化癌はまれではあるが，分化癌に比べて遠隔転移や再発が多く，注意深い経過観察が必要である．

文　献

1) Sakamoto A, Kasai N, Sugano H：Poorly differentiated carcinoma of the thyroid. A clinicopathologic entity for a high-risk group of papillary and follicular carcinomas. Cancer **52**（10）：1849-1855, 1983
2) Carcangiu ML, Zampi G, Rosai J：Poorly differentiated（"insular"）thyroid carcinoma. A reinterpretation of Langhans' "wuchernde Struma". Am J Surg Pathol **8**（9）：655-668, 1984
3) DeLellis RA：Pathology and genetics of thyroid carcinoma. J Surg Oncol **94**（8）：662-669, 2006
4) Volante M, Collini P, Nikiforov YE, et al.：Poorly differentiated thyroid carcinoma：the Turin proposal for the use of uniform diagnostic criteria and an algorithmic diagnostic approach. Am J Surg Pathol **31**(8)：1256-1264, 2007
5) 日本甲状腺外科学会 編：甲状腺癌取扱い規約 第7版．金原出版，東京，2015
6) Lloyd RV, Osamura RY, Kloppel G, et al.：WHO Classification of Tumours of Endocrine Organs, 4th ed..WORLD HEALTH ORGANIZATION, Geneve, 2017

第3章 スペシャリストの甲状腺疾患治療テクニック

8 甲状腺癌の治療 ⑤未分化癌

宇留野 隆
うるの たかし

◆ 概要

　甲状腺未分化癌は，全甲状腺癌の2%以下に過ぎないが，予後は極めて不良で，甲状腺癌関連死の14～39%を占めるとされる[1]．既存の甲状腺分化癌である乳頭癌や濾胞癌の脱分化，いわゆる未分化転化によって発生することが多く，未分化癌患者の多くに，分化癌の併存や分化癌治療の既往があることを特徴とする．急速増大する可動性不良の有痛性頸部腫瘤が典型的所見であるが，診断の遅れが生命予後に直結する可能性もあり，身体所見や画像所見で少しでも未分化癌が懸念されるのであれば，早急に専門医の診察を仰ぐのがよい．予後不良因子としては，70歳以上，腫瘍径5 cm以上，甲状腺外進展（T4b），遠隔転移，急性増悪症状，白血球10,000 mm^{2}以上などが報告されている[2]．長期生存例の検討では，外科手術，化学療法，放射線療法の集学的治療が行われており，長期生存のための必要条件と考えられてきた．甲状腺未分化癌研究コンソーシアム（ATCCJ）に登録されたわが国の通常型未分化癌547例の疾患特異生存率は，6ヵ月で36%，1年で18%と厳しい[3]．しかしながら，頻度は少ないとはいえ，長期生存，治癒症例も存在する．

Point
▶ 甲状腺未分化癌は，全甲状腺癌の2%以下に過ぎないが，予後は極めて不良で，甲状腺癌関連死の14～39%を占める．

Point
▶ 身体所見や画像所見で少しでも未分化癌が危惧されるのであれば，早急に専門医の診察を仰ぐのがよい．

◆ 進行度分類

　国際基準である国際対がん連合（UICC）のTNM分類と，わが国の甲状腺癌取扱い規約第7版は，現在は同じ分類を採用している．分類は，非常に単純で，未分化癌は，すべてstage Ⅵ，甲状腺内にとどまっていればⅣA，遠隔転移があればⅣC，それ以外はⅣBとなる．リンパ節転移状況は問わない．現在の規約では，縦隔リンパ節も所属リンパ節扱いなので，縦隔リンパ節転移があってもM0として取り扱う．

◆ 治療ガイドライン要旨

2012年の米国甲状腺学会（ATA）のガイドライン[4]では，外科的に切除が可能なstage IVA，IVBは，手術後に外照射（＋/−化学療法），切除困難なIVBは，外照射（＋/−化学療法）の後に，可能であれば手術を考慮することを初期治療のアルゴリズムとしている．非治癒切除後の残存病変や，IVCに対しては，外照射および化学療法が並ぶが，既存の化学療法に対する評価は低く，むしろ臨床試験への参加を推奨している．緩和医療（hospice）という選択肢をアルゴリズム内に明確に記載し，治療開始前には，患者の希望をふまえた，治療のゴールを設定することも提案している．National comprehensive cancer network（NCCN）ガイドライン（Ver1.2016）も，内容は類似しているが，経験豊富な施設（high volume center）への紹介を考慮することも促している．甲状腺腫瘍診療ガイドライン（2010）[5]では，初期治療として，手術療法を推奨（グレードB）し，補助療法として，術後放射線外照射療法を推奨（グレードC1）する一方，化学療法については，現時点で評価は低い（グレードC2）．

これらのガイドライン発表以後に，分子標的治療が急速に広まっているが，血管新生抑制薬であるため，手術療法や放射線治療との親和性が問題となる．どのような症例に，どのタイミングで分子標的治療を用いていくのかについてはまだ定まっていない．

◆ 治療のモダリティー

1. 手術

AJCC Cancer Staging Manual（7th edition）では，手術の有用性を評価するのに，residual tumor（R）classificationを提示している（R0：no residual tumor, R1：microscopic residual tumor, R2：macroscopic residual tumor, RX：presence of residual tumor cannot be assessed）．一般的に治癒切除（根治切除，R0，R1）の達成は，長期生存の必要条件であり，多くの臨床研究で，独立した予後因子とされる[1,3,4]．しかしながら，未分化癌と診断された時点で，根治術を考慮しにくい症例も多い．そのような症例であっても，術前の化学療法や，放射線療法により，根治術施行率を高められる可能性はある．わが国からも，stage IVBに対する，induction weekly paclitaxel（w-PTX）の有用性の報告がある[6]．当院では，stagingによらずほぼ全例にw-PTXを施行し，stage IVCの生存期間延長，

stage ⅣBの根治術症例の増加に寄与している．個々の症例では，姑息手術や減量手術（R2）も時に行われ，有効例も経験しているが，全体としての生存期間延長やQOL改善への寄与は明らかではない[4]．根治手術を達成するために，どこまでの拡大手術が容認されるかについての議論は少ない．筋肉や内頸静脈はもちろん，気管や咽頭食道の部分切除，反回神経，迷走神経，横隔神経，交感神経などの合併切除は，しばしば行われる．必要に応じて縦隔切開を加えても，多くは遅滞なく追加治療に移行できる．6〜7気管輪の合併切除が必要になることも多いが，その場合は環状切除，直接吻合として対応するよりも，気管皮膚瘻として対応したほうが合併症が少なく，化学療法，放射線療法を早期に開始できる．また，再発後の気道確保にもメリットが大きい．総頸動脈置換を伴う手術，胃管や遊離空腸などの消化管再建，縦隔気管皮膚瘻については，甲状腺未分化癌に適用されるケースは少ない．喉頭全摘については，ATAのガイドラインでも推奨していない．拡大手術の生存予後への寄与については，controversialである[7,8]．

2．放射線外照射

ATCCJに登録された症例の解析では，通常型未分化癌のすべてのステージで，放射線外照射（≧40 Gy）は，生存率延長に寄与していた[3]．局所療法である外照射が，IVCの生存率を延長することは意外ではあるが，上気道閉塞や出血が直接死因となり得る疾患の特殊性によるかもしれない．ATAガイドラインでは，根治術後の追加治療，切除不能例の術前治療，あるいは姑息治療として，放射線外照射は推奨されている．声帯麻痺を伴う症例などの喉頭浮腫の出現や，放射性食道炎などによる経口摂取の低下，QOLの低下はしばしば経験するので注意が必要である．従来法の二次元照射よりも，三次元原体照射（3D-CRT）や，強度変調放射線治療（IMRT）は，副作用を減らせる可能性もあり，可能ならば選択したい[4]．

3．化学療法

①狭義の抗癌剤（cytotoxic agents）

タキサン（ドセタキセル，パクリタキセル）の登場以前は，アントラサイクリン（ドキソルビシン），プラチナ（シスプラチン，カルボプラチン）を中心とする多剤併用療法が試みられてきた．少数例での高い奏効率（14.2〜69％）の報告[9]を散見するが，生存期間の延長，QOLの改善という点で客観的評価は高くない[4]．副作用発現も重篤で，頻度も高く，限られた生存期間でのQOL維持とのバランスのなかで，投与を断念，あるいは中断を余儀なくされることも多

かった．最近は，タキサンを key drug に，単剤[6,10,11]，あるいは多剤併用（プラチナなど）[12]，外照射との併用[13]の報告が多い．当院では，w-PTX（80 mg/m^2）をすべての未分化癌に対する初期治療として行っている．外来で安全に実施でき，副作用発現の面から，従来の化学療法と比べQOL低下が少ないのが利点である．脱毛は必発で，回数を重ねると，末梢神経障害の発現が問題にはなるが，手術直前までの投与，術後早期の再開，あるいは，緩和ケアとの併施も可能である．

> **Point**
> ▶ weekly paclitaxel（w-PTX）は，外来で施行可能で，副作用が少ないため，QOLを維持しながら実施可能である．

②分子標的治療薬（molecular targeted agents）

本稿執筆の2017年4月時点で，根治切除不能な甲状腺癌に対して，レンバチニブ，ソラフェニブ，根治切除不能な髄様癌に対して，バンデタニブがわが国で認可されている．ソラフェニブの未分化癌患者に対する有効性および安全性は確立していないため，実際的には，未分化癌に対する1st choice は，レンバチニブとなる．投与早期から非常に強い抗腫瘍効果を発揮し，有望な薬剤ではあるが，皮膚や気管との瘻孔形成を高率に発症し，また，頸動脈浸潤などが疑われる症例などでは，出血リスクについて十分念頭に置く必要がある．血管新生抑制薬であり，創傷治癒の阻害効果も強く，手術療法や放射線療法との親和性に難がある．

◆独自の未分化癌進行度分類（ATC-staging）とパクリタキセルを key drug とした治療アルゴリズム

多くの未分化癌は，分化癌と共存するが，遠隔転移巣やリンパ節転移がどちらの転移なのかは，臨床経過に影響する．TNM分類では，遠隔転移巣が分化癌転移であってもstage IVCに分類されるが，このような症例は，遠隔転移巣が未分化癌である症例とは，予後，治療方針ともに異なり，区別されるべきである．そこで，われわれは，未分化癌の広がりのみを反映させた，ATC-staging を提唱している（表，図1，図2）．ある一時点（診断時点）だけでは，肺転移やリンパ節転移が分化癌なのか未分化癌なのかを判断するのは，時に困難である．ATC-staging は，化学療法反応性を含めて，経時的な変化を臨床的に判断して，それらの区別を行う（動的進行度分類）．2009年より未分化癌の診断時点で，w-PTX を開始，1～2ヵ月間の病変の変化により，ATC-stage を決定．ATC-stage B 以下については，手術→w-PTX（術前と合わせ12～16回）→Rx（40～60 Gy）を行う一連の治療アルゴリズムを作成し実践している（図3）．積極的な集学的治療により，2008年以前の症例と比べ，2009年以

表　ATC-staging system（伊藤病院 2009-）と TNM staging（7th Ed.）

ATC-stage（動的進行度分類）		TNM stage（静的進行度分類）	
stage A	Intrathyroidal ATC	stage ⅣA	T4a Any N M0
stage B0	T4b N0 M0 (No lymph node metastases of ATC)	stage ⅣB	T4b Any N M0
stage B1	T4b N1 M0 (Lymph node metastases of ATC)		
stage C	Any T Any N M1 (Distant metastases of ATC)	stage ⅣC	Any T Any N M1

- TNM stage は，既存の分化癌の広がりも含めた進行度分類であり，診断時点で行う（静的進行度分類）．
- ATC stage は，未分化癌の広がりだけを基にした進行度分類である．遠隔転移病巣などの生検不可能な病変が，未分化癌であるかの判断は，化学療法反応性や画像上の特徴，臨床経過を総合的に判断して行う（動的進行度分類）．
- ATC stage では，縦隔リンパ節転移は，遠隔転移として取り扱う．

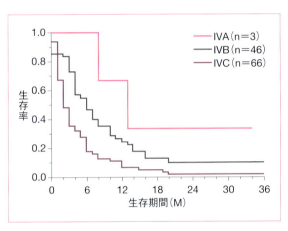

図1　TNM 分類別生存曲線

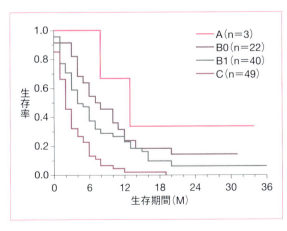

図2　ATC stage 別生存曲線

stage ⅣC のうち，遠隔転移が未分化癌である ATC stage C と，遠隔転移は分化癌である ATC stage B に再分類される．ATC stage C は，ⅣC よりも予後不良で，1年生存率は 0％に近い．stage C だけで解析すれば，局所療法である手術および放射線外照射は，生存予後を改善しない．

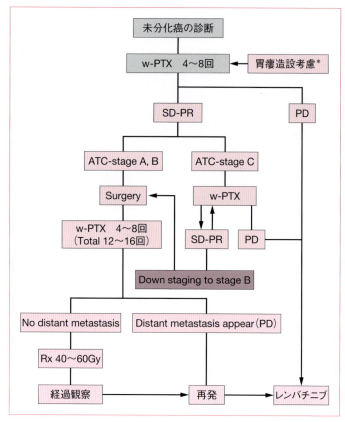

図3　甲状腺未分化癌治療アルゴリズム（伊藤病院）

w-PTX：パクリタキセル 80 mg/m² 毎週投与　休薬なし
Rx：放射線外照射
SD：stable disease
PR：partial response
PD：progressive disease
＊経口摂取が困難になる可能性があるケースでは，治療早期に胃瘻造設を考慮する

降の症例は，stage IVB の 50％生存期間が 6〜12 ヵ月に延長，stage IVC の 50％生存期間は，2〜4 ヵ月に延長した．当院では，2 年以上の無再発生存例を，未分化癌治癒症例と定義しているが，stage IVB の治癒症例は，10〜20％に増加した．

　現時点では，集学的治療を優先するため，手術，放射線治療との親和性の低いレンバチニブは，原則として w-PTX failure の症例に投与している．投与症例の選択やタイミングは，今後の大きな検討課題である．

まとめ

　伊藤病院での経験では，w-PTX は，未分化癌の生存予後を改善している．術前投与により，根治手術，化学療法，放射線療法の完遂症例が増えてきており，長期生存例も散見する．分子標的薬の導入により，さらなる治療成績の改善が期待される．

▶根治術，化学療法，放射線外照射を達成できた症例のなかに，長期生存症例を散見する．

▶分子標的薬が治療選択肢として加わり，未分化癌治療にも新たな展開が期待されている．

文献

1) Perri F, Lorenzo GD, Scarpati GD, et al.：Anaplastic thyroid carcinoma：A comprehensive review of current and future therapeutic options. World J Clin Oncol **2**：150-157, 2011
2) Akaishi J, Sugino K, Kitagawa W, et al.：Prognostic factors and treatment outcomes of 100 cases of anaplastic thyroid carcinoma. Thyroid **21**：1183-1189, 2011
3) Sugitani I, Miyauchi A, Sugino K, et al.：Prognostic factors and treatment outcomes for anaplastic thyroid carcinoma：ATC Research Consortium of Japan cohort study of 677 patients. World J Surg **36**：1247-1254, 2012
4) Smallridge RC, Ain KB, Asa SL, et al.：American Thyroid Association guidelines for management of patients with anaplastic thyroid cancer. Thyroid **22**：1104-1139, 2012
5) 日本内分泌外科学会，日本甲状腺外科学会 編：甲状腺腫瘍診療ガイドライン．金原出版，東京，2010
6) Higashiyama T, Ito Y, Hirokawa M, et al.：Induction chemotherapy with weekly paclitaxel administration for anaplastic thyroid carcinoma. Thyroid **20**：7-14, 2010
7) Sugitani I, Hasegawa Y, Sugasawa M, et al.：Super-radical surgery for anaplastic thyroid carcinoma：A large cohort study using the anaplastic thyroid carcinoma research consortium of Japan database. Head Neck **36**：328-333, 2013
8) Brown RF, Ducic Y：Aggressive surgical resection of anaplastic thyroid carcinoma may provide long-term survival in selected patients. Otolaryngol Head Neck Surg **148**：564-571, 2013
9) Tsutsui K：[Diagnosis and therapy of undifferentiated thyroid neoplasms；chemotherapy]. Nihon Naika Gakkai Zasshi **86**：1196-1201, 1997
10) Kawada K, Kitagawa K, Kamei S, et al.：The feasibility study of docetaxel in patients with anaplastic thyroid cancer. Jpn J Clin Oncol **40**：596-599, 2010
11) Ain KB, Egorin MJ, DeSimone PA：Treatment of anaplastic thyroid carcinoma with paclitaxel：phase 2 trial using ninety-six-hour infusion. Collaborative Anaplastic Thyroid Cancer Health Intervention Trials (CATCHIT) Group. Thyroid **10**：587-594, 2000
12) Sosa JA, Elisei R, Jarzab B, et al.：Randomized safety and efficacy study of fosbretabulin with paclitaxel/carboplatin against anaplastic thyroid carcinoma. Thyroid **24**：232-240, 2013
13) Troch M, Koperek O, Scheuba C, et al.：High efficacy of concomitant treatment of undifferentiated (anaplastic) thyroid cancer with radiation and docetaxel. J Clin Endocrinol Metab **95**：E54-57, 2010

第3章 スペシャリストの甲状腺疾患治療テクニック

9 甲状腺癌の内用療法

渋谷　洋
しぶや　ひろし

Keyword
▶甲状腺分化癌

Keyword
▶放射性ヨウ素

Point
▶甲状腺分化癌全摘後に，放射性ヨウ素（^{131}I）を内服する治療を内用療法とよぶ．

Keyword
▶内用療法

Keyword
▶アイソトープ

Point
▶全摘後の残存甲状腺組織破壊目的の内用療法は，アブレーションとよばれる．

Keyword
▶アブレーション

Point
▶アブレーションはハイリスク症例に対して施行する意義がある．

甲状腺分化癌は予後良好とされているが，再発転移を生じることはまれではない．また，初回治療時遠隔転移を有する症例や局所進行症例ともしばしば遭遇する．放射性ヨウ素（^{131}I）を用いた内用療法は，体内に投与した放射性物質を用いた放射線治療の1つである．内照射，RI治療，アイソトープ治療などと称され，1940年代から臨床利用されている術後療法であり，その有用性は，すでに高く評価されている[1]．また甲状腺全摘後の残存甲状腺組織破壊を目的として行う内用療法は特にアブレーションとよばれる．アブレーションは局所制御率や無病生存率の向上に寄与すると報告され[2]，ハイリスク症例では行う意義があるとされている[3]．わが国では2010年には外来でアブレーションが施行可能となった[4]．

◆ 原理とプロトコル

1. 原理

乳頭癌，濾胞癌などは正常濾胞細胞と同様にヨウ素摂取能を残している場合がある．その性質を利用し，細胞内に取り込ませた^{131}Iから照射されるβ線の力で，内部から細胞を破壊させるというのが本治療の原理である．同時に，全身シンチグラフィ（WBS）を撮像することで転移部位診断や再発病巣の確認，治療効果判定も可能となる．

2. 内用療法プロトコル（図1）

治療4週間前よりホルモン補充をチラーヂン® S（T_4製剤）からチロナミン®（T_3製剤）に変更する．T_3製剤を2週間内服後中止する．アブレーションについては，タイロゲン®（遺伝子組換えヒト型甲状腺刺激ホルモン：rh-TSH）が，「遠隔転移を認めない症例のアブレーションの補助」で使用可能であり，これを使用することで甲状腺機能低下症状を回避できる．

ヨウ素制限は原則治療2週間前から開始する．体内ヨウ素枯渇が本治療の鍵となるので，厳密な患者教育が不可欠である．核種内服

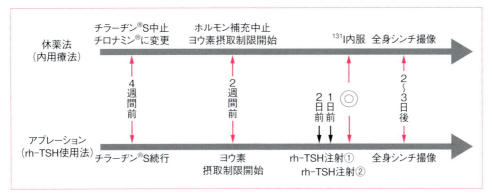

図1 内用療法（アブレーション）プロトコル

48〜72時間後にWBS（全身シンチ）撮像する（図1）．治療施行後4ヵ月間は毎月の経過観察が勧められる．放射性同位元素内用療法管理料の算定が可能である．

◆ アブレーションと内用療法

　甲状腺分化癌ハイリスク症例に対する，全摘後の基本的治療方針は図2に示される．まずアブレーションを施行し，その際のWBS結果に応じて方針が決定される．当院の経験では，約86％の症例が

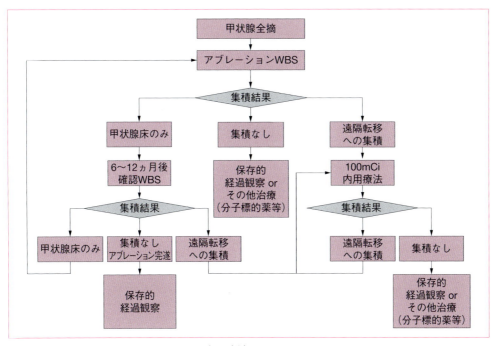

図2 内用療法フローチャート

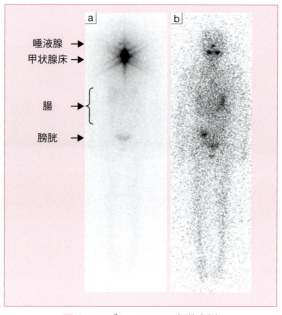

図3　アブレーション完遂症例
a：外来アブレーション：甲状腺床のみ集積．そのほか異常集積なし．
b：11ヵ月後確認全身シンチ．甲状腺床への集積消失，そのほか異常集積なし．

　1回のアブレーションで甲状腺床消失が完遂される．呈示症例は，40歳台女性，甲状腺微少浸潤型濾胞癌症例である（図3）．生理的集積部位以外の異常集積は認めず，甲状腺床の消失が確認される．
　遠隔転移への集積を認める症例では，100 mCiによる内用療法が追加される．骨転移例では効果は期待が薄い．積極的に病巣切除を推奨し，その後数回の本治療後効果判定を行う．肺転移例は連続5回施行を目安とし，寛解，集積激減，TSH刺激下サイログロブリン（Tg）の激減などでいったん治療を中止し，経過観察とする．
　呈示症例は50歳台女性乳頭癌，多発肺転移症例である．初回アブレーション時点で肺転移への集積を認めた．内用療法を繰り返すにつれて，集積の減少（図4），胸部CTで転移病巣の縮小が確認された著効例である（図5）．

まとめ

　甲状腺分化癌の再発病変・遠隔転移病巣に対し，あるいは再発予防において，内用療法は効果的治療である一方，治療効果の期待できない不応症が存在する．本治療の適応間口は決して広くはない．また，治療実施可能施設数ならびに病床数はその適応患者数に対し

▶遠隔転移

▶内用療法に対する不応症もあり，万能治療ではない．

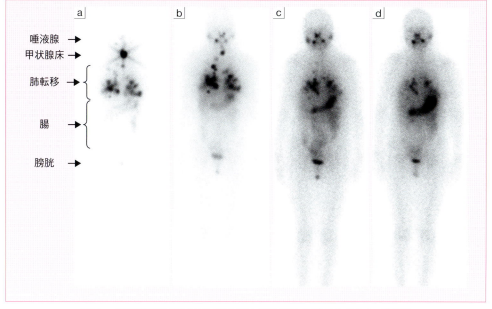

図4 多発肺転移に対する内用療法の効果的症例の全身シンチ画像
a：初回30 mCiアブレーション時．甲状腺床および多発肺転移への多結節性の異常集積を認める．
b：10ヵ月後．第1回目内用療法時．甲状腺床残存および多発肺転移への著明な集積．
c：23ヵ月後．第2回目内用療法時．甲状腺床は消失し，多発肺転移への集積は減弱している．
d：34ヵ月後．第3回目内用療法時．多発肺転移への集積はさらに減弱が確認できる．

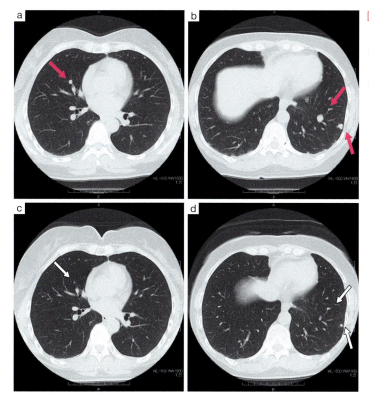

図5 多発肺転移に対する内用療法の効果的症例の胸部CT
a, b：第1回目内用療法時胸部CT．多発肺転移（➡）を認める．
c, d：第3回目内用療法（24ヵ月経過）時胸部CT．肺転移（⇨）はいずれも縮小ないしは消失している．

て十分ではない[5]．外来での30 mCi使用許可，rh-TSHのアブレーションへの効能追加など，内用療法に対する環境整備は緩徐ながらも進行しているが，甲状腺癌患者の治療の一助として放射性ヨウ素内用療法を有意義に施行するために，① 確実な甲状腺全摘，② 可及的病巣切除，③ 徹底したヨウ素制限，④ 患者および家族への十分な説明と同意を得ることが肝要である．

文　献

1) 渋谷　洋，杉野公則，長濱充二，他：甲状腺癌における131-I内用療法の役割．臨放 52：847-854, 2007
2) Mazzaferri EL, Kloos RT：Current approach to primary therapy for papillary and follicular thyroid cancer. J Clin Endocrinol Metab 86（4）：1447-1463, 2001
3) 日本内分泌外科学会・日本甲状腺外科学会編：甲状腺腫瘍診療ガイドライン2010年版．金原出版，東京，p146, 2010
4) 日本核医学会分科会 腫瘍・免疫核医学研究会甲状腺RI治療委員会 編：甲状腺癌の放射性ヨウ素内用療法に関するガイドライン改訂第4版．日本核医学会分科会，2011
5) 小泉　潔，岡本高宏，阿部光一郎，他：甲状腺癌の放射性ヨード内用療法におけるRI治療病室稼動状況の実態調査報告（第3報）．核医学 51：387-396, 2014

第3章 スペシャリストの甲状腺疾患治療テクニック

10 甲状腺癌の分子標的薬療法

林 智誠
はやし ともまさ

　甲状腺の結節性病変における治療は外科的切除が基本であり，薬物療法の果たす割合は大きくなかった．悪性腫瘍の転移・再発症例に対する標準治療としては，分化癌である乳頭癌・濾胞癌では放射性ヨウ素内用療法が用いられる．髄様癌に推奨される化学療法はなかったため，症状緩和を目的とした肝転移に対する化学塞栓療法やソマトスタチン誘導体などを中心に行われていた．低分化癌では，局所制御目的の外照射，遠隔転移に対する放射性ヨウ素内用療法が行われている．未分化癌は集学的治療を行うことが多いが，予後改善への寄与は手術，放射線療法に比して有効性が確立した化学療法が存在しなかった．現在，化学療法として，weekly paclitaxel（w-PTX）療法が未分化癌に対して行われているが，それでも効果は限定的である．最近，さまざまな癌種に分子標的治療薬が適用されており，甲状腺癌に対しても有用な治療法が開発されている．この項ではこれらについて解説する．

◆ 甲状腺癌化学療法　総論

1. 甲状腺癌化学療法の歴史

　甲状腺癌に対する化学療法は，主に未分化癌に対して行われている．しかしながら，未だ標準治療は確立されていない．1970年代以降，ドキソルビシン（DXR/ADM）とシスプラチン（CDDP）が中心に用いられてきた．以降，エトポシド（VP-16），カルボプラチン，ブレオマイシン，ビンクリスチン，およびタキサン系殺細胞性抗癌薬（ドセタキセル，パクリタキセル）などが単剤および多剤併用で試みられてきた．1990年代にはVAP療法（VP-16+ADM+CDDP）などが，2000年以降にはタキサン系殺細胞性抗癌薬を用いたレジメンが登場した．当院では，2009年からパクリタキセルを中心とした化学療法，w-PTXを導入し効果を挙げている（図1，図2）．このw-PTXは，重篤な副作用が少なく，外来で施行可能である．これにより腫瘍の縮小を図ることにより，外科的切除に持ち込

Point
▶ w-PTX療法は未分化癌を切除可能にできる可能性がある．

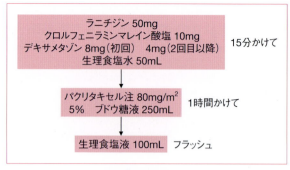

図1 w-PTX レジメンの一例

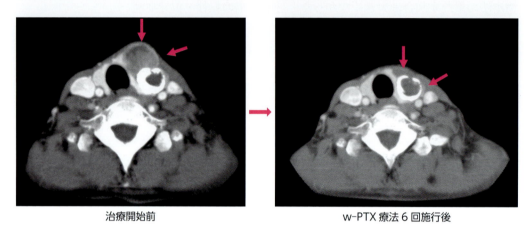

図2 w-PTX 療法が奏功した症例
50歳台女性：頸部腫瘤の急速増大にて受診．細胞診で未分化癌と診断．w-PTX 療法を6回施行し，腫瘤の縮小を認めた．その後手術を施行した．

むことができる症例も存在した．しかしながら，肉眼的に治癒切除しえたとしても補助療法や放射線療法を組み合わせたほうがよいとされている[1]．

また，2016年9月，甲状腺未分化癌研究コンソーシアム（anaplastic thyroid carcinoma research consortium of Japan：ATCCJ）により，医師主導前向き臨床研究「甲状腺未分化癌に対する weekly paclitaxel による化学療法の認容性，安全性に関する前向き研究」についての結果が公表され，w-PTX の neoadjuvant による有効性が発表された[2]．

2. 甲状腺癌に対する分子標的治療

分子標的治療薬とは，腫瘍細胞の増殖，浸潤，転移にかかわる分子を標的として，腫瘍細胞の増殖を抑制するとともに，腫瘍の進展過程を阻害することにより，原発腫瘍の抑制のみならず，腫瘍の転移をも抑制することを目的に開発された薬剤である．

細胞分裂の過程に直接作用する従来の抗癌薬・殺細胞性抗癌薬は，腫瘍細胞への特異性が低く，正常細胞に対する傷害性が強いため，重篤な副作用発現の多いことが最大の欠点とされていた．これに対し分子標的薬は，腫瘍細胞に特異的に発現している異常分子群や，正常細胞に発現して腫瘍の進展に関与する分子群を標的とする．

　分化癌に対しては有効な化学療法がなく，手術・放射性ヨウ素内用療法（RAI）に不応となった再発進行症例に対する有用な治療法は存在しなかった．近年，分子標的治療がさまざまな癌種に適用されるようになり，甲状腺癌についても適用されるようになった．通常の殺細胞性抗癌薬とは毒性のプロファイルが異なり，一概に毒性が少ないとはいえない．特に副作用として，手足症候群，皮疹，脱毛，高血圧，下痢，食欲減退，体重減少や悪心などが挙げられ，適切なケアにより薬剤の効果が発揮される．そのため，多職種連携での長期的なマネジメントが必須とされている．

> **Point**
> ▶甲状腺分化癌の治療方針：手術→放射性ヨウ素内用療法後の再発・不応例に行う．

　その，分子標的治療薬として，2014年6月にソラフェニブが「根治切除不能な分化型甲状腺癌」に対する効能追加，2015年5月にレンバチニブが「根治切除不能な甲状腺癌」に，11月にバンデタニブが「根治切除不能な甲状腺髄様癌」に対して適用となった．その適用方法については図3を参考にされたい[3〜6]．

> **Point**
> ▶甲状腺癌に対する分子標的薬はソラフェニブにはじまり，レンバチニブ，バンデタニブなどが実用化され，現在でもさらに開発が進んでいる．

◆ 甲状腺癌分子標的治療　各論

1．ソラフェニブ

　ソラフェニブは，腎癌・肝細胞癌に対して用いられる分子標的治療薬の1つである．2013年，DECISION試験にて切除不能な分化型甲状腺癌に対する治療法として効果が示され，2014年6月にわが国において効能追加された．ソラフェニブはマルチキナーゼ阻害薬であり，主にB-Rafのキナーゼ活性やc-KIT受容体のチロシンキナーゼ活性などを阻害することで腫瘍進行を阻止する．また，血管内皮増殖因子受容体（VEGFR）や血小板由来成長因子受容体（PDGFR）のチロシンキナーゼ活性をも阻害することが知られている．

①適応
　根治切除不能な分化型甲状腺癌

②副作用
　もっとも注意すべき副作用は，手足症候群である．手足症候群により，生活の質がかなり左右されるため，適切なマネジメント，必要に応じて皮膚科医の介入が必要となることがある．主な対処法としては除圧と軟膏処置である．また，肝機能障害やそれに伴う肝性

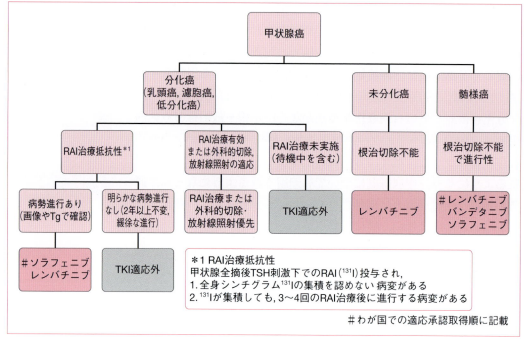

RAI：放射性ヨウ素
TKI：チロシンキナーゼ阻害薬
Tg：サイログロブリン
TSH：甲状腺刺激ホルモン

図3　甲状腺癌に対する分子標的薬療法の適応
(日本甲状腺外科学会, 他：甲状腺癌診療連携プログラム [http://www.jsmo.or.jp/thyroid-chemo/][6])

脳症が現れることがあり，異常が認められた場合には本剤を減量休止する．そのほかの副作用として，リパーゼ上昇，アミラーゼ上昇，発疹，脱毛，下痢，高血圧，疲労，食欲不振などが挙げられる[3].

2. レンバチニブ

　レンバチニブは，2015年，SELECT試験により放射性ヨウ素治療抵抗性分化型甲状腺癌患者の無増悪生存期間を有意に延長することが示され，放射性ヨウ素治療抵抗性甲状腺癌の治療薬として2015年5月にわが国において使用可能となった．レンバチニブは，VEGFRをはじめ，線維芽細胞増殖因子受容体 (FGFR)，およびPDGFR，KIT，RETなどの腫瘍血管新生，あるいは腫瘍悪性化に関与するチロシンキナーゼに対して選択的阻害活性を有するマルチキナーゼ阻害薬である．特に甲状腺癌の増殖，腫瘍血管新生に関与するVEGFR，FGFRおよびRETを同時に阻害するとされている．また，レンバチニブは未分化癌にも使用可能であり，高い抗腫瘍効果から効果が期待されている．

Point
▶レンバチニブはその強い抗腫瘍効果から未分化癌にも効果が期待できる．

①適応

根治切除不能な甲状腺癌（未分化癌を含む）

②副作用

もっとも注意すべき副作用は，高血圧であり，7割程度の症例で発現することが知られている．高血圧はしばしばコントロール困難なことが多く，循環器内科などの介入が必要となることもある．また，蛋白尿も多くの症例で発現することが知られている．蛋白尿において腎機能低下が起きることはそれほど多くはないが，蛋白尿が重篤になると低蛋白血症となり，浮腫や胸水貯留などさまざまな病態を示すことが多いため注意が必要である．

また，抗腫瘍効果が非常に強い薬剤であり，それにより出血などが起こることがあり，しばしば致命的となることがある．そのため，本薬剤の適用に関しては十分な評価が必要である．そのほかの副作用として，下痢，疲労・無力症，食欲減退，体重減少，悪心などが知られている[4]．

3. バンデタニブ

バンデタニブは，2012年，切除不能な局所進行または転移性甲状腺髄様癌患者に対するプラセボ二重盲検プラセボ対照第Ⅲ相試験にて無増悪生存期間の有意な延長を示し，2015年に根治切除不能な甲状腺髄様癌に対してわが国でも適応症となった．バンデタニブは，血管内皮増殖因子受容体2（VEGFR-2），上皮増殖因子受容体（EGFR）およびRETの各チロシンキナーゼを標的とするマルチキナーゼ阻害薬である．

Point
▶髄様癌に対してはバンデタニブが適用となっている．

①適応

根治切除不能な甲状腺髄様癌

②副作用

重大な副作用としては，間質性肺疾患，QT間隔延長，（Torsade de pointesを含む）心室性不整脈が知られている．特にこれらの副作用は致死的になることがあるため適切な対処が必要である．また，皮膚症状（発疹，ざ瘡，皮膚乾燥，皮膚炎，そう痒症など）や，下痢については7割方の症例で発現することが知られており，高血圧にも気をつける必要がある．そのほかには角膜混濁や疲労などの副作用が知られている[5]．

4. PD-1/PD-L1阻害薬など，今後開発が期待される治療薬

近年，PD-1/PD-L1阻害薬などの新しい機序の抗癌薬が開発されており，悪性黒色腫をはじめ，さまざまな癌種で臨床試験が進んでいる．T細胞は抗原提示している癌細胞を認識し，細胞傷害活性を

発揮する．癌細胞は PD-L1/2 を発現し，活性化された T 細胞に発現する PD-1 と結合し，T 細胞に抑制性シグナルを伝達する．PD-1/PD-L1 阻害薬はその PD-L1/L2，PD-1 との結合を阻害し，T 細胞への抑制性シグナルを減少させることで T 細胞の活性化を維持させ，細胞障害性を発揮する．甲状腺癌に対しても臨床試験が行われており，その結果が待たれる．

また，BRAF 阻害薬，mTOR 阻害薬，MEK 阻害薬などの開発が甲状腺癌領域で進んでおり，効果が期待されている．

5. 甲状腺癌診療連携プログラム

わが国では甲状腺癌治療の多くを甲状腺外科医・内分泌外科医・頭頸部外科医が担っていることが多い．しかしながら，分子標的薬による治療では，有害事象を適切にマネジメントすることを目的に，診療科の枠を超えて癌薬物療法専門医と連携することにより，薬剤をより有効に使用できると考えられている．このような考えのもと，甲状腺癌診療連携プログラムでは，関連する学会間で診療連携に係る協定を締結し，分子標的薬剤の適正使用と治療成績の向上を目指して，甲状腺癌における診療連携協力を推進している．

甲状腺癌診療連携プログラムの基本理念は，甲状腺癌患者に対する新規分子標的薬剤の適正使用をサポートし，その結果として甲状腺癌の治療成績の向上を目的とする[6]．

文　献

1) Higashiyama T, Ito Y, Hirokawa M, et al.：Induction Chemotherapy with Weekly Paclitaxel Administration for Anaplastic Thyroid Carcinoma. Thyroid **20**（1）：7-14, 2010
2) Onoda N, Sugino K, Higashiyama T, et al.：The Safety and Efficacy of Weekly Paclitaxel Administration for Anaplastic Thyroid Cancer Patients：A Nationwide Prospective Study. Thyroid **26**（9）：1293-1299, 2016
3) Brose MS, Nutting CM, Jarzab B, et al.：Sorafenib in radioactive iodine-refractory, locally advanced or metastatic differentiated thyroid cancer：a randomised, double-blind, phase 3 trial. Lancet **384**（9940）：319-328, 2014
4) Schlumberger M, Tahara M, Wirth LJ, et al.：Lenvatinib versus Placebo in Radioiodine-Refractory Thyroid Cancer. N Engl J Med **372**：621-630, 2015
5) Wells SA Jr, Robinson BG, Gagel RF, et al.：Vandetanib in patients with locally advanced or metastatic medullary thyroid cancer：a randomized, double-blind phaseⅢ trial. J Clin Oncol **30**（2）：134-141, 2012
6) 日本甲状腺外科学会，日本内分泌外科学会，日本甲状腺学会，他：甲状腺癌診療連携プログラム（http://www.jsmo.or.jp/thyroid-chemo/）

第4章

特殊な甲状腺疾患をどう診るか

第4章　特殊な甲状腺疾患をどう診るか

1 亜急性甲状腺炎

渡邊奈津子

亜急性甲状腺炎は，どんな人でも発症する可能性がある．咽頭炎や呼吸器感染などに引き続き頸部痛，発熱，甲状腺腫大を認める．触診で甲状腺腫大部に一致した圧痛を認め，超音波検査では，同部位の低エコー所見を認める．このような場合に，「亜急性甲状腺炎」を疑うことが重要である．片側の痛みから始まり，反対側まで痛みが広がるクリーピング現象を生じることがある．

感冒症状と重なるため，抗生剤の内服などを行っても，前頸部の痛みが改善せずに，38～39℃台の発熱が持続する．近年はインターネットで症状を調べて，甲状腺疾患を疑って病院を受診する場合もある．

▶頸部痛の訴え時は上気道症状を疑うだけでなく身体所見をしっかりとみる．

▶前頸部に圧痛を認めたら亜急性甲状腺炎を視野にいれる．

▶前頸部痛

◆ 病因

亜急性甲状腺炎は咽頭炎や呼吸器感染などが先行することが多く，ウイルス感染の関与が疑われている．

今までにムンプス，麻疹，インフルエンザウイルス，アデノウイルス，コクサッキーウイルス，エプスタインバーウイルス，サイトメガロウイルスなどが原因として報告されているが未だウイルスの同定はなされていない．HLA-Bw35が疾患感受性と関連するとの報告やインターフェロン，リバビリン，ペグインターフェロンα-2a投与中患者などでも発症したとの報告があり，免疫状態の変化の影響も疑われているが，病因は未だ不明である．

◆ 臨床所見

典型的には頸部痛に加え38～39℃台の発熱を認める．頸部痛は自発痛，圧痛を認め，しばしば甲状腺内を移動し（クリーピング現象），片葉から始まり両葉に拡がるケースもある．甲状腺は硬く腫大する．甲状腺組織破壊のため甲状腺ホルモンが血中に漏出し，動悸，振戦，発汗，体重減少などの甲状腺中毒症状をきたすことがある．

発熱，頸部痛などの症状から，しばしば感冒の診断で抗菌薬を処

▶発熱

▶疼痛部が甲状腺内を移動することがある（クリーピング現象）．

方されるケースもあるが，抗菌薬は無効である．亜急性甲状腺炎を疑うには頸部の触診を行うことが重要である．

2009〜2010年に当院にて亜急性甲状腺炎と診断した83例へのアンケート調査では，初発症状としては甲状腺腫（76％），発熱（64％），頸部痛（22％）が多く，そのほか既報のように甲状腺中毒症状である倦怠感（52％），動悸（40％），発汗過多（35％），息切れ（24％），体重減少（23％）などを認めた．また，頻度は多くないが，耳介後部痛や肩の痛みを訴えるケースがあった．

◆ 血液検査所見

炎症反応高値（CRP上昇，血沈亢進）を認め，白血球は軽度上昇する．甲状腺機能検査ではFT$_3$，FT$_4$高値，TSH抑制，Tg高値，^{123}I甲状腺摂取率5％以下となる．血清免疫検査ではTRAbは陰性のことがほとんどであるが，まれに陽性を示す場合がある．しかし陽性を示した場合にも経過観察で陰性化することがほとんどである[1,2]．

抗甲状腺抗体である抗サイログロブリン抗体（TgAb）や抗甲状腺ペルオキシダーゼ抗体（TPOAb）も陽性例を認め，その半数は経過観察で陰性化した．

2006〜2009年12月までに診断された亜急性甲状腺炎613例の特徴を示す（表1）．これら症例で甲状腺機能予後をみると，甲状腺機能低下症はTgAb，TPOAb両者陽性例では21％，両者陰性例では

> **Point**
> ▶抗菌薬は無効であり，疼痛が強い場合はステロイド治療を検討する．

表1 亜急性甲状腺炎—症例の特徴—

性		男女比	1：6.3
年齢		中央値（range）	47歳（23〜82）
観察期間		中央値（range）	6ヵ月（0〜59）
来院までの期間		中央値（range）	19日（0〜87）
ステロイド（PSL）使用		有・無	有495例（80.8％），無118例（19.2％）
甲状腺乳頭癌合併			7例（1.1％）
SAT既往有			19例（3.1％）
初診時検査	FT3	中央値（range）	7.1 pg/mL（0.9〜32.5）
	FT4	中央値（range）	2.71 ng/dL（0.22〜7.77）
	CRP	中央値（range）	2.53 mg/dL（0.10〜16.42）
	ESR	中央値（range）	73 mm/分（3〜137）
	TgAb	中央値（range）	19.3 IU/mL（10〜4,000*）
	TPOAb	中央値（range）	8.0 IU/mL（5〜600**）

＊エクルーシス®試薬 Anti-Tg 測定範囲 10〜4,000
＊＊エクルーシス®試薬 Anti-TPO測定範囲 5〜600

3％と，両者陽性例ではより甲状腺機能低下症をきたしやすく，抗体陽性が持続する場合にはその後も甲状腺機能についての経過観察が必要と考えられる．

◆ 甲状腺超音波検査

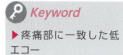
Keyword
▶疼痛部に一致した低エコー

疼痛部に一致して境界不明瞭な低エコー領域を認め，まだら状を示すことが多い．超音波所見から悪性腫瘍を疑われて紹介される症例もあり，触診所見，臨床症状などを踏まえ総合的に判断する．

炎症が落ち着くと，甲状腺の腫大は改善し，甲状腺の硬さも改善する．炎症の改善後に超音波検査を施行すると，正常な甲状腺の所見に回復するが，結節を合併している場合もある．表1に示すように1.1％に甲状腺乳頭癌の合併を認めた．症状の軽快後にも，超音波検査を行う必要がある．

◆ 甲状腺細胞診

多核巨細胞，類上皮細胞を認める．

◆ 診断

表2に日本甲状腺学会の甲状腺疾患診断ガイドライン2013による亜急性甲状腺炎の診断基準を示す．有痛性の硬い甲状腺腫，炎症反応陽性，甲状腺中毒症，甲状腺超音波検査で疼痛部に一致した低

表2 亜急性甲状腺炎（急性期）の診断ガイドライン

a）臨床所見
　　有痛性甲状腺腫
b）検査所見
　　1．CRPまたは赤沈高値
　　2．遊離T₄高値，TSH低値（0.1 μU/mL以下）
　　3．甲状腺超音波検査で疼痛部に一致した低エコー域
1）亜急性甲状腺炎
　　a）およびb）のすべてを有するもの
2）亜急性甲状腺炎の疑い
　　a）とb）の1および2
除外規定
　　橋本病の急性増悪，囊胞への出血，急性化膿性甲状腺炎，未分化癌

【付記】
1．上気道感染症状の前駆症状をしばしば伴い，高熱をみることもまれでない．
2．甲状腺の疼痛はしばしば反対側にも移動する．
3．抗甲状腺自己抗体は高感度法で測定すると未治療時から陽性になることもある．
4．細胞診で多核巨細胞を認めるが，腫瘍細胞や橋本病に特異的な所見を認めない．
5．急性期は放射性ヨード（またはテクネシウム）甲状腺摂取率の低下を認める．

（日本甲状腺学会：甲状腺疾患診断ガイドライン2013）

エコー領域を認めれば亜急性甲状腺炎と診断してよい．

◆ 治療

　運動は避けて，できうる限り安静を保つように指導する．
　症状が軽症の場合は非ステロイド性消炎鎮痛剤で経過をみる場合がある．ほとんどの場合，ステロイド治療の禁忌がなければ，速やかにステロイドの内服を開始する．通常はプレドニゾロン15〜20 mgの内服から開始し，1〜2週間で5 mgずつプレドニゾロンを減量し，10 mg以降は4週間ごとに5 mg減量して中止する．減量が速いと再燃することがある．再燃した場合には，再度増量して炎症が治まってから再度減量する．亜急性甲状腺炎後は，甲状腺機能異常を示さず，正常に回復することがほとんどである．まれに再発する症例があり[3]，近年の統計では3.1％（表1）で認められた．

◆ 鑑別診断

　甲状腺がびまん性に硬く腫大し，圧痛を認める場合の鑑別疾患としては，橋本病の急性増悪，急性化膿性甲状腺炎，甲状腺未分化癌などがある．橋本病急性増悪では，Tg抗体・TPO抗体が強陽性を示し，ステロイド治療を行うが，減量が困難になる難治例が多い．手術やアイソトープ治療が行われることもある．橋本病に亜急性甲状腺炎を合併した場合との鑑別は困難であるが，Tg抗体・TPO抗体強陽性例では，ステロイド減量をより慎重に行い，抗体価が陰性化するか経過観察が必要になる．

Point
▶ 安静を指導し運動は控える．

Point
▶ ステロイド減量を急ぐと再燃することがあり，ゆっくり行う．

Keyword
▶ 橋本病急性増悪

文　献

1) Yoshimura Noh J, Miyazaki N, Ito K, et al.：Evaluation of a new rapid and fully automated electrochemiluminescence immunoassay for thyrotropin Receptor autoantibodies. Thyroid **18**：1157-1164, 2008
2) 吉村　弘：無痛性甲状腺炎，亜急性甲状腺炎．日本臨床 **70**：1945-1950, 2012
3) Iitaka M, Momotani N, Ishii J, et al.：Incidence of subacute thyroiditis recurrences after a prolonged latency：24-year survey. J Clin Endocrinol Metab **81**：466-469, 1996

第4章 特殊な甲状腺疾患をどう診るか

2 急性化膿性甲状腺炎

大宜見由奈　宇留野　隆

Keyword
▶急性化膿性甲状腺炎

Keyword
▶下咽頭梨状窩瘻

Point
▶化膿性甲状腺炎の原因疾患のほとんどは先天性の下咽頭梨状窩瘻で，左側に多い．

Keyword
▶頸部膿瘍

Point
▶頸部腫脹，発熱，疼痛が主な症状であり，嚥下痛，紅斑・潰瘍形成を伴うこともある．

Point
▶亜急性甲状腺炎と誤診し，ステロイド薬を投与しないように注意が必要である．

◆ 病因

　甲状腺は，血流・リンパ流が豊富で，ヨウ素を豊富に含有し，かつ複数の膜構造をもつなどの理由から，感染に対して強い抵抗力をもつとされる．感染経路としては，抜歯，尿路感染，敗血症など，血流・リンパ流を介して，あるいは穿刺吸引細胞診などの直接的な外傷，さらに魚骨による咽頭，食道外傷など近接臓器からの炎症の波及などがいわれてきたが，実際にはそれらの頻度は少なく，化膿性甲状腺炎の多くは先天性の下咽頭梨状窩瘻を原因とした細菌感染である[1,2]．原因菌としては口腔内常在菌の Staphylococcus, Streptococcus, Haemophilus influenzae, Klebsiella, Escherichia coli などが挙げられるが，約30％は複数菌感染である[3]．臨床的には甲状腺周囲を主座とする膿瘍形成がほとんどであり，甲状腺実質への炎症波及もみられる[1]．

◆ 臨床所見

　多くは幼児期・児童期に発症するとされるが，当院で経験した60例の初発年齢の中央値は18歳（3〜75歳）と成人発症例も少なくなかった．左右差を認め，当院症例の75％，他院既報告でも90％以上が左側である[4]．主な症状は頸部腫脹，発熱，疼痛であり，上気道症状が先行することもある．また，嚥下痛・紅斑・潰瘍形成を伴うこともある[5]（図1）．血液検査では白血球・CRPの上昇を認める．甲状腺機能は正常であることも多いが，破壊性甲状腺炎により甲状腺中毒症を呈することもある[3]．この場合は，亜急性甲状腺炎との鑑別が重要となる．亜急性甲状腺炎の治療となるステロイド薬投与は，化膿性甲状腺炎では禁忌となる．診断には穿刺にて膿汁を確認することも有用である．

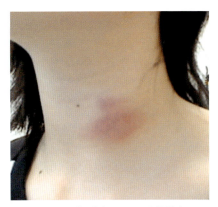

図1　頸部膿瘍による頸部発赤

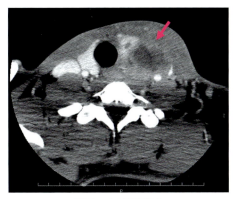

図2　左頸部膿瘍
破壊性甲状腺炎による甲状腺左葉のヨード取り込み低下.

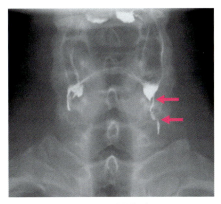

図3　咽頭造影
左梨状窩より下降する瘻孔.

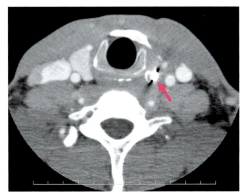

図4　咽頭加圧下の単純CT
左梨状窩に造影剤描出（炎症消退後）.

◆ 画像所見

　頸部膿瘍は，超音波検査・CT 検査で確認できる．膿瘍は，甲状腺外を主座とするが，炎症の波及による破壊性甲状腺炎に伴う甲状腺実質のエコーレベル低下，あるいは CT 値低下により，甲状腺実質との境界はしばしば不明瞭である（図2）．下咽頭梨状窩瘻同定のための咽頭造影は，炎症消退後に行うことが肝要である．炎症の最中では，うまく瘻孔が造影されてこないことが多い．安静時では，梨状窩は虚脱しているため，撮影のタイミングなどに工夫が必要である．咽頭造影後に単純 CT 検査を行えば，造影剤のプーリングにより梨状窩瘻を確認することができる（図3, 4）．

Point

▶採血での炎症反応，超音波や CT での頸部膿瘍の確認，炎症消退後の咽頭造影などで診断を行う.

Keyword

▶咽頭造影

◆ 治療

頸部膿瘍に対して，切開・ドレナージを行う．ペンローズドレーンを留置し，排液減少を待ち抜去する．有効なドレナージであれば，速やかに解熱，疼痛の軽減を認めるため，抗菌薬は，当初の数日間で十分である．化膿性甲状腺炎は再発を繰り返すことも多く[2]，再発忌避のためには，炎症消退後3ヵ月程度を目処に根治術（瘻孔切除術）を予定する．炎症後の癒着や瘢痕のなかで，反回神経を確実に温存し，瘻孔を同定，高位結紮，瘻孔切除を行うが，難易度の高い手術ではある．根治術後の瘻孔遺残，再燃例などの難治例では，口腔内アプローチによるトリクロロ酢酸を用いた化学焼灼術も選択肢になり得る．化学焼灼術の利点は，声帯麻痺を発症しないこと，疼痛が少ないこと，炎症期でも行えること[5]であるが，開口障害や喉頭鏡挿入のための頸部伸展ができない症例では施行困難である．簡易で優れた方法であり，短期成績では良好な成績が報告されているため，根治術の代わりに選択されることも増えている．しかしながら，長期成績，安全性については，まだ明らかではない点もあり，十分なインフォームド・コンセントが必要である．

Keyword
▶瘻孔切除

Point
▶治療は切開排膿によるドレナージ，炎症消退後に瘻孔切除術を行う．

文　献

1) Takai S, Miyauchi A, Matsuzuka F, et al.：Internal fistula as a route of infection in acute suppurative thyroiditis. Lancet **1**（8119）：751-752, 1979
2) Miyauchi A, Matsuzuka F, Takai S, et al.：Piriform sinus fistula. A route of infection in acute suppurative thyroiditis. Arch Surg **116**（1）：66-69, 1981
3) Seo JH, Park YH, Yang SW, et al.：Refractory acute suppurative thyroiditis secondary to pyriform sinus fistula. Ann Pediatr Endocrinol Metab **19**（2）：104-107, 2014
4) 伊藤公一 監：実地医家のための甲状腺疾患診療の手引き―伊藤病院・大須診療所式―．全日本病院出版会，東京，pp184-187, 2012
5) Miyauchi A, Inoue H, Tomoda C, et al.：Evaluation of chemocauterization treatment for obliteration of pyriform sinus fistula as a route of infection causing acute suppurative thyroiditis. Thyroid **19**（7）：789-793, 2009

第4章 特殊な甲状腺疾患をどう診るか

3 無痛性甲状腺炎

椿 秀三千
つばき ひでみち

◆ 無痛性甲状腺炎とは

　無痛性甲状腺炎は，橋本病やバセドウ病など自己免疫疾患を基礎として，なんらかの原因で甲状腺濾胞が破壊され，貯蓄されていた甲状腺ホルモンが血中に漏出する．その結果，甲状腺ホルモンが高値を呈し（中毒症期），その後は濾胞の破壊から甲状腺ホルモンが枯渇するために低下し（低下期），やがて数ヵ月で自然に回復する病態である[1]．まれに永久的な機能低下症になることがある．原因は不明であるが明らかな誘因としてインターフェロンやアミオダロン，分子標的治療薬などの薬剤[2]や出産がある．特に出産後2～6ヵ月に無痛性甲状腺炎を起こす場合を産後甲状腺炎とよんでいる[3]．

　実際の現場では中毒症の時期か低下期に遭遇するので，甲状腺ホルモンが高値の際にはバセドウ病やプランマー病，亜急性甲状腺炎などを，低下期は橋本病の機能低下症があり，これら甲状腺機能異常症との的確な鑑別が望まれる．

◆ 症状

　甲状腺ホルモン濃度の程度によって症状はさまざまとなる．甲状腺ホルモンが増加している中毒症期では動悸や息切れなどの症状があるが，バセドウ病と比べて症状が軽い印象がある．一方，低下期は無症状のことが多いが，強い易疲労感や浮腫感などを認める場合もある．

◆ 検査と診断

1. 血液検査

　甲状腺ホルモン検査は遊離サイロキシン（FT_4）と遊離トリヨードサイロニン（FT_3），甲状腺刺激ホルモン（TSH）を測定する．そのほかに抗サイログロブリン抗体（TgAb），抗甲状腺ペルオキシダーゼ抗体（TPOAb），バセドウ病との鑑別のためTSHレセプター抗体

Keyword
▶ 無痛性甲状腺炎

Keyword
▶ 甲状腺中毒症

Point
▶ 甲状腺ホルモンが高値の場合にはバセドウ病，無痛性甲状腺炎，プランマー病，亜急性甲状腺炎を鑑別する必要性がある．

Point
▶ 無痛性甲状腺炎は橋本病のほかにバセドウ病の寛解中や内服治療中にも発症する場合があり再燃との区別に注意を要する．

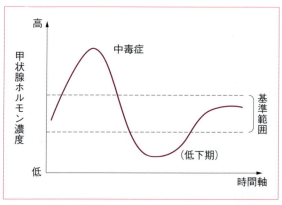

図1 無痛性甲状腺炎における甲状腺ホルモン濃度の推移イメージ

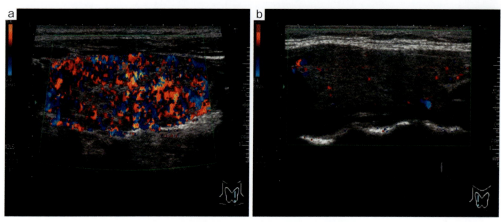

図2 甲状腺の超音波検査(カラードプラ)
a：バセドウ病の画像(矢状断像)．甲状腺内の血流が著明になる．
b：無痛性甲状腺炎の画像(矢状断像)．甲状腺内の血流は乏しい．

> **Point**
> ▶無痛性甲状腺炎とバセドウ病との鑑別には，TRAbあるいはTSAbを測定する．

(TRAb)または甲状腺刺激抗体(TSAb)を測定する．サイログロブリン(Tg)は各疾患別の特異性がないため鑑別の参考にはならない．

無痛性甲状腺炎の経過は，まず甲状腺ホルモンは FT_4 と FT_3 が高値となり TSH は抑制される．その後は FT_4 と FT_3 が低値で TSH が高値となる低下期を経て，やがて FT_4 と FT_3，TSH は基準値内に回復する（図1）．

ほとんどの症例では，TRAb は陰性のためバセドウ病との鑑別は可能であるが，一過性に TRAb が弱陽性を示し判断に難渋する場合がある．

2. 超音波検査(カラードプラ)

甲状腺内の血流はバセドウ病では増加する（図2a）．一般的には無痛性甲状腺炎は血流に乏しいので，これらの所見を判断の参考に

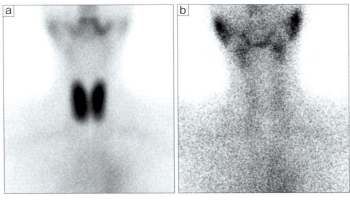

図3 核医学検査
a：バセドウ病．甲状腺摂取率は高くなり，シンチグラフィは甲状腺に放射性薬剤の取り込みがみられる．
b：無痛性甲状腺炎．甲状腺摂取率は低い値になり，シンチグラフィは甲状腺に放射性薬剤の取り込みがみられない．

する（図2b）．しかし，低下期からの回復途中で，一過性に甲状腺内の血流が増加している場合もあるので血液検査の結果を踏まえての判断が必要である．

3. 核医学検査

放射性ヨウ素またはテクネシウムを使用する．甲状腺摂取率はバセドウ病では高値，無痛性甲状腺炎では低値（24時間放射性ヨウ素摂取率は5％以下）となるので診断は容易である（図3）．しかし，摂取率は中毒期での実施が必要であり，早期にできる施設は限られてしまう点に難点がある．

◆ 鑑別疾患

1. バセドウ病

甲状腺ホルモンが高値でTSHが抑制され，かつTRAbまたはTSAbが高値であれば通常はバセドウ病と診断する．しかし，無痛性甲状腺炎でも一過性に弱陽性を呈することがあるので，核医学検査が実施できない場合は，FT_3/FT_4比でバセドウ病は2.5以上，無痛性甲状腺炎はFT_3/FT_4比が2.5未満を示すことがあり判断の助けになる．また，超音波検査のカラードプラで甲状腺内血流の状況も判断の参考にするとよい．

2. プランマー病

バセドウ病や橋本病に腺腫様甲状腺腫や腺腫が共存することもあるので，1回の血液検査や超音波検査のみでは判断は難しい．たと

Keyword
▶核医学検査

Point
▶無痛性甲状腺炎でもTRAbが弱陽性を呈することがある．鑑別がつきにくい場合は核医学検査が有効であるが，実施できない場合は1～3ヵ月間は甲状腺ホルモンの変動を経過観察する．

えば血液検査で甲状腺ホルモンを2～3ヵ月経過観察して著変がなければプランマー病の可能性がある．確定診断は放射性ヨウ素やテクネシウムなどの核医学検査を実施する必要がある．

3. 亜急性甲状腺炎

甲状腺腫大に一致した圧痛や経時的に甲状腺内を移動する疼痛など臨床症状に特徴があり鑑別しやすい．血液検査ではCRPが高値を示すので判断の参考になる．

4. 橋本病

無痛性甲状腺炎の低下期と橋本病の機能低下症との判断は1回の血液検査だけでは難しい．これも経時的に血液検査を行い甲状腺ホルモンが回復するかどうかで判断する．

◆ 治療

無痛性甲状腺炎は甲状腺ホルモンが自然に回復するので治療は不要であるが，中毒症期で動悸や息切れなどの症状が強い場合はβブロッカーを投与する．低下期は通常治療は不要であるが，機能低下で著しく強い易疲労感や浮腫感などを認める場合にはレボチロキシンナトリウムを投与する．

臨床上の注意点は，甲状腺ホルモンが高値の場合は，早急にバセドウ病と判断してチアマゾールまたはプロピルチオウラシルを投与しないようにする．チアマゾールやプロピルチオウラシルは発生頻度が少ないが重篤な副作用である無顆粒球症や肝障害があるので慎重に投与すべきである．たとえば無痛性甲状腺炎にチアマゾールを投与すると短期間で著明な甲状腺機能低下となる．休薬で甲状腺ホルモンは回復するが，遅い場合は一時的にレボチロキシンナトリウムを投与することもある．

◆ 症例1（30歳台・女性）

他院で甲状腺ホルモンが高値のためバセドウ病と診断され1ヵ月前からチアマゾールの投与を受けたが，強い易疲労感と全身浮腫のため当院を受診した．血液検査ではTSH 112 μIU/mL（基準値0.2～4.5），FT_4 0.3 ng/dL（0.8～1.6）と著明な低下を認めた．TRAbも0.3 IU/L（2.0未満）以下のため無痛性甲状腺炎を起こしていたと判断してチアマゾールを中止した．

◆ 症例2（20歳台・女性）

バセドウ病寛解の状態で出産した．出産2ヵ月後に息切れ，易疲

> **Point**
> ▶無痛性甲状腺炎の中毒症期で動悸や息切れなどの症状が強い場合は対症療法としてβブロッカーを使用する．

労感などを認めた．他院の血液検査ではFT₄ 2.18 ng/dL　TSH 0.01 μIU/mL以下，TRAb 2.5 IU/Lであった．バセドウ病の再燃と診断され当院を紹介された．当院の初診時検査ではFT₄ 1.9 ng/dL，TSH 0.01 μIU/mL以下，TRAbも0.3 IU/L以下であったため産後甲状腺炎と診断して経過観察とした．

まとめ

　無痛性甲状腺炎の診断は核医学検査が有効であるが，実施できる施設は限られているため，一般的にはTSHレセプター抗体（TRAb）か甲状腺刺激抗体（TSAb）の測定を甲状腺ホルモンと同時に行う．通常はTRAbまたはTSAbが陰性であれば無痛性甲状腺炎と判断する．しかし，弱陽性を呈する場合は早急にバセドウ病と判断せずに，無痛性甲状腺炎の可能性を考慮して1〜3ヵ月は経過観察にて判断する必要がある．

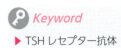

Keyword
▶ TSHレセプター抗体

コラム：私の診察室

　大須診療所での私の診察では，血液検査や超音波検査の結果説明だけではなく，患者さんに甲状腺疾患について理解してもらうために図4のような甲状腺の模型を用いて説明しています．甲状腺疾患は循環器や消化器などに比べて一般的になじみが少ないため，患者さん自身も頸部のどこに甲状腺があるのか理解していないのが現状です．たとえば甲状軟骨や輪状軟骨，胸鎖乳突筋を甲状腺と思っていることがほとんどです．

　そのため模型を用いて甲状腺と甲状軟骨や気管との位置関係を3次元的に説明し，甲状腺の位置は性別や年齢により異なることや，たとえば腫瘍が甲状腺のどの部位に存在しているか，腫瘍と反回神経の走行の位置関係の説明に役立つほかに，手術方法や画像診断の説明の補助にも活用しています．

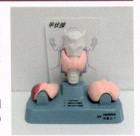

図4　甲状腺模型

文　献

1) 小澤安則：無痛性甲状腺炎，亜急性甲状腺炎．日本医師会雑誌 **141**（11）：2439-2444，2013
2) 西川光重：薬剤誘発性の甲状腺中毒症．甲状腺機能低下症．日本甲状腺学会雑誌 **3**（1）：19-23，2012
3) 荒田尚子：橋本病-妊娠．出産後の管理．日本甲状腺学会雑誌 **4**（1）：40-46，2013

第4章 特殊な甲状腺疾患をどう診るか

4 橋本病急性増悪

大江秀美

Keyword
▶橋本病
　びまん性甲状腺腫を伴う慢性リンパ球性甲状腺炎．TgAbやTPO-Abが高値となる．

Keyword
▶急性増悪
　急激に症状が悪化すること．橋本病においては甲状腺部の痛みや発熱を伴い多くの症例で甲状腺機能が急速に低下する．

Point
▶橋本病急性増悪は甲状腺部の痛みや発熱とともに甲状腺組織の破壊が進み，急速に甲状腺機能低下症に陥ることが多い疾患である．

　橋本病急性増悪は1964年に鈴木らが急性炎症症状を伴う慢性甲状腺炎の5症例を報告したのがわが国では最初である[1]．5例は50〜70歳台の女性で発熱とともに痛みを伴う硬いびまん性甲状腺腫を呈し，プレドニゾロン投与により症状が一旦改善するもその減量・中断により再燃を繰り返した．全例で甲状腺自己抗体が陽性，針生検で得られた4例の病理組織は典型的な橋本病の所見を認めたと報告している．この報告以降，国内外において同様の症状・経過を呈した症例報告が散発的にあるが，その数は多くはない．

◆ 疾患概念

　橋本病急性増悪の疾患概念は，①橋本病の存在（抗甲状腺抗体高値，生検や細胞診などでの診断），②甲状腺の疼痛・圧痛や発熱などの急性炎症症状，③CRP高値や赤沈亢進など血液検査上の炎症所見，④炎症症状の反復を認め，⑤永続性甲状腺機能低下症になることが高率，である[2]．通常の橋本病では組織学的にリンパ球浸潤，甲状腺濾胞構造の破壊，リンパ濾胞の形成，線維化が緩徐に起こり，場合によっては甲状腺機能低下に陥るが，急性増悪ではその変化が，比較的急速に，急性炎症症状を伴って進行し，永続性機能低下症になることが多い．その誘因は何らかの自己免疫性機序が関与していると考えられるが，まだ明らかにはなっていない．40〜60歳の女性に多く，若年者には少ない[2,3]．

◆ 症状

　主要な症状は甲状腺の疼痛と発熱である．疼痛は程度の幅が広く，違和感程度〜食事が困難になるほどの強い痛みまでさまざまで，甲状腺は硬くびまん性に腫大する．発熱も微熱〜高熱まで症例によって多様である．また，疼痛がなく発熱のみを呈するような非典型的な症例も報告されている[4]．病初期に甲状腺ホルモン高値になる場合には，動悸など甲状腺中毒症状を呈することもある．

◆ 診断

　現時点で橋本病急性増悪の診断基準はなく，症状，検査所見，経過から判断しているのが現状である．症状としては発熱や甲状腺の疼痛・圧痛，血液検査ではCRPや赤沈の高値，TgAbやTPOAbの持続的な高値を認める．発症時の甲状腺機能は低下症〜中毒症まで症例によって多様である．超音波所見では甲状腺のびまん性の腫大，疼痛部に一致した炎症性の低エコー域や甲状腺全体のエコーレベルの低下を認めるが，疾患特異的な超音波所見は現在のところ明らかにされていない．^{123}Iや^{99m}Tcの甲状腺摂取率は，検査時の甲状腺機能によって低値〜正常を示す．40％弱の症例においては急性炎症症状の軽快・再燃の反復を認めるが，一度のエピソードで治癒する症例もある[2]．

◆ 鑑別診断

　甲状腺部に疼痛を呈する疾患としては，囊胞内出血/囊胞周囲炎，急性化膿性甲状腺炎，未分化癌，悪性リンパ腫などが挙げられるが，いずれも臨床症状や超音波所見，細胞診などより鑑別診断が困難なことはまれである．病初期において鑑別にもっとも苦慮する疾患は亜急性甲状腺炎である．前述の鈴木らもその点について詳細に考案しており，鑑別点として①急性炎症症状が改善した後，亜急性甲状腺炎では甲状腺腫が消失するが，急性増悪では橋本病特有の甲状腺腫が残存する，②亜急性甲状腺炎で認めるクリーピング現象は急性増悪では認めない，③抗甲状腺抗体値が急性増悪では経過を通して常に高く，亜急性甲状腺炎では多くは正常であり病初期に軽度高値を示しても一過性で正常化する，以上を挙げている[1]．鈴木らの報告やこれまでの症例報告をふまえて表に亜急性甲状腺炎との鑑別点を示した．発症時の甲状腺機能は亜急性甲状腺炎ではほとんどが病初期に程度の差はあれ中毒症を呈するが，急性増悪ではレボチロキシン内服中である甲状腺機能低下症の症例にも起こりうる．巨細胞は亜急性甲状腺炎の特徴的な所見とされているが，急性炎症症状を反復し甲状腺全摘を行った橋本病急性増悪の症例の組織にも認め[5,6]，決定的な鑑別点にはならないと考える．

Point
▶病初期には亜急性甲状腺炎との鑑別が困難なことが多い．

Keyword
▶亜急性甲状腺炎
　甲状腺部の疼痛や発熱を呈する代表的な甲状腺疾患．

表　橋本病急性増悪と亜急性甲状腺炎の鑑別点

	橋本病急性増悪	亜急性甲状腺炎
発症時の甲状腺機能	低下〜中毒症	正常〜中毒症
抗 Tg 抗体/抗 TPO 抗体	高値継続	正常あるいは一過性軽度高値
放射性ヨード摂取率	低〜正常	低
発症時の甲状腺腫	硬，びまん性	硬，結節状〜びまん性
クリーピング	なし	あり
症状の再燃	多い	まれ
病理組織像	リンパ球浸潤，巨細胞，線維化，濾胞構造の消失	巨細胞，一時的な濾胞構造の破壊
治療	NSAID，ステロイド，外科治療	NSAID，ステロイド
ステロイドへの反応	良好，減量で再燃	良好
急性炎症症状改善後の甲状腺腫の有無	あり	なし
永続性甲状腺機能低下症の頻度	60%	5〜15%

◆ 治療

Point
▶治療は症状の程度によって非ステロイド系抗炎症薬や副腎皮質ステロイドを使用する．

Keyword
▶副腎皮質ステロイド
　強力な抗炎症作用を有する薬剤．甲状腺疾患では亜急性甲状腺炎や橋本病急性増悪で使用．

Point
▶症状の軽快，再燃を繰り返し，長期間副腎皮質ステロイドを中止できない場合には甲状腺全摘術を要することがある．

Keyword
▶甲状腺全摘術
　甲状腺全体を切除する術式．

　基本的な治療は発熱や痛みへの対症療法である．急性炎症症状が軽症ならば非ステロイド系抗炎症薬，重症であれば副腎皮質ステロイド（処方例：プレドニゾロン 15〜20 mg/日）の内服治療を行う．胃粘膜を保護するため防御因子増強薬や H_2 受容体拮抗薬やプロトンポンプ阻害薬などの併用が必要である．副腎皮質ステロイドは症状や CRP，赤沈の改善の程度を指標にして亜急性甲状腺炎の治療と同様にゆっくりと漸減することが一般的である．非ステロイド系抗炎症薬や副腎皮質ステロイドにより疼痛，発熱は速やかに改善するが，なかには薬の減量や中止で再燃し再び増量が必要となる症例もある．症状の再燃を繰り返し，長期間にわたり副腎皮質ステロイドを中止することができない難治例は，外科治療の適応である．術式も亜全摘では症状が再燃したとの報告もあるため[6]，熟練した外科医による全摘が適切と考える[5]．放射性ヨウ素治療を行った報告例では「甲状腺」が残存していたためか，治療後に症状が再燃している[6]．組織像で正常甲状腺濾胞構造が完全に消失していたにもかかわらず手術直前まで症状が続いた症例もあり[5]，放射性ヨウ素治療の効果については症例をさらに重ねて評価する必要がある．

　経過中に永続性甲状腺機能低下症になる場合にはレボチロキシン補充が必要となる．

◆ 経過・転帰

　軽症では自然軽快する症例，あるいは非ステロイド系抗炎症薬のみで治癒する症例もある．症状の再燃が何度も起こるような重症例でもほとんどが副腎皮質ステロイドの治療により治癒する．しかし，症状の再燃を繰り返し，副腎皮質ステロイドからの離脱が長期にわたって不可能となり外科治療が必要となる難治例が約 5% 存在する[2]．また，甲状腺機能の転帰については，永続性甲状腺機能低下症となる割合が 60% 程度と高く，特に抗甲状腺抗体が高値である症例ほど甲状腺低下に陥る可能性が高い[2,3]．また，無痛性甲状腺炎や亜急性甲状腺炎のような破壊性甲状腺炎後にバセドウ病を発症したとの報告があるが，橋本病急性増悪の後にバセドウ病を発症した報告例もある[7]．

まとめ

　現在，コンセンサスが得られた橋本病急性増悪の定義や診断基準，そして治療指針はない．その臨床症状・経過が個々の症例によって幅広く，亜急性甲状腺炎との鑑別が難しいことが，この疾患を認知し病態を把握することを困難にしている．今後，症例を集積し通常の橋本病や亜急性甲状腺炎との対比をすることによって，より理解を深める必要がある．

Point

▶コンセンサスが得られた橋本病急性増悪の定義，診断基準，治療指針などは現時点ではない．

文　献

1) 鈴木秀郎，阿部　薫，藤本吉秀：急性炎症症状を伴った慢性甲状腺炎の 5 症例．内科 **14**：1140-1146，1964
2) 大江秀美，深田修司，窪田純久，他：橋本病急性増悪 102 例の臨床的特徴と転帰について．日本内分泌学会雑誌 **80**（2）：313，2004
3) 深田修司：橋本病の急性増悪．隈　寛二 編：隈病院における甲状腺診療ガイド．日本医学中央会，東京，pp170-173，1997
4) Kubota S, Matsuzuka F, Ohye H, et al.：Sustained fever resolved promptly after total thyroidectomy due to huge Hashimoto's fibrous thyroiditis. Endocrine **31**（1）：88-91, 2007
5) Ohye H, Fukata S, Kubota S, et al.：Successful treatment for recurrent painful Hashimoto's thyroiditis by total thyroidectomy. Thyroid **15**（4）：340-345, 2005
6) Kon YC, DeGroot LJ：Painful Hashimoto's thyroiditis as an indication for thyroidectomy：Clinical characteristics and outcome in seven patients. J Clin Endocrinol Metab **88**：2667-2672, 2003
7) Ohye H, Nishihara E, Sasaki I, et al.：Four cases of Graves' disease which developed after painful Hashimoto's thyroiditis. Intern Med **45**：385-389, 2006

第4章 特殊な甲状腺疾患をどう診るか

5 甲状腺原発悪性リンパ腫

渡邊奈津子

 Point
▶ 橋本病を背景に中高年女性に好発する非常にまれな悪性腫瘍である．

 Keyword
▶ 橋本病

 Point
▶ 発症率は橋本病患者1万人あたり年間で1〜16人である．

 Point
▶ 画像・病理診断の進歩・高齢化によって今後診断頻度が増加する可能性がある．

　甲状腺原発悪性リンパ腫（primary thyroid lymphoma：PTL）は節外性悪性リンパ腫の1〜7％，甲状腺悪性腫瘍の1〜5％とまれである．男女比は1：4，平均年齢は60歳台で中高年女性に好発する[1,2]．90％に橋本病を合併し，橋本病での発症危険度は一般人口に比し70〜80倍とされる．当院の解析では橋本病患者1万人あたり年間で16人がPTLを発症した[2]．この当院における頻度は過去の報告の10倍であった．画像・病理診断の進歩・高齢化によって，今後さらに診断頻度が増加する可能性がある．限局期では予後良好な一方で，見逃せば呼吸障害を示すまで腫瘍が増大すること，進行期では依然予後不良であることからその可能性を心に留める必要がある．本稿では当院のPTLに対する臨床的対応について概説する．

◆ 診断

　増大傾向を示す頸部腫大を主訴に受診した場合や橋本病の経過観察中に，低エコー腫瘤像が判明した場合，穿刺吸引細胞診で疑い，生検によって診断を確定する．

1．画像検査
① 超音波検査
　典型所見として，①内部低エコー，②後方エコー増強，③まだら状（虫喰い様）低エコー，④切れ込み像，⑤線状エコー，⑥顕著なリンパ節腫脹，⑦低エコー部への血流が挙げられる．両側性病変では橋本病との鑑別が困難であること，境界不整な場合は甲状腺癌が疑われる場合があること，画像検査の普及により小さな結節状の低エコーを指摘される症例が増加していることに注意する．

② CT
　正確な病期分類，リンパ節病変の評価に必須である．消化管病変は描出されにくく，下記のFDG-PET検査も参考にする．

③ FDG-PET，FDG-PET/CT，ガリウムシンチグラフィ
　FDG-PETは中等悪性のPTLでも病期診断以外に効果判定・再発

の評価に有用な可能性があり予後改善につながることが期待されている[3]．ただしFDG-PETは橋本病でもびまん性集積を認めること，低悪性度リンパ腫では疑陰性となることに注意する．糖尿病での高血糖状態などFDG-PETが不適切な場合，ガリウムシンチグラフィ検査は依然有用な検査であり断層画像（SPECT）を追加することでより詳細に局在を評価しうる．FDG-PET同様，低悪性度リンパ腫では疑陰性となりうる．

2. 病理学的検査

① 穿刺吸引細胞診

著明な核小体，核形不整をもつ異型リンパ球が特徴的である．

② 甲状腺生検

細胞診は低悪性度の場合は判定不能例が多くなること，病理分類により治療方針が異なることから生検が望ましい．フローサイトメトリーや，橋本病の反応性病変と鑑別が困難な場合，免疫グロブリン重鎖の再構成を参考に単クローン性を評価する．

③ 骨髄穿刺（または生検）

病期分類のために行う．

◆ 病理，病期分類

病理分類はB細胞性非ホジキンリンパ腫がほとんどで低悪性の粘膜関連リンパ組織（mucosa-associated lymphoid tissue：MALT）リンパ腫が頻度10～30％，中等悪性のびまん性大細胞型B細胞リンパ腫（diffuse large B-cell lymphoma：DLBCL）および両者の混合型が頻度60～70％とされる．混合型は臨床的にはDLBCLとして扱う．このほか，濾胞性リンパ腫，末梢性T細胞リンパ腫，形質細胞腫などがまれなリンパ腫として発症する．濾胞性リンパ腫は報告により数％～10％と頻度に幅があり，MALTリンパ腫と類似するlymphoepithelial lesionを呈するため注意する．Bcl-6陽性，免疫グロブリン重鎖の発現陰性からMALTリンパ腫と鑑別しうるとされている．病期分類はIE期が30～50％，IIE期が40～60％と限局期がほとんどを占めIIIE・IVE期は5％程度である（表）．

◆ 治療

病理および病期分類に基づき治療方針を決定する．MALTリンパ腫の限局期症例ではIE・IIE期とも約36 Gyの放射線療法単独療法を当院の標準治療としている．DLBCLおよび混合型の限局期症例ではIE・IIE期とも放射線と化学療法の併用療法を当院の標準治療と

Point
▶ FDG-PETは橋本病でも集積すること，MALTリンパ腫での疑陰性に注意する．

Keyword
▶ MALTリンパ腫

Keyword
▶ びまん性大細胞型B細胞リンパ腫

表　PTLの病期分類

ⅠE	甲状腺に限局した病変があるもの
ⅡE	甲状腺に限局した病変と横隔膜の頭側のリンパ節に病変があるもの
ⅢE	甲状腺に限局した病変と横隔膜の両側のリンパ節，およびまたは，脾臓に病変があるもの
ⅣE	甲状腺に加えてリンパ節以外の臓器に病変があるもの

(Lister TA, Crowther D, Sutcliffe SB, et al.：Report of a committee convened to discuss the evaluation and staging of patients with Hodgkin's disease：Cotswolds meeting. J Clin Oncol **7**（11）：1630-1636, 1989より引用)

Point
▶RCHOP療法は甲状腺限局期DLBCLの予後を改善した．

Keyword
▶リツキシマブ

Keyword
▶放射線療法

している．CD20（L26）抗原陽性を確認しCHOP療法にキメラ型CD20モノクローナル抗体であるリツキシマブを併用する（RCHOP療法）．RCHOP療法後の*de novo*肝炎の報告がありガイドラインに準じ肝炎ウイルスの評価を行う[4]．通常3週間ごと3コースのCHOP（RCHOP）療法の後に約40 Gyを照射する．高齢者では症例ごとに化学療法の減量や姑息的治療について検討する．

外科治療の主な役割は診断（生検）であるが，局所圧排症状が強い場合，甲状腺癌と鑑別困難な場合，病変が小さく生検範囲の決定が困難な場合，高齢・合併疾患などでその後の放射線療法や化学療法の施行が困難な場合に，甲状腺片葉切除術や全摘出術を考慮する．

なお，進行期病変は，甲状腺原発であるか転移性病変かの判定が困難な場合もあり全身性病変とし血液内科に委ねている．

◆予後

進行期では5年全生存率は40％程度と依然不良であるが，限局期では5年全生存率はおおむね80％以上が期待できる．病理分類別では5年全生存率はMALTリンパ腫90％，DLBCLおよび混合型では81％，無イベント生存率はMALTリンパ腫89％，DLBCLおよび混合型では73％と，MALTリンパ腫では予後良好である（図1）[2]．前述はリツキシマブ導入以前の成績で，RCHOP療法を標準治療とした後の高齢者DLBCLの5年全生存率は87％と顕著な改善を認めている（図2）[5]．当院の解析では年齢，DLBCL，血沈，非胚中心B細胞型が予後不良因子であった[2]．このほか，巨大病変，病期ⅡE以上，縦郭リンパ節腫大などが予後因子として報告されるが，不一致がみられる．

まとめ

以上，当院のPTLに対する臨床的対応について概説した．限局期甲状腺DLBCLの予後はRCHOP療法によって顕著に改善したが，再発例，進行期例は予後不良であり，新規分子標的薬などによるさらなる抗腫瘍効果の強化が期待される．ⅠE期MALTリンパ腫では外科治

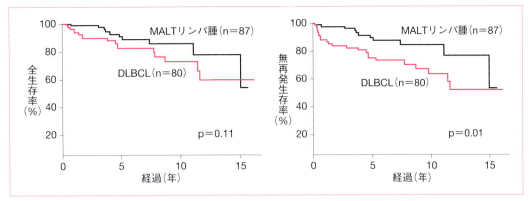

図1 限局期PTLの生存率
(渡邊奈津子:甲状腺原発悪性リンパ腫.甲状腺疾患診療マニュアル改訂第2版.診断と治療社,東京,pp135-137,2012)

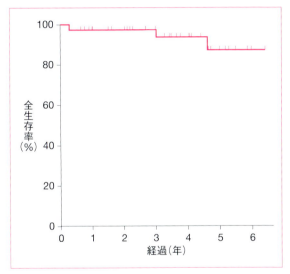

図2 限局期高齢者DLBCLの全生存率
—RCHOP療法導入後—
(Watanabe N, et al.:Thyroid **24**:994-999, 2014[5])

療や,増悪までは無治療で経過観察しても長期予後が期待できるとの報告もあり,QOLも考慮したPTLの管理が今後の検討課題である.

文　献

1) Derringer GA, Thompson LD, Frommelt RA, et al.:Malignant lymphoma of the thyroid gland:a clinico-pathologic study of 108 cases. Am J Surg Patholol **24**:623-639, 2000
2) Watanabe N, Noh JY, Narimatsu H, et al.:Clinicopathological features of 171 cases of primary thyroid lymphoma:a long-term study involving 24 553 patients with Hashimoto's disease. British Journal of Haematology **153**:236-243, 2011
3) Treglia G, Del Ciello A, Di Franco D:Recurrent lymphoma in the thyroid gland detected by fluorine-18-fluorodeoxyglucose PET/CT. Endocrine **43**:242-243, 2013
4) 日本肝臓学会肝炎診療ガイドライン作成委員会:B型肝炎治療ガイドライン第2版.日本肝臓学会,東京,2014
5) Watanabe N, Narimatsu H, Noh JY, et al.:Rituximab-including combined modality treatment for primary thyroid lymphoma:an effective regimen for elderly patients. Thyroid **24**:994-999, 2014

第4章 特殊な甲状腺疾患をどう診るか

6 不適切甲状腺刺激ホルモン分泌症候群（SITSH）の鑑別診断

大江秀美

Keyword
- 不適切TSH分泌症候群

不適切甲状腺刺激ホルモン（TSH）分泌症候群（SITSH）とは，甲状腺ホルモン（遊離サイロキシン：FT_4，遊離トリヨードサイロニン：FT_3）が高値にもかかわらず，TSHが正常～高値を示す状態である．この状態を引き起こす代表的疾患はTSH産生腫瘍やβ型T_3受容体（TRβ）遺伝子異常による甲状腺ホルモン不応症（resistance to thyroid hormone：RTH）である．この2疾患の鑑別も重要であるが，それ以前にSITSHの状態に気づくこと，そしてそれが「本物」であるかどうかを確認することが診断の第一歩である．

◆ SITSH診断における甲状腺機能検査の見方

Point
- 甲状腺ホルモン値（FT_4, FT_3）が高いときには必ずTSHの値を確認する．

視床下部―下垂体―甲状腺系においてフィードバック機構がうまく機能しない場合はFT_4, FT_3が高値でもTSHが低下しない異常な状態が起こりうる．これが不適切TSH分泌の状態である．残念なことに甲状腺ホルモン高値に気を取られTSHが抑制されていないことに気づかず原発性甲状腺機能亢進症と誤診され治療が行われることがある．FT_4, FT_3が高いときには必ずTSHの値を確認し，TSHが正常～高値であれば「不適切」と気づかなければならない．

Point
- TSH値が抑制されていないのに甲状腺ホルモン高値だからといってむやみに抗甲状腺薬などでの亢進症の治療を開始しない．

◆ 真のSITSHと判断する際の注意点

Keyword
- SITSHの真偽

次に下記のような原因による偽の不適切TSH分泌状態を除外する必要がある．

1. 一時的な偽の不適切TSH分泌状態

甲状腺機能亢進が急に悪化するときにTSHの抑制が追いつかず一時的に不適切TSH分泌状態を呈することがあるが，おそらく1～4週間後にはTSHは低値になる．このような不適切TSH分泌状態の継続性は少なくとも数週間の間隔で複数回確認したほうがよい[1]．

Point
- 不適切TSH分泌状態（FT_4, FT_3かつTSH正常～高値）の真偽を確認する．

2. 測定系への干渉物質による偽不適切TSH分泌状態

抗原（FT_4, FT_3, TSH）に反応する標識抗体，固相担体/抗体を使用したイムノアッセイでの測定に干渉物質が存在すると偽値を呈す

ることがある．代表的な干渉物質にはヒト抗マウス IgG 抗体（HAMA），抗 T_4，T_3 自己抗体，抗 TSH 抗体やリウマチ因子があり[2]，ポリエチレングリコール（PEG）などで干渉物質を吸着することによって真値を測定することが可能である．また，測定系で使用する標識抗体，固相担体/抗体に反応する異好性抗体の存在でも偽値を示す．この場合は，使用する標識抗体や固相担体（抗体）は各測定系で異なるため別の測定系での再検がもっとも簡便である．特に測定の過程で洗浄工程が 1 回の 1 ステップ法より，洗浄を 2 回行う 2 ステップ法での再検がより信頼性が高い．

3. 甲状腺ホルモン結合蛋白異常

血中甲状腺ホルモンの大部分は甲状腺ホルモン結合蛋白（TBG）やトランスサイレチン（TTR），アルブミン（Alb）などの蛋白と結合した形で存在する．遺伝子変異による異常 Alb は甲状腺ホルモンへの親和性が高くなり TT_4，TT_3 のみならず FT_4，FT_3 も偽高値を示すことが多い[3]．異常蛋白による偽高値では当然亢進症状や甲状腺腫は認めない．

4. そのほかの注意点

小児期の FT_3，TSH は成人より高値を示す傾向がある．また，アスピリンやヘパリンなどの薬剤の影響でも FT_4 や FT_3 が偽高値を示すことがある[2]．

◆ SITSH を呈する 2 疾患の鑑別診断

真の SITSH と確認できた症例は TSH 産生腫瘍と RTH との鑑別診断を行う．表に鑑別点を示す．家系内に SITSH や RTH と診断され

Point
▶真の SITSH は TSH 産生腫瘍か甲状腺ホルモン不応症かの鑑別診断を行う．

表 TSH 産生腫瘍と甲状腺ホルモン不応症との鑑別点

	TSH 産生腫瘍	甲状腺ホルモン不応症
家族性	なし	あり（75%）
MRI	腫瘍あり	腫瘍なし
T_3 試験	抑制なし	抑制あり（部分的）
TRH 試験	無〜低反応	正常反応
SHBG[*1]	高値	正常
αサブユニット[*1]/TSH モル比[*2]	>1.0	正常
PRL，GH 値	高値を示すことあり	正常
TRβ 遺伝子異常	なし	あり（85%）

*1 保険未収載
*2 閉経後や妊娠中は除く

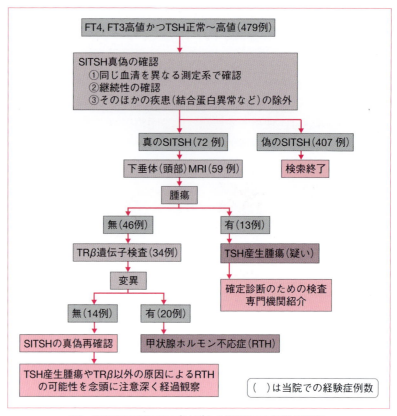

図　SITSH診断アルゴリズムと当院での経験症例数

ているメンバーがいる場合は先に TRβ 遺伝子検査を行うことがあるが，家族歴が明らかでないことが多く当院ではまず MRI 検査を行う．下垂体やその周辺に腫瘍を認める場合には下垂体疾患を専門とする医師のいる医療機関に紹介する．腫瘍を認めなければ TRβ 遺伝子検査を行い RTH の診断を行う（図）．

1. TSH 産生腫瘍

　TSH 産生腫瘍の症状は甲状腺腫や頻脈などの甲状腺機能亢進症状や腫瘍による頭痛や視野障害である．下垂体腺腫の約 0.5〜1％ を占め[4]，まず画像診断で腫瘍の有無を確認するが，まれに異所性 TSH 産生腫瘍もあり注意が必要である．大きな下垂体腫瘍は TRH 試験で下垂体卒中の報告があり画像診断を先行させることが無難である．診断の詳細は日本内分泌学会のホームページに掲載されている TSH 産生下垂体腫瘍の診断の手引きを参照していただくとよい．

2. 甲状腺ホルモン不応症（RTH）

　T_3 作用機構上の何らかの異常により組織の甲状腺ホルモンに対する反応性が減弱し，SITSH を示す症候群と定義されている．RTH

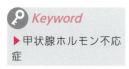

家系の85%はTRβ遺伝子変異が原因で，通常は常染色体優性遺伝形式での家系内発症が特徴的であるが，臨床的にRTHでもTRβ遺伝子変異のない例もある[1]．症状は甲状腺腫，頻脈などの亢進症状から成長障害や骨年齢の遅延などの低下症状まで多様である[1]．TRβ遺伝子検査で責任変異が確認できれば診断できるが，TRβ遺伝子検査はコマーシャルベースで行われていないため専門機関にご紹介いただきたい．RTHの診断基準は日本甲状腺学会のホームページに公開されている．

◆ 伊藤病院での経験

当院では甲状腺機能検査には通常短時間で測定可能な1ステップ法を使用している．その検査法で過去8年間に不適切TSH分泌状態を疑う症例を479例経験した．そのうち真のSITSHと判断したものが72例（15%），一方，偽と判断したのは実に407例（85%）であった．偽のSITSHであったと判断した407例の内訳は検査による偽値が309例（76%），一時的な状態であったものが70例（17%），小児例6例（1.5%），結合蛋白異常1例（0.2%）などであった．また，真のSITSHと判断した72例中，TSH産生腫瘍が13例，RTHが20例，TRβ遺伝子に変異なしが14例であった（図）．

まとめ

SITSHを見逃さないためには，まず甲状腺ホルモン値とTSH値のバランスよりTSH分泌が「適切」かどうかの判断が大切である．また，当院での経験のように不適切と判断した症例のほとんどが偽の不適切TSH分泌状態であることより，さらにふるいにかけ真のSITSHを見つけ出し正確な診断につなげる必要がある．

文献

1) Weiss RE, Dumitrescu AM, Refetoff S：Syndromes of Reduced Sensitivity to Thyroid Hormone. Genetic Diagnosis of Endocrine Disorders（Weiss RE, Refetoff S, eds.）. Academic Press, San Diego, pp105-330, 2010
2) 三橋知明：T3, T4, FT3, FT4. ホルモンと臨床 59（6）：501-510, 2011
3) Hoshikawa S, Mori K, Kaise N, et al.：Artifactually elevated serum-free thyroxine levels measured by equilibrium dialysis in a pregnant woman with familial dysalbuminemic hyperthyroxinemia. Thyroid 14（2）：155-160, 2004
4) 田上哲也：TSH産生腫瘍，診断基準・アルゴリズム，TRH試験．内分泌機能検査実施マニュアル（成瀬光栄，平田結喜緒 編）．診断と治療社，東京，p44, 2011

第4章 特殊な甲状腺疾患をどう診るか

7 甲状腺眼症

鈴木美穂

◆ 未治療バセドウ病と甲状腺眼症

「甲状腺腫，眼球突出，頻脈」は Merseburg の3徴としてよく知られるバセドウ病の特徴である．long acting thyroid stimulator など甲状腺刺激自己抗体が発見されバセドウ病が自己免疫疾患として認識されるようになり，典型的な甲状腺眼症の症状を自覚する前にバセドウ病と診断されることも増えている．

初診時のアンケートで眼症状の自覚症状についてその割合を検討した．2009年9月～2010年1月に当院を初診した患者5,170人を対象に，初発時の自覚症状について質問票を用いてアンケートを行った．未治療バセドウ病の患者は437名であった．男女比は，1対4.4，年齢中央値37歳（範囲11～80歳），甲状腺機能は，遊離トリヨードサイロニン（FT_3）15.7 pg/dL（1.9～32.5），遊離サイロキシン（FT_4）4.66 ng/dL（0.17～7.77），甲状腺刺激ホルモン（TSH）0.01 μIU/L（0.01～2.38），抗TSHレセプター抗体（TRAb）11.3 IU/L（0.5～40）．初診時より眼の症状を自覚していたのは83症例（19.0％）であった．このうち49例（59.0％）が眼科を紹介され，活動性眼症と診断されたのは10例で，初診でバセドウ病と診断された症例の約2.3％であった．このアンケートはあくまでも，本人や家族が症状を自覚していた場合に「眼症状あり」と記載されていることから，眼症状と気づかれない症例も含まれている．一般的には，バセドウ病患者の10～25％に甲状腺眼症を合併し，CT などを用いて眼症を評価した場合には，約70％に甲状腺眼症を合併すると報告されている[1]．年齢別では，0～19歳の女性で4人（20％），男性0人，20～39歳の女性で35人（19.4％），男性9人（19.6％），40～59歳女性で28人（23.1％），男性3人（13％），60歳以上の女性で5人（12.5％），男性0人であった．

甲状腺機能亢進症の状態では眼症状が悪化しやすい．特に眼瞼後退は，みかけ上の眼球突出をひき起こしやすいため眼球突出が顕著

> **Point**
> ▶ 甲状腺眼症は眼部を中心とした自己免疫疾患であるが，甲状腺疾患の発症時期や甲状腺機能に関連せずに発症する．

になる場合がある．ホルモン値が改善することにより眼球突出の自覚症状も改善することがあるため，複視や視力低下などの症状を伴わない場合には，甲状腺ホルモン値が改善するまで経過観察を行うこともある．

しかし，急激な視力低下や目の奥の痛みなど悪性眼球突出症を疑わせる兆候がある場合には，至急眼科専門医への受診を勧める必要がある．

> **Point**
> ▶急激な視力の低下や眼球突出，色覚障害など視神経障害が疑われる兆候を見逃さずに，眼科医との連携を行う．

◆ 診断と症状

甲状腺眼症の症状は，原発性症状（眼球突出，眼瞼後退，涙腺障害）とその原発症状が原因となって生じる続発症状に分類される．続発症状は，ドライアイ，眼精疲労，結膜充血，睫毛内反症，複視，角膜障害，視神経障害など多彩な症状を呈する．

後眼窩組織にはTSH受容体，インスリン様成長因子1（insulin like growth factor 1：IGF-1）受容体が発現し，外眼筋抗体などによる自己免疫機序が想定されているが，詳細は不明である．病理学的には，高度に肥厚した外眼筋と顕微鏡的に観察できる高度なリンパ球細胞主体の炎症細胞浸潤やグルコサミノグリカンの沈着が観察される．一方，疾患活動性が低下した甲状腺眼症では，筋組織の線維化や脂肪変性，眼窩脂肪組織の増大が認められる[2]．

客観的な甲状腺眼症の評価としてMRIやCTが用いられる．外眼筋の肥厚，眼球突出度の測定や，活動性の評価に有用である．特にMRIにおけるT2強調画像またはshort TI inversion recovery（STIR）法が有用である．

> **Point**
> ▶甲状腺眼症の評価に，MRI・CT検査は有用である．

◆ 重症度分類・活動性の評価

甲状腺眼症では，活動性の有無を評価することが重要である．一般的に活動性の評価としてclinical activity score（CAS）が用いられる．後眼窩の自発痛や違和感，上方視・下方視時の痛み，眼瞼の発赤，眼瞼の腫脹，結膜の充血，結膜の浮腫，涙丘の発赤・腫脹の7項目中，3項目以上で活動性眼症と診断される指標である．しかし，日本人ではCAS 1～2点でもMRIなどの評価にて炎症所見が指摘されることがある．重症度の評価としては，眼裂開大，眼瞼腫脹，結膜，眼球突出，外眼筋，角膜，視神経・網膜の7項目について，各々なし，軽症，中等症，重症，最重症に分類されている（表）．

> **Keyword**
> ▶活動性の評価

表　眼症の重症度分類

	なし	軽症	中等症	重症	最重症
眼裂開大	<8 mm	8〜10 mm	10〜12 mm	12 mm 以上	⇔
眼瞼腫脹	なし	軽度	中等度	高度	⇔
結膜	所見なし	うっ血, 充血, 浮腫	上方輪部角結膜炎	上強膜血管怒張	⇔
眼球突出	<15 mm	15〜18 mm	18〜21 mm	21 mm 以上	⇔
外眼筋	所見なし	なし〜間歇性複視	周辺視での複視	第一眼位で複視	⇔
角膜	所見なし	所見なし	兎眼性浸潤〜角膜全体に及ぶ浸潤		潰瘍, 穿孔, 壊死
視神経・網膜	所見なし	所見なし	所見なし	所見なし	視神経症

(臨床重要課題「バセドウ病悪性眼球突出症［甲状腺眼症］の診断基準と治療指針」[第1次案], 日本甲状腺学会ホームページ)
(http://www.japanthyroid.jp/doctor/problem.html)

Keyword
▶視神経症

Point
▶甲状腺眼症の重症度・活動度に合わせて甲状腺機能の治療を選択する(^{131}I内用療法は, 活動性眼症では禁忌である).

◆ 甲状腺眼症からみたバセドウ病治療

バセドウ病を治療する際には, 抗甲状腺薬による薬物治療, 放射性ヨウ素による^{131}I内用療法, そして甲状腺を切除する手術療法がある. わが国は外来治療が可能なことから9割が薬物療法で治療が開始されている. 3つの治療法には長所と短所があり, 患者それぞれの特徴に合わせて治療方針を決定する必要があり, 眼症の観点から治療方法の選択について考える.

1. 薬物療法

甲状腺機能亢進状態は, 眼症を悪化させることからも, 第一選択の治療法となる. 初期治療は, 甲状腺機能を正常化させることを第一目標とするが, その後は甲状腺機能を安定した状態に維持させる.

抗甲状腺薬の短所として, 減量による悪化や, 内服中止後の再発の可能性がある. 眼症の安定化のためにも, 減量や中止による甲状腺機能の悪化を避けることを目的として, 抗甲状腺薬と甲状腺ホルモン薬の併用である block and replace therapy を行うことがある. 甲状腺機能を抑えこむことのできる量のチアマゾール®（MMI）に, 甲状腺機能を正常に保つことのできるレボチロキシン（T_4）を併用して用いることで, 甲状腺機能を安定化させることができる. この治療は, 寛解率を高めるためには用いられない. 抗甲状腺薬による副作用の発現には, 注意が必要であるが, 長期的に安定した甲状腺機能を得ることが可能である.

2. 放射性ヨウ素による^{131}I内用療法

^{131}I内用療法は，欧米では70年以上の治療経験があり，バセドウ病の治療として有用である[3]．^{131}I内用療法の際には，甲状腺眼症が悪化する症例が報告されている[4,5]．活動性のある眼症を認める場合には，眼症の治療を優先させるべきであり，専門の眼科への受診を勧める．喫煙は甲状腺眼症のリスク因子となることからも，治療前には禁煙を指導すべきである．治療後に複視や視力低下，目の奥の痛みなどの症状が出現する場合には，眼科への受診が必要になることを説明しておき，眼科医との連携が重要である．

^{131}I内用療法時にトリヨードサイロニン（T_3）が高値である場合は，眼症の悪化のリスクになるため[4]，^{131}I内用療法時には甲状腺機能のコントロールを行う必要がある．また，^{131}I内用療法後は，TRAb値が上昇しやすい．このTRAbの上昇も甲状腺眼症を悪化させる原因とされている．

欧米では，眼症の発症予防のために，^{131}I内用療法時には，ステロイドの内服を併用するように推奨されている[5,6]．渡邊らが日本人295人で^{131}I内用療法後の甲状腺眼症の悪化について検討を行った[7]．^{131}I内用療法後の甲状腺眼症の悪化は9.8％で，そのうち眼症の治療を必要としたのは2.4％であった．低用量のステロイド（プレドニゾロン15 mg/日）の予防投与は^{131}I内用療法後の甲状腺眼症の悪化を予防しないことを報告した．そのため，わが国においては^{131}I内用療法前に甲状腺眼症の評価を行い，活動性眼症を合併する症例ではより高用量のステロイド使用が必要とされる可能性がある．

^{131}I内用療法後は，2〜3ヵ月後に甲状腺機能低下症を示しやすい．著明な甲状腺機能低下症は，甲状腺眼症を悪化させやすいため，一時的にはレボチロキシンの内服を併用するなどして，できうる限り甲状腺機能低下症を避けて甲状腺機能のコントロールを行う．

3. 手術療法

手術による外科的治療は，有効な治療法であり，確実性が高い治療である．手術後の経過とともにTRAb値が低下することが多く[8,9]，甲状腺亜全摘術より，全摘のほうが低下率は高いとの報告がある．甲状腺亜全摘によって甲状腺眼症が改善するとの報告[10]，全摘術が甲状腺眼症の改善に寄与するとの報告[11]があるが，全摘後甲状腺眼症が悪化したという症例報告もあり，TRAb高値持続症例などでは経過観察が必要である．

Keyword
▶喫煙

Point
▶喫煙(受動喫煙を含む)は甲状腺眼症の増悪因子であり，禁煙を指導する．

Keyword
▶ステロイドパルス療法

◆ 治療

　喫煙は甲状腺眼症の悪化のリスク因子であり，ステロイド治療や放射線治療の治療効果を低下させることから，禁煙を勧める必要がある．

　甲状腺眼症は，炎症所見が旺盛な「活動期」(2〜3ヵ月)，炎症症状が消退しつつある「不活動期」(数年)，炎症が完全に消退し，合併症が前面に出現した「回復期」の3期に分類される．「活動期」のうちに速やかに炎症を消退させることによって，合併症を最小限に抑えることができる[12]．

1. 軽症例

　経過観察やステロイド(トリアムシノロンやベタメタゾン)やボツリヌスA毒素の局所注射，ビマプロスト点眼，ヒアルロン酸点眼などの局所治療が選択される．

2. 中等症〜重症例

　活動性があれば免疫抑制療法や放射線照射療法，非活動期であれば眼科的な機能回復手術の適応となる．

① ステロイドパルス療法

　メチルプレドニゾロン500〜1,000 mg/日を3日間点滴静注し，これを1クールとして1週間隔で3クール施行する．0.8%に重篤な肝不全，0.3%に死亡例も報告されていることから，総量8 g以下が推奨されている．しかし，8 g以下であれば安全であるという結論は出ていない．HBVキャリアや感染既往例ではステロイド投与により，HBVが再活性化し，重症肝炎を発症するリスクが高い．B型肝炎ウイルスのチェック(HBs抗原，HBc抗体，HBs抗体)を行い，陽性の場合は，HBV-DNA定量とともに核酸アナログの予防投与について肝臓専門医へコンサルトする[13]など施行前に適応を確認する必要がある．

② ステロイド内服治療

　外眼筋肥大を伴う上眼瞼後退の症例やステロイドパルス療法後の後療法として行われる．プレドニゾロン0.4〜0.5 mg/kg/日で開始され，3〜6ヵ月間の漸減投与が多い．

③ 眼窩部放射線療法

　ステロイドパルス療法との併用で有効率が高いことが報告され，1.5〜2.0グレイ(Gy)，10回で計15〜20 Gy照射を2週間で行う．副作用としては，炎症の増悪，白内障や網膜症の進行，頭頸部腫瘍発生，局所の脱毛などがある．網膜症をもつ糖尿病患者や高血圧症患者は禁忌である．

④ **手術療法**

最重症例に対する眼窩減圧術と非活動期に行う視機能回復手術（外眼筋手術，眼瞼手術）である．原則としては術前にステロイド薬や放射線照射などで炎症が消退してから行う．

3．最重症例（視神経症）の治療

至急，ステロイドパルス療法を開始する．2週間で改善が認められない場合には，眼窩減圧術が考慮される．

▶視神経症

▶眼窩減圧術

文　献

1) Burch HB, Wartofsky L：Graves' ophthalmopathy：current concepts regarding pathogenesis and management. Endocr Rev **14**（6）：747-793, 1993
2) Schneider PB：Simple, rapid thyroid function testing with 99mTc-pertechnetate thyroid uptake ratio and neck/thigh ratio. AJR. Am J Roentgenol **132**（2）：249-253, 1979
3) Sisson JC, Freitas J, McDougall IR, et al.：Radiation Safety in the Treatment of Patients with Thyroid Diseases by Radioiodine（(131) I）Practice Recommendations of the American Thyroid Association. Thyroid **21**（4）：335-346, 2011
4) Tallstedt L, Lundell G, Torring O, et al.：Occurrence of ophthalmopathy after treatment for Graves' hyperthyroidism. The Thyroid Study Group. N Engl J Med **326**（26）：1733-1738, 1992
5) Bartalena L, Marcocci C, Bogazzi F, et al.：Relation between therapy for hyperthyroidism and the course of Graves' ophthalmopathy. N Engl J Med **338**（2）：73-78, 1998
6) Marcocci C, Bartalena L, Tanda ML, et al.：Comparison of the effectiveness and tolerability of intravenous or oral glucocorticoids associated with orbital radiotherapy in the management of severe Graves' ophthalmopathy：results of a prospective, single-blind, randomized study. J Clin Endocrinol Metab **86**（8）：3562-3567, 2001
7) Watanabe N, Noh JY, Kozaki A, et al.：Radioiodine-Associated Exacerbation of Graves' Orbitopathy in the Japanese Population：Randomized Prospective Study. J Clin Endocrinol Metab **100**（7）：2700-2708, 2015
8) Sugino K, Ito K, Ozaki O, et al.：Postoperative changes in thyrotropin-binding inhibitory immunoglobulin level in patients with Graves' disease：is subtotal thyroidectomy a suitable therapeutic option for patients of childbearing age with Graves' disease? World J Surg **23**（7）：727-731, 1999
9) Abe Y, Sato H, Noguchi M, et al.：Effect of subtotal thyroidectomy on natural history of ophthalmopathy in Graves' disease. World J Surg **22**（7）：714-717, 1998
10) Witte J, Goretzki PE, Dotzenrath C, et al.：Surgery for Graves' disease：total versus subtotal thyroidectomy-results of a prospective randomized trial. World J Surg **24**（11）：1303-1311, 2000
11) Kurihara H：Total thyroidectomy for the treatment of hyperthyroidism in patients with ophthalmopathy. Thyroid **12**（3）：265-267, 2002
12) Wiersinga WM：Management of Graves' ophthalmopathy. Nat Clin Pract Endcrinol Metab **3**（5）：396-404, 2007
13) Selby JB, Buse MG, Gooneratne NS, et al.：The Anger camera and the pertechnetate ion in the routine evaluation of thyroid uptake and imaging. Clin Nucl Med **4**（6）：233-237, 1979

第4章 特殊な甲状腺疾患をどう診るか

8 バセドウ病と妊娠

吉原　愛

◆ 正常妊娠における甲状腺機能

　妊娠時にはエストロゲンの作用によりサイロキシン結合蛋白（TBG）が増加するため，妊娠経過中には血中の総サイロキシン（TT_4）は TBG の増加に合わせて増加する．妊娠初期では，胎盤から分泌されるヒト絨毛性ゴナドトロピン（human chorionic gonadotropin：hCG）が甲状腺刺激作用を有するため，軽度の遊離サイロキシン（FT_4）上昇と甲状腺刺激ホルモン（TSH）の低下を認める．妊娠後期にかけては非妊娠時よりも遊離トリヨードサイロニン（FT_3），FT_4 はむしろ低下傾向を示すが生理的なものであり，TSH については変化が少ない．したがって，妊娠時の甲状腺機能評価には TSH，FT_3，FT_4 値を測定する．TSH および遊離型甲状腺ホルモンは妊娠週数に応じて変化するため，その基準値は非妊娠時と異なり，甲状腺疾患の診断や治療のうえで注意を要する．当院で作成した妊婦の週数別の TSH，FT_3，FT_4 値の参考値を表に示す．TSH，FT_3，FT_4 値はロシュ・ダイアグノスティックス社の電気化学発光全自動免疫測定装置 ECLusys による測定で作成したものである．

◆ 妊娠一過性甲状腺機能亢進症

　妊婦においては基礎代謝率や循環血液量の増加のため頻拍，息切

表　当院での妊娠中の基準値

	TSH（μIU/mL）	FT_3（pg/mL）	FT_4（ng/dL）
健常人	0.2〜4.5	2.2〜4.3	0.8〜1.6
妊娠 1 期 （〜14 週 6 日）	<3.21	2.19〜4.07	0.99〜1.70
妊娠 2 期 （15 週 0 日〜28 週 6 日）	<3.49	1.90〜3.40	0.75〜1.24
妊娠 3 期 （29 週 0 日〜）	<2.87	1.50〜3.13	0.78〜1.22

れ，多汗といった症状は高頻度に認められるため，症状から甲状腺機能異常の診断をすることは困難な場合もある．甲状腺ホルモンの高値は全妊娠の0.2％に認められるとの報告があり，バセドウ病と妊娠一過性甲状腺機能亢進症（gestational transient hyperthyroidism：GTH）の鑑別が重要となる．hCGは妊娠初期（7～15週）に増加する．GTHにおいてはhCGの濃度が高くなり甲状腺刺激作用が強くなるため，甲状腺機能亢進症を呈する．GTHでは妊娠悪阻を伴うことも多く，多胎妊娠ではGTHの可能性が高くなるといわれている．hCGは妊娠中期には低下傾向となるため，甲状腺機能異常は一過性であり自然に軽快する．バセドウ病との鑑別はTSH受容体抗体（TSH receptor antibody：TRAb）や甲状腺刺激抗体（thyroid stimulating antibody：TSAb）を測定し，高値の場合はバセドウ病と診断する．

▶妊娠初期の甲状腺中毒症については，バセドウ病と妊娠一過性甲状腺機能亢進症を鑑別する必要がある．

Keyword
▶GTH

▶バセドウ病

◆ バセドウ病の治療

1．薬剤の選択

妊娠時のバセドウ病は，甲状腺中毒症による母体の心不全，妊娠中毒症，胎児の流早産，発育遅延のリスクがあり，速やかに甲状腺機能をコントロールすることが重要である．治療には抗甲状腺薬であるメチマゾール（MMI），プロピルチオウラシル（PTU）または無機ヨウ素を用いる．抗甲状腺薬の選択については，副作用と先天性形態異常の観点から考慮が必要である．

抗甲状腺薬の妊娠初期の服用と先天異常との関連が，近年明らかになった．先天性形態異常が問題となるのは妊娠初期（妊娠12週ごろまで）の治療であり，頻度は少ないもののMMIと頭皮欠損症，後鼻孔閉鎖症，食道閉鎖症，気管食道瘻，臍帯ヘルニア，臍腸管異常などの特殊な先天異常との関連が明らかになった[1]．日本甲状腺学会主導の前向き研究（POEM study）においても同様の見解であった[2]．

一般に，先天性形態異常の頻度は全出産の2～3％といわれている．当院における検討では，妊娠初期に内服なしで経過したバセドウ病の母体（内服治療で寛解期，または手術治療，^{131}I内用療法後）から出生した児の先天異常頻度は2.1％であった．妊娠初期（12週まで）にMMIのみで治療した母体から出生した児の先天異常は4.1％であり，内服なしの群に比べ高値であった．妊娠初期PTUのみで治療した母体から出生した児での先天異常は1.9％，無機ヨウ素で治療した母体から出生した児の先天異常は0.9％であった[3]．

Point
▶バセドウ病妊婦に対する抗甲状腺薬の選択は，近々妊娠する予定があるかどうか，あるいは妊娠中であるならば妊娠週数を考慮して判断する．

Keyword
▶MMI

▶PTU

Keyword
▶無機ヨウ素

妊娠初期の母体の甲状腺機能亢進症と先天異常の発症とは関連しなかった．MMI内服群における特殊な先天異常として，頭皮欠損症，臍帯ヘルニア，臍腸管異常，食道閉鎖症を認め，こうしたMMI関連先天異常の出現頻度はMMI治療群においては1.6％の頻度であった．MMI内服については，隔日1錠の維持量でも関連先天異常を認めたため，少量でも内服は可能な限り避けることが望ましいと考える．PTUにおいても泌尿器系先天異常，顔・頸部先天異常との関連性が報告された[4]が，当院の検討では関連性は認められなかった．PTUが副作用で使用できない場合，MMIで加療し月経が2〜3日遅れた時点で無機ヨウ素に変更するよう，無機ヨウ素をあらかじめ処方している[5]．PTUには肝障害の副作用の頻度が高いこと，ANCA関連血管炎を起こしやすいこと[6]も合わせて考慮すべきであり，甲状腺腫が大きい，あるいはホルモンコントロール不良など寛解困難が予想される場合には，妊娠する前に^{131}I内用療法や手術を施行するのも選択肢である．

2. 甲状腺ホルモン値の管理

妊娠初期にはhCGの影響でバセドウ病があってもFT_4値はやや高めになりやすい．妊娠の中期〜後期にかけては母体の免疫反応は抑制され，バセドウ病の病勢は減弱することが多い．その結果，TRAb値は徐々に低下し，抗甲状腺薬服用中の患者でも妊娠経過中に薬剤を減量または中止することが可能となる．

母体から胎盤を通過するのは，T_4，甲状腺刺激抗体（TRAb，TSAb），抗甲状腺薬，ヨウ素と考えられている．胎児の甲状腺ホルモンは妊娠12週から分泌開始，甲状腺が完成するのは20週ごろである．妊娠20週以降は胎児の甲状腺が機能し始めるため，母体からの甲状腺刺激抗体が胎盤を通過して胎児甲状腺を刺激すること，同時に抗甲状腺薬を内服している場合に胎盤を薬剤が通過して胎児の甲状腺機能を抑制することを考慮する必要がある．出産までに抗甲状腺薬を中止できた場合には，新生児のFT_4値は母親のFT_4値を上回るため，留意すべき点は少ない．妊娠後期でもバセドウ病の病勢が持続し，MMI，PTUを出産時まで内服していた場合に，母体のFT_4と新生児のFT_4値を比較すると児のFT_4値が母体に比して低値となる．無機ヨウ素を使用した場合には，母体のFT_4値と児のFT_4値に差は認めない[5]．つまり，MMI，PTU内服中には母体のFT_4値を参考値上限に維持するようコントロールする．胎児の甲状腺機能を測定する方法に，臍帯穿刺があるがリスクが高い．したがって，胎児心音や甲状腺腫，発育，骨の成長などで予想する以外なく，産

Point
▶妊娠中期以降の母体の甲状腺機能のコントロールは，抗甲状腺薬を内服している場合は正常高値にコントロールする．無機ヨウ素の場合には，正常値にコントロールする．

科との密な連携が望ましい.

3. 出産後の甲状腺中毒症

　出産後の甲状腺中毒症は，バセドウ病と無痛性甲状腺炎との鑑別が重要である．臨床経過やTRAb値やTSAb値を参考に診断する．無痛性甲状腺炎の場合，TRAb値は陰性である．鑑別が困難な場合は，授乳を数日中止してシンチグラフィを施行することもある．産後に新たにバセドウ病を発症する場合も多い．

4. 授乳中の甲状腺ホルモン値の管理

　産後のバセドウ病の治療については，母乳への移行と児への影響を考慮する必要がある．MMIは内服量の0.1〜0.17％が母乳に移行するが，PTUは内服量の0.025％のみが母乳に移行するといわれている．MMIは母乳に濃縮されるのではなく，血中濃度とパラレルである．MMIを内服後8〜12時間経てば母乳中のMMI濃度はかなり低くなる．PTUについては乳汁中への分泌はわずかである．当院では，MMI 5〜10 mg/日では授乳は制限せず，15〜20 mg/日では服用後10〜12時間空ければ授乳可能としている．無機ヨウ素は乳汁中に移行し濃縮されるため，乳児の甲状腺機能を抑制する可能性があり，原則使用しない．やむを得ず無機ヨウ素で治療する場合には，乳児の甲状腺機能の測定が必要である．

文　献

1) De Groot L, Abalovich M, Alexander EK, et al.：Management of thyroid dysfunction during pregnancy and postpartum：an Endocrine Society clinical practice guideline. J Clin Endocrinol Metab **97**：2543-2565, 2012

2) Arata N：Pregnancy outcomes of exposure to methimazole（POEM）study. Nihon rinsho **70**：1976-1982, 2012

3) Yoshihara A, Noh J, Yamaguchi T, et al.：Treatment of Graves' Disease with Antithyroid Drugs in the First Trimester of Pregnancy and the Prevalence of Congenital Malformation. J Clin Endocrinol Metab **97**：2396-2403, 2012

4) Andersen SL, Olsen J, Wu CS, et al.：Birth defects after early pregnancy use of antithyroid drugs：a danish nationwide study. J Clin Endocrinol Metab **98**：4373-4381, 2013

5) Yoshihara A, Noh JY, Watanabe N, et al.：Substituting potassium iodide for Methimazole as the treatment for Graves' disease during the first trimester may reduce the incidence of congenital anomalies：A retrospective study at a single medical institution in Japan. Thyroid **25**：1155-1161, 2015

6) Noh JY, Asari T, Hamada N, et al.：Frequency of appearance of myeloperoxidase-antineutrophil cytoplasmic antibody（MPO-ANCA）in Graves' disease patients treated with propylthiouracil and the relationship between MPO-ANCA and clinical manifestations. Clin Endocrinol（Oxf）**54**：651-654, 2001

第4章 特殊な甲状腺疾患をどう診るか

9 橋本病（甲状腺機能低下症）と妊娠

吉原 愛

▶妊娠

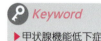
▶甲状腺機能低下症

◆ 妊娠中の甲状腺機能低下症の影響

　妊娠中はエストロゲンの増加により肝臓でのサイロキシン結合蛋白（TBG）合成が上昇する．また，妊娠初期にはヒト絨毛性ゴナドトロピン（hCG）により甲状腺が刺激され，トリヨードサイロニン（T_3），サイロキシン（T_4）の合成も亢進する．そのために総トリヨードサイロニン（TT_3），総サイロキシン（TT_4），遊離トリヨードサイロニン（FT_3），遊離サイロキシン（FT_4）は上昇する．中期以降は，hCG，FT_3，FT_4 は減少し，FT_3，FT_4 は健常人の基準値に比べやや低くなる．しかしながら TT_3，TT_4 は増加したままである．甲状腺刺激ホルモン（TSH）は妊娠初期に低下するが，中期以降は元に戻る（図）．当院で作成した，妊娠初期の TSH の基準上限値は 2.56 µIU/mL であった．

　TSH は胎盤を通過しないが，T_4，ヨウ素は胎盤を通過する．胎児が T_4 を作り始めるのは妊娠 12 週ごろであり，甲状腺が形成されるのは妊娠 18〜20 週前後であるため，それ以前は主として母体由来

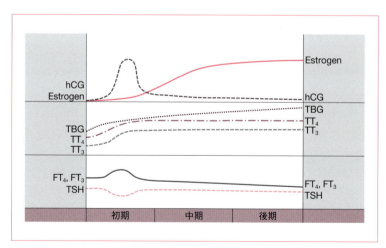

図　妊娠中の甲状腺ホルモンの変動

のT$_4$で胎児形成が行われる．甲状腺ホルモンは特に脳神経系の発達を促す．脳神経系の発生は妊娠5〜6週より始まり，胎児甲状腺発生までの間は，母体T$_4$に依存することとなる．妊娠前よりレボチロキシン（LT$_4$）による甲状腺ホルモン補充療法を受けていた例では，甲状腺ホルモンの需要が増すため，非妊娠時の補充量の30〜50％程度の増量が必要になることが多い．母体の甲状腺機能低下症は，流早産，妊娠高血圧症候群のリスクとなり，胎児には中枢神経系の発達に影響することが報告されている．したがって妊娠時に甲状腺機能低下症と診断された場合には速やかにLT$_4$を補充する．この場合，妊娠可能年齢では循環器系の合併症のリスクは低いため，50〜100μg/日の比較的多い量から開始する．

　甲状腺機能低下症による妊婦，胎児，新生児への影響についての報告は，これまでは海外からのものがほとんどであり，海外はヨウ素欠乏地域が多い．わが国は，海藻を好んで摂取する食文化があるためヨウ素は充足されており，母体の甲状腺機能低下症が児に与える影響は海外と比して少ない可能性もある．わが国からも，妊娠初期には甲状腺機能低下症であってもその後のホルモン補充療法により甲状腺機能が是正された場合には，子どもの認知機能に障害は認められなかったとの報告がある[1]．

◆ 橋本病と流産，不妊

　橋本病は女性の10〜20人に1人の頻度で認められるといわれているが，橋本病の患者の多くが甲状腺機能正常であるため病院受診をするきっかけは少ない．近年，不妊治療のスクリーニング検査として甲状腺機能や自己抗体が測定されることが多くなったことで診断率が上がっている．

　橋本病の診断であっても，甲状腺機能のバランスが保たれていれば妊娠，出産についてのリスクは少ない．主に海外からの報告において，橋本病で認める甲状腺自己抗体（サイログロブリン抗体：TgAb，甲状腺ペルオキシダーゼ抗体：TPOAb）が陽性の場合には，不妊や流産と有意な関連があることが示された[2,3]．甲状腺自己抗体が直接に不妊や流産に影響するというよりむしろ，背景に存在する自己免疫の他臓器への影響や，研究背景において甲状腺自己抗体陽性群の年齢が陰性群と比較してやや高く，TSHも高かったことを考慮する必要がある．自己抗体陽性の場合には，甲状腺機能の予備能が低下し，妊娠中にTSH値が上昇し甲状腺ホルモン補充療法が必要になる傾向がある．そのため，妊娠中の定期的なフォローアップ

Point
▶妊娠中は甲状腺ホルモンの需要は増す．妊娠中に甲状腺機能低下症を認めた場合には補充療法を速やかに開始する．妊娠前から甲状腺機能低下症で補充療法を受けている場合でも，妊娠中は増量が必要になることが多い．

Keyword
▶橋本病

Point
▶甲状腺機能正常の橋本病であっても，妊娠後はTSHが上昇し補充療法を必要とすることが多い．

は必要である．

◆ 妊娠中の甲状腺機能管理（潜在性甲状腺機能低下症）

妊娠初期にはhCGによる甲状腺刺激作用のため，TSHは妊娠前の基準値より低めになることが多い．血中の甲状腺ホルモン（FT_3，FT_4）が正常で甲状腺刺激ホルモン（TSH）が高値である潜在性甲状腺機能低下症の場合にも，海外からの報告では，流早産との関連性を指摘しているものもあるため，自己抗体陽性つまり橋本病の場合は特に，妊娠中の血清TSHの目標値としては2.5 μIU/mL未満を目標に補充療法を行う．過剰投与を避ければ，母体や胎児に対する悪影響はないため，妊娠を希望している女性，もしくは妊娠が判明している母体においては，血清TSH値を妊娠初期の基準値内（当院では2.56 μIU/mL）を目標に補充療法を行うことが望ましい．

◆ 生殖補助医療下での甲状腺機能管理

生殖補助医療（Assisted reproductive technology：ART）を受ける女性においては，子宮卵管造影検査や卵胞刺激によりTSHが上昇しやすい状況にあることが知られている．脂溶性の卵管造影を使用した際には検査後6ヵ月経過してもTSHは造影前よりも高値である症例が多いことが報告され，検査の既往の有無を確認する必要がある[4]．また，LT_4製剤を併用しTSHを厳密に管理した場合に，妊娠率が上昇し流産率が低下したとの報告もあり，自己抗体の有無にかかわらずTSHが高めの場合には2.5 μIU/mL未満を目標に積極的に治療介入するのが妥当と考えられる．

◆ TSBAb陽性の甲状腺機能低下症妊婦の管理

橋本病による甲状腺機能低下症の診断でLT_4を補充されていた女性のなかには，まれに甲状腺受容体抗体（TRAb）および甲状腺刺激阻止抗体（TSBAb）が陽性の症例が存在する．TSBAbが胎盤を通過し胎児甲状腺機能を抑制し，出生後に一過性の新生児甲状腺機能低下症となる可能性，またTRAbの作用が強く影響して新生児バセドウ病を生じる可能性[5,6]もある．胎児の甲状腺機能評価は臍帯採血をする方法もあるが，リスクが高い．実際は胎児心音や発育，甲状腺腫などで予想する以外なく，産科との密な連携をとることが重要である．

Point
▶生殖補助医療で妊娠を希望する場合には，抗体の有無にかかわらずTSHを2.5 μIU/mL目標に甲状腺機能を維持するのが望ましい．

◆ 産後の注意点

　産後は妊娠前よりLT₄を内服していた症例では，妊娠前の維持量に戻す．また，妊娠希望前にLT₄を内服していなかった症例では中止する．橋本病女性では産後2〜3ヵ月後に無痛性甲状腺炎を発症することがあるため，産後2〜3ヵ月後には甲状腺ホルモンを確認することが望ましい．ごくまれに，産後新規にバセドウ病を発症する例もあるため，体調不良が続く際には受診するようあらかじめ伝えておくことが大切である．

▶橋本病では，産後に無痛性甲状腺炎や甲状腺機能低下症など甲状腺機能変動を生じる可能性がある．

文　献

1) Momotani N, Iwama S, Momotani K：Neurodevelopment in children born to hypothyroid mothers restored to normal thyroxine(T_4)concentration by late pregnancy in Japan；no apparent influence of maternal T_4 deficiency. J Clin Endocrinol Metab **97**：1104-1108, 2012
2) Chen L, Hu R：Thyroid autoimmunity and miscarriage：a meta-analysis. Clin Endocrinol（Oxf）**74**（4）：513-519, 2011
3) Poppe K, Velkeniers B, Glinoer D：The role of thyroid autoimmunity in fertility and pregnancy. Nat clin pract **4**（7）：394-405, 2008
4) Kaneshige T, Arata N, Harada S, et al.：Changes in serum iodine concentration, urinary iodine excretion and thyroid function after hysterosalpingography using an oil-soluble iodinated contrast medium（lipiodol）. J Clin Endocrinol Metab **100**（3）：E469-472, 2015
5) Matsuura N, Konishi J, Harada S, et al.：The prediction of thyroid function in infants born to mothers with chronic thyroiditis. Endocrinol Jpn **36**（6）：865-871, 1989
6) Kiefer FW, Klebermass-Schrehof K, Steiner M, et al.：Fetal/neonatal Thyrotoxicosis in a Newborn From a Hypothyroid Woman With Hashimoto's Thyroiditis. J Clin Endocrinol Metab 2016：jc20162999

第4章 特殊な甲状腺疾患をどう診るか

10 薬剤性甲状腺機能異常

鈴木章史

▶薬剤性甲状腺機能異常

▶甲状腺機能に影響を及ぼすさまざまな薬剤がある．

さまざまな薬剤が甲状腺機能に影響を与えることが知られている[1]．

薬剤によって，甲状腺機能低下症をきたす場合もあれば，逆に甲状腺中毒症を生じることもある．2009年5月，厚生労働省から「重篤副作用疾患別対応マニュアル」が発表されたが，その"代謝・内分泌"の項目内に，「甲状腺機能低下症」と「甲状腺中毒症」がある[2,3]．副作用の早期発見のポイントから典型的症例の提示，引用文献も多数記載されており，一読されることをお勧めする．

甲状腺機能低下症の症状である倦怠感やむくみ，寒がり，便秘，また甲状腺中毒症の症状である動悸や下痢などは，普段の診療でみる頻度が高い症状であり，処方する側が意識しないと気がつかないことも多い．臨床の現場で，意外と隠れているのが"甲状腺"なのである．本稿では，①各々の薬剤が，どのレベルで甲状腺機能に影響を与え，甲状腺機能低下症をきたすのか，中毒症を引き起こすのか，どちらも生じうるのか，を表で示し，②早期発見のポイント，③代表的な薬剤についての解説，④甲状腺ホルモン剤内服時の注意点，を述べたいと思う．

本稿を読み終わった後，「甲状腺機能に影響を与える薬って，意外に多いかも?!」と感じて頂ければ幸いである．

◆ 甲状腺機能異常をきたす機序と代表的な薬剤（表1）[1〜6]

▶甲状腺機能低下症をきたすもの，甲状腺中毒症をきたすもの，両者ともきたすものがある．

甲状腺機能低下症をきたす機序として，表2-A が考えられる．
ついで，甲状腺中毒症を呈する機序としては，表2-B が考えられる．
表1 に，各薬効・薬剤区分を示し，表2-A に機序別に分類した．低下症以外に中毒症をきたす薬剤もあるため，並記した．

実臨床ですべてを覚える必要はないが，自らが頻用している薬剤については，甲状腺機能にどのような影響を及ぼすかを知っておくと診療の幅が広がる．また，甲状腺ホルモン剤処方中，コンプライアンスが悪くないのに甲状腺機能が変動した場合，併用薬について

表1　薬剤性甲状腺機能障害一覧[1~6]

薬剤・薬効区分	一般名　など	商品名　など	甲状腺機能障害 甲状腺機能低下症の機序	甲状腺中毒症のタイプ
交感神経刺激薬	ドパミン塩酸塩 ドブタミン塩酸塩	イノバン, カコージンD　等 ドブトレックス, ドブポン　等	a．甲状腺刺激ホルモン 　　(TSH) 分泌抑制	
副腎皮質ホルモン (グルココルチコイド)	デキサメタゾン　等	デカドロン (PSL 相当量 20 mg/日以上)		
ソマトスタチン誘導体	オクトレオチド酢酸塩	サンドスタチン(100 μg/日以上)		
ビグアナイド系	メトホルミン塩酸塩	メトグルコ		
抗甲状腺薬	チアマゾール プロピルチオウラシル	メルカゾール チウラジール, プロパジール		
ヨウ素製剤 造影剤 ヨウ素含有製剤	ヨウ化カリウム イオパミドール　等 含嗽薬	ヨウ化カリウム丸, ルゴール液 イオパミロン　等 イソジンガーグル, のどぬーる スプレー		破壊性甲状腺炎タイプ 破壊性甲状腺炎タイプ 破壊性甲状腺炎タイプ
躁病・躁状態治療薬	炭酸リチウム	リーマス		破壊性甲状腺炎タイプ
不整脈治療薬	アミオダロン塩酸塩	アンカロン		破壊性甲状腺炎タイプ, バセドウ病タイプ
βブロッカー	プロプラノロール	インデラル　等	b．甲状腺ホルモン合 　　成・分泌抑制	
インターフェロン製剤 抗ウイルス薬	インターフェロン：INF-α PEG INF-α 2a, 2b リバビリン	スミフェロン ペガシス, ペグイントロン レベトール, コペガス		バセドウ病タイプ(12 週以内) 破壊性甲状腺炎タイプ(12 週以内) タイプ不明(12~72 週後)
GnRH 誘導体	ゴセレリン酢酸塩 リュープロレリン酢酸塩	ゾラデックス リュープリン		バセドウ病タイプ(数ヵ月~1 年) 破壊性甲状腺炎タイプ(2~4 ヵ月)
分子標的薬	スニチニブ ソラフェニブ イマチニブ	スーテント ネクサバール グリベック		
TNF 阻害薬	アダリムマブ	ヒュミラ		破壊性甲状腺炎タイプ
抗結核薬	エチオナミド	ツベルミン		
抗多発性骨髄腫薬	サリドマイド	サレド		
経管栄養剤	ヨウ素不足			
鉄剤	硫酸鉄　等 クエン酸第一鉄	フェロ・グラデュメット　等 フェロミア		
カルシウム製剤	沈降炭酸カルシウム　等 グルコン酸カルシウム	カルタン　等 カルチコール		
過敏性腸症候群治療薬	ポリカルボフィルカルシウム	コロネル, ポリフル		
アルミニウム含有製剤	スクラルファート	アルサルミン マーロックス, コランチル, アルミゲル	c．甲状腺ホルモン吸収 　　阻害	
亜鉛含有製剤	ポラプレジンク	プロマック		
陰イオン交換樹脂	コレスチミド コレスチラミン	コレバイン クエストラン		
リン結合性ポリマー	セベラマー	フォスブロック, レナジェル		
活性炭製剤	球形吸着炭	クレメジン　等		
プロトンポンプ阻害薬	オメプラゾール	オメプラール, オメプラゾン		
抗菌薬	シプロフロキサシン	シプロキサン　等		
抗てんかん薬	フェノバルビタール フェニトイン カルバマゼピン	フェノバール アレビアチン, ヒダントール テグレトール　等	d．甲状腺ホルモン代謝 　　促進	
抗結核薬	リファンピシン	リファジン　等		
骨粗鬆症治療薬	ラロキシフェン バゼドキシフェン	エビスタ ビビアント		
抗エストロゲン薬	タモキシフェン	ノルバデックス　等	e．サイロキシン結合グ 　　ロブリン(＋甲状腺ホル 　　モン吸収阻害も)	
エストロゲン薬	結合型エストロゲン	プレマリン		
抗がん剤	フルオロウラシル	5FU		
抗 HIV 薬	highly active antiretroviral therapy (HAART) 療法			バセドウ病タイプ(半年~3 年後)
甲状腺ホルモン剤	レボチロキシンナトリウム リオチロニンナトリウム	チラーヂン S, レボチロキシン チロナミン	―	詐病性甲状腺中毒症 甲状腺剤甲状腺中毒症
健康食品・やせ薬	文献 3) 参照	文献 3) 参照	―	

表2 甲状腺機能異常をきたす機序

A．甲状腺機能低下症をきたす機序
a．甲状腺刺激ホルモン（thyroid stimulating hormone：TSH）の分泌を抑制
b．甲状腺ホルモンの合成・分泌を抑制
c．甲状腺ホルモンの吸収を阻害
d．甲状腺ホルモンの代謝を促進
e．サイロキシン結合グロブリン（thyroxine-binding globulin：TBG）を増加*
B．甲状腺中毒症を呈する機序
f．バセドウ病タイプ
g．破壊性甲状腺炎タイプ
h．外因性（甲状腺ホルモンの過剰服用）

*理由として，TBGに結合した甲状腺ホルモン総量は増加するが，遊離甲状腺ホルモンが低下し，甲状腺機能低下症をきたすと考えられている．

問診し，その原因を探って頂きたい．貧血で鉄剤が処方された，胃炎でアルミニウム含有製剤が処方されたなどの場合，消化管内で複合体（キレート）を形成し，吸収が悪くなり低下症をきたすことは時に経験する．

甲状腺機能異常の症状はさまざまであるが，日常診療中に少し意識して頂くだけで，薬剤性甲状腺機能異常を早期発見するきっかけになる．

◆ 早期発見・治療のピットフォール

1．投与開始前

橋本病やバセドウ病がベースにあると，イソジン®ガーグルなどでのヨウ素過剰摂取による甲状腺機能低下症や，無痛性甲状腺炎から甲状腺中毒症を生じることが知られている．視触診で，甲状腺腫やバセドウ病眼症（眼突など）の有無をチェックし，必要に応じて，採血で甲状腺機能をみておくとよい．特に，インターフェロンやアミオダロン，分子標的薬を始めとする甲状腺機能異常をきたしやすい薬剤の使用前には，視触診・採血で，甲状腺機能（FT_3，FT_4，TSH，TgAb，TPOAb，TRAb）を予めみておく．

2．投与開始後

甲状腺機能低下症（倦怠感，便秘，寒がり，元気がないなど）や甲状腺中毒症（動悸，手指振戦，暑がり・多汗，微熱，下痢など）の症状に注意する．臨床経過が合わないときに甲状腺機能異常を疑えるかどうかが大切である．便秘・下痢といった消化器症状では，腹部の診察以外に，頸部の診察も合わせてお願いしたい．

また，甲状腺ホルモン剤内服中に甲状腺機能低下を示した場合，

Point
▶分子標的薬をはじめとする甲状腺機能異常をきたす頻度が高い薬剤を投与する前は，予め甲状腺機能を測定する．投与後も甲状腺機能低下症や中毒症の症状に留意しつつ甲状腺機能を測定し，副作用の早期発見に努める．

多くは薬の飲み忘れであるが，他院で甲状腺ホルモンの吸収を阻害する薬剤が処方されていることがある．すぐに甲状腺ホルモン剤を増量するのではなく，新たに開始された薬はないか問診する．たとえば，カルシウム製剤が処方されていた場合，各々の内服時間を4時間以上あけることにより吸収低下が回避できると報告されている[6]．

◆ 代表的な甲状腺機能異常をきたす薬剤

1．甲状腺機能低下症，甲状腺中毒症のいずれもきたしうる薬剤

①インターフェロン（INF）

甲状腺機能低下症 4.3％，中毒症（無痛性甲状腺炎［＝破壊性甲状腺炎タイプ］1.0％，バセドウ病タイプ 0.2％）どちらもきたす．治療開始後 1～2 ヵ月ごとに甲状腺機能検査を行い，機能異常が発症しても INF 治療を継続しつつ，甲状腺機能低下であれば甲状腺ホルモン剤で，無痛性甲状腺炎であれば経過観察，バセドウ病（TRAb 陽性を確認）であれば抗甲状腺薬で治療する．

②アミオダロン

1 錠 100 mg 中に大量のヨウ素（37.2 mg）が含有されている．WHO 推奨の成人ヨウ素必要量が 250 μg（＝0.25 mg）であり，1 錠でその 100 倍以上のヨウ素が含まれているため，ヨウ素過剰による甲状腺機能低下症（1～32％）が生じる．一方，2 タイプの甲状腺中毒症も発症する．バセドウ病タイプをアミオダロン誘発性甲状腺中毒症（amiodarone-induced thyrotoxicosis：AIT）Ⅰ型，破壊性甲状腺中毒症タイプを AITⅡ型といい，わが国ではほとんどが AITⅡ型である．数％～10％の発生率で内服数年後に生じることが多い．AIT 発症時は，循環器あるいは甲状腺専門医への紹介が望ましい．治療は軽症であれば経過観察だが，甲状腺中毒症による不整脈が頻発するようであれば，副腎皮質ステロイドを投与する[7]．

③分子標的薬

最近，さまざまな悪性腫瘍で用いられている．たとえば，腎細胞癌で用いられるスニチニブは，添付文書に甲状腺機能低下症 16.0％，甲状腺機能亢進症 1.2％の頻度で起こりうると記載されているが，30～85％とさらに高率に甲状腺機能異常が生じるとの報告もある．機序としては，破壊性甲状腺炎の誘発や，ヨウ素取り込み抑制，血管内皮細胞増殖因子（vascular endothelial growth factor：VEGF）受容体-1，2 や血小板由来成長因子（platelet-derived growth factor：PDGF）受容体に作用し，甲状腺への血流低下などが考えられる．甲状腺癌では，2017 年 3 月現在，3 剤のマルチキナー

ゼ阻害剤（ソラフェニブ，レンバチニブ，バンデタニブ）が認可されている．これらが使用される状況では，通常甲状腺は全摘されており甲状腺ホルモン剤を内服しているが，そのような状況下でもTSHが変動しうる．たとえばソラフェニブでは12.6%[8]，レンバチニブでは33.3%[9]，バンデタニブでは49.3%[10]にTSH上昇が認められたと報告されている．分子標的薬は他剤に比べ甲状腺機能異常をきたす頻度が高く，投与開始前の甲状腺機能，および治療開始後も，適宜甲状腺機能を測定（たとえばTSHは1ヵ月ごと）することをお勧めする[11, 12]．これらの薬剤は病状から中止や減量が困難であり，甲状腺機能低下症に対しては，甲状腺ホルモン剤を併用・増量し対応する．

④ゴナドトロピン（gonadotropin）放出ホルモン（GnRH）誘導体

前立腺癌や乳癌，子宮内膜症などの性ホルモン依存性疾患の治療に用いられる．一般に，エストロゲン濃度が高いときには免疫抑制作用が働き，逆に低くなると免疫促進的に働く．そのため，GnRH誘導体による，ゴナドトロピンと性ホルモンの変動が自己免疫性甲状腺疾患発症の引き金になる．

2. 甲状腺中毒症をきたす薬剤

①甲状腺ホルモン剤（含有の健康食品，やせ薬）

甲状腺ホルモンを知らずにあるいは隠れて服用して甲状腺中毒症をきたす場合がある．詐病性（作為的）甲状腺中毒症あるいは甲状腺剤甲状腺中毒症（factitious thyrotoxicosis）とよばれる．

わが国で認可されている漢方薬には甲状腺ホルモンを含有したものはない．しかし，外国からの個人輸入などによる健康食品ややせ薬には甲状腺ホルモンが含まれていることがあり，注意が必要である（死亡例の報告もある）[4]．

3. 甲状腺機能低下症をきたす薬剤

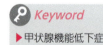

①交感神経刺激薬

ドパミンは約50%の人でTSH分泌を抑制する．ICU入院中の重篤患者においてドパミンが投与され，TSH分泌抑制による中枢性甲状腺機能低下症がみられ，持続的な場合には予後が悪かったという報告や，先天性甲状腺機能低下症の児が新生児スクリーニングでTSH抑制のために偽陰性となった例もあるので注意が必要である．

②副腎皮質ホルモン（グルココルチコイド）

高用量のグルココルチコイドはTSH分泌を抑制する．バセドウ病術前に甲状腺機能を低下させるために使用することもある．

③抗てんかん薬

フェノバルビタールは肝臓でcytochrome P450 complex(CYP3A)などを誘導し，T_4，T_3のクリアランスを促進する．正常者ではnegative feed backで甲状腺機能は正常に保たれるが，橋本病などで甲状腺ホルモン産生予備能があまりない場合には低下する．

④そのほか

エストロゲン，エストロゲン誘導体，フルオロウラシルは，血中のTBGを増加させ，総T_4は増加する．甲状腺ホルモン剤補充中の患者では，エストロゲン服用で補充量が30〜50％増加するといわれているが，Selective estrogen-receptor modulator (SERM) では，一般にその影響は軽度といわれている．

◆ 甲状腺ホルモン剤内服時の注意点

1．併用薬について

甲状腺ホルモン剤は甲状腺機能低下症に用いられるが，鉄剤やアルミニウム含有製剤，カルシウム製剤などの金属含有製剤，胆汁酸を吸着する陰イオン交換樹脂，リン結合性ポリマーなどの併用で，吸収が阻害され，薬理効果が低下することが知られている．これら金属は，医療用医薬品以外に，市販のOTCやサプリメントにも含有されているため，同時投与には注意すべきである．

2．アレルギーについて

国内で発売されている甲状腺ホルモン剤の一覧を示す（表3）．主成分のレボチロキシンNa水和物以外に，さまざまな添加物が含まれていることがわかる．

甲状腺ホルモン剤は，過剰投与による副作用以外は非常にまれである．ただまれではあるが，添加物による薬疹や肝機能障害の報告がある[13〜15]．

国内シェアの96％を占めるチラーヂン®S錠は，容量別に赤色の12.5μg錠，淡赤色の25μg錠，白色の50μg錠，淡黄色の75μg錠，黄色の100μg錠があり，赤色や黄色は三二酸化鉄という色素を添加物として含有している．海外メーカーも容量別に色素を添加しており，色素添加物による副作用報告がある[14]．ほかに，慢性蕁麻疹に20年来悩まされていたバセドウ病術後甲状腺機能低下症の方が，併用薬のチラーヂン®S 50μg錠を中止したら改善したという当院での痛恨の事例もある．その方は，添加物がトウモロコシデンプンのみのチラーヂン®S散0.01％に変更し，発疹は認められていない．

🔑 **Keyword**
▶甲状腺ホルモン剤

💡 **Point**
▶甲状腺ホルモン剤は，金属含有製剤やプロトンポンプ阻害薬などと併用すると吸収低下することがあるため，併用時は注意する．

💡 **Point**
▶非常にまれだが，甲状腺ホルモン剤の添加物による副作用がある．

表3 甲状腺ホルモン剤成分表

各甲状腺ホルモン剤		成分	添加物	
チラーヂン® S錠	12.5 μg	レボチロキシン Na 水和物	部分アルファー化デンプン, トウモロコシデンプン, D-マンニトール, その他3成分	三二酸化鉄
	25 μg			
	50 μg			
	75 μg			黄色 三二酸化鉄
	100 μg			
チラーヂン® S散 0.01%		レボチロキシン Na 水和物	トウモロコシデンプン	
レボチロキシン Na 錠「サンド」	25 μg	レボチロキシン Na 水和物	D-マンニトール, バレイショデンプン, ステアリン酸 Mg	結晶セルロース 三二酸化鉄
	50 μg			アルファー化デンプン, ステアリン酸
チロナミン錠	5 μg	リオチロニン Na	D-マンニトール, トウモロコシデンプン, ステアリン酸 Mg, プルラン, タルク, 低置換度ヒドロキシプロピルセルロース	
	25 μg			

表4 甲状腺ホルモン剤の副作用が疑われた患者に対する対応案

①まず色素フリーのものに変更する（Ex. チラーヂン® S 100 μg［黄色］→50 μg 2錠［白色］）．
②それでも改善がない場合には，添加物の少ないものに変更する（Ex. チラーヂン® S 50 μg 2錠→チラーヂン® S散 0.01%1 g）．

甲状腺ホルモン剤はほとんど副作用がなく，多くは中止が難しい薬剤である．しかし，非常にまれに上記例のような事例もある．
そこで，ほかの原因がすべて除外され，甲状腺ホルモン剤以外に副作用が考えられない場合には，表4をトライしてみてはいかがだろうか．

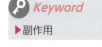

Keyword
▶副作用

文　献

1) Thalmann S, Meier CA：Effects of Drug on TSH Secretion, Thyroid Hoemones Absorption, Synthesis, Metabolism, And Action. Braverman LE, Cooper DS, et al.：The THYROID 10th edition. Lippincott Williams & Wilkins, PA, pp187-202, 2013
2) 厚生労働省：重篤副作用疾患別対応マニュアル　甲状腺機能低下症（http://www.mhlw.go.jp/topics/2006/11/dl/tp1122-1d09.pdf）
3) 厚生労働省：重篤副作用疾患別対応マニュアル　甲状腺中毒症（http://www.mhlw.go.jp/topics/2006/11/dl/tp1122-1d05.pdf）
4) 厚生労働省：健康被害情報・無承認無許可医薬品情報　（http://www.mhlw.go.jp/kinkyu/diet/musyounin.html）
5) 西川光重：薬剤誘発性の甲状腺中毒症・甲状腺機能低下症．日本甲状腺学会雑誌 3（1）：19-23，2012
6) Schneyer CR：Calcium carbonate and reduction of levothyroxine efficacy. JAMA 279（10）：750, 1998
7) 藤原雄太, 佐々木翔, 岩倉敏夫, 他：アミオダロン服用中の甲状腺機能に関する検討．心臓 45（9）：1101-1109, 2013
8) Brose MS, Nutting CM, Jarzab B, et al.：Sorafenib in radioactive iodine-refractory, locally advanced or metastatic

differentiated thyroid cancer：a randomised, double-blind, phase 3 trial. Lancet **384**：319-328, 2014
9) Schlumberger M, Tahara M, Wirth LJ, et al.：Lenvatinib versus placebo in radioiodine-refractory thyroid cancer. N Engl J Med **372**：621-630, 2015
10) Wells SA Jr, Robinson BG, Gagel RF, et al.：Vandetanib in patients with locally advanced or metastatic medullary thyroid cancer：a randomized, double-blind phase Ⅲ trial. J Clin Oncol **30**：134-141, 2012
11) lllouz F, Braun D, Briet C, et al.：Thyroid effects of tyrosine kinase inhibitors. Eur J Endocrinol **171**（3）：R91-99, 2014
12) 渡邊奈津子：チロシンキナーゼ阻害薬と甲状腺機能異常．ホルモンと臨床 **62**（12）：953-960，2014
13) 土岐真朗，板垣英二，倉田　勇，他：チラージン®S錠の添加物によって発症したと考えられた薬物性肝障害の1例．日本内科学会雑誌 **102**（1）：143-146，2013
14) Magner J, Gerber P：Urticaria due to Blue Dye In Synthroid Tablets. Thyroid **4**（3）：341, 1994
15) Choi YH, Choi WY, Kang HC, et al.：Drug Rash Induced by Levothyroxine Tablets. Thyroid **22**（10）：1090, 2012

第4章 特殊な甲状腺疾患をどう診るか

11 甲状腺遺伝性疾患

宇留野 隆

> **Point**
> ▶バセドウ病や橋本病など，自己免疫性甲状腺疾患は家系内集積の傾向があるが，遺伝因子と環境因子の双方が発症に関与している．

> **Point**
> ▶甲状腺ホルモン不応症は，β型T₃受容体（TRβ）の変異を病因とし，遺伝子検査で診断確定される．

バセドウ病や橋本病など，自己免疫性甲状腺疾患は家系内集積の傾向がある．複数のHLA遺伝子を中心とした多因子遺伝が想定されており，また，環境因子（ストレスや喫煙など）の関与も疑われるが，発症メカニズムについては，依然として不明な点が多い．遺伝子的に同一である一卵性双生児で，一方がバセドウ病を発症したとしても，もう一方が発症する頻度は，20～50％程度と報告されている[1,2]．不適切甲状腺刺激ホルモン分泌症候群（SITSH）を呈する疾患のうち，甲状腺ホルモン不応症は，β型T₃受容体（TRβ）の変異を病因とし，遺伝子検査で診断確定されるが，詳細は別項の"不適切甲状腺刺激ホルモン分泌症候群（SITSH）の鑑別診断（p.174）"に譲る．本稿では，家族性腫瘍を呈する甲状腺疾患について述べる．

◆ 甲状腺腫瘍性疾患（家族性甲状腺腫瘍）

甲状腺に発生する家族性腫瘍は，主たる病変が甲状腺腫瘍である場合と，症候群などに随伴し，主たる病変が他臓器に存在するものとに大別できる．主たる病変が甲状腺腫瘍である場合，悪性腫瘍である家族性甲状腺癌は，傍濾胞細胞（C細胞）に由来する髄様癌と，濾胞細胞に由来する非髄様性癌（乳頭癌，濾胞癌）に大別される．家族性髄様癌は，RET遺伝子変異により発生し，多発性内分泌腫瘍症2型（multiple endocrine neoplasia type 2：MEN2）および，甲状腺以外の病変をもたない狭義の家族性髄様癌（familial medullary thyroid cancer：FMTC）がある．家族性非髄様性甲状腺癌（familial non-medullary thyroid cancer：FNMTC）は，発端者も含め第一度近親者に2名以上の非髄様性甲状腺癌患者が存在し，かつ明らかな症候群を伴わないものと定義されている[3]．家族性甲状腺良性腫瘍としては，腫瘍様病変ではあるが，腺腫様甲状腺腫を呈するホルモン合成障害性甲状腺腫があり，原因遺伝子が同定されている[4]．

> **Point**
> ▶症候群などに随伴する甲状腺腫瘍には，乳頭癌の特殊型を併発する家族性大腸ポリポーシス以外は，良悪性含めてさまざまな組織型が報告されている．

症候群などに随伴する甲状腺腫瘍には，乳頭癌の特殊型を併発する家族性大腸ポリポーシス以外は，良悪性含めてさまざまな組織型

が報告されている[5].

◆ 多発性内分泌腫瘍症 2 型（MEN2）と家族性髄様癌（FMTC）

癌原遺伝子である RET 遺伝子の胚細胞性変異（ミスセンス変異）がほぼ全例で認められる．臨床所見と家族歴に基づいて，MEN2A，MEN2B，FMTC に細分されるが，genotype-phenotype correlation が認められるため，genotype から，phenotype を推定し得る．一般に，MEN2A に関連する変異（codon611, 618, 620, 634）は，FMTC に関連する変異（codon609, 768, 790, 791）より悪性度が高いと考えられており，さらに MEN2B の予後はもっとも不良である[6〜8]．甲状腺髄様癌は，よほどの小さな病変でない限りは，血中カルシトニン，CEA が高値となり，穿刺吸引細胞診とともに診断に用いられる．髄様癌が遺伝性か散発性かは，手術術式も含めて治療方針に影響するため，すべての甲状腺髄様癌症例に RET 遺伝学的検査が推奨されている．遺伝性髄様癌の治療としては，両葉，多発病変となるので，甲状腺全摘術および頸部リンパ節郭清が必要となる．副腎褐色細胞腫合併例では，術中異常高血圧のリスクを回避するべく，副腎手術を先行する．原発性副甲状腺機能亢進症を合併する場合は，甲状腺手術時に腫大副甲状腺も摘除する．浸透率は 100％ であるため，家族スクリーニングにより発見された RET 変異保有未発症者に対する予防的甲状腺全摘術も時に考慮される（表 1）[9]．しかしながらわが国では，未発症癌の予防的手術に対する保険適用の問題もあり，このガイドライン通りに予防的手術を行っている施設はほとんどない．また，このような未発症 RET 変異保有小児に対する甲状腺全摘のわが国での基準は，まだ定まっていない．

Point
▶ 癌原遺伝子である RET 遺伝子の胚細胞性変異により，家族性甲状腺髄様癌が発症する．

Point
▶ 家族性髄様癌患者の血縁者には，遺伝カウンセリングを行い，家族スクリーニングにより，家系内甲状腺髄様癌の早期発見，治療につなげる．

表 1 ATA ガイドライン（2015）によるリスクレベル分類と予防手術の時期

ATA リスクレベル	RET 変異部位	予防的手術の時期
HST (highest)	M918T	1 歳以前（生後 1 ヵ月でも）
H (high)	C634F/G/R/S/W/Y A883F	5 歳以前に 血中カルシトニン値上昇時
MOD (moderate)	533, 609, 611, 618, 620, 630, 631, 666, 768, 790, 804, 891, 912	5 歳ごろから検診開始 血中カルシトニン値上昇時または，両親の希望があれば

表2 家族性非髄様性甲状腺癌（FNMTC）の遺伝子変異に関する報告

遺伝子	染色体領域	著者	年
MNG1	14q31	Bignel et al.	1997
TCO	19p13.2	Canzian et al.	1998
fPTC/PRN	1q21	Malchoff et al.	2000
NMTC1	2q21	McKay et al.	2001
FTEN	8p23.1-p22	Cavaco et al.	2008
TERC-hTERT complex	3q26 5p15.33	Capezzone et al.	2008
FOXE1 NKX2-1	9q22.33 14q13.3	Gudmundsson et al.	2009
未同定 (SNP array)	1q21 6q22	Suh et al.	2009
miR-886-3p miR-20a	5q31.2 13q31.3	Xiong et al.	2011

（Navas-Carrillo D, et al. : Biochim Biophys Acta 1846 : 468-476, 2014[11] より引用して改変）

◆ 家族性非髄様性甲状腺癌（FNMTC）

　FNMTCは，発端者も含め第一度近親者に2名以上の非髄様性甲状腺癌患者が存在し，かつ明らかな症候群を伴わないものと定義されている．不完全浸透の常染色体優性遺伝形式とされ，非髄様癌の3〜10%を占めると報告されている．しかし，FNMTCの45〜69%は，第一度近親者に2名のみであり，これらの集団のうち，30〜40%程度が遺伝性で，残りは散発性であるという報告もあり，真の頻度は不明である．第一度近親者に3名以上であれば，95%以上は遺伝性と報告されている[3,10]．組織型は，ほとんどが乳頭癌であり，まれに濾胞癌である．原因遺伝子の探索が行われてきたが，いずれも既報告間の再現性に乏しく，まだ定まっていない（表2）[11]．よって現時点では，遺伝子検査でのFNMTC保因者診断はできない．

　FNMTCは，散発性のものと比べ，若年発症で，両側多発病変の頻度が高いとされる[12]．悪性度が高く，予後が不良であるという報告も多いが，否定的な報告も少なくなく，癌としての生物学的ふるまいの違いについても定まっていない[3]．わが国において，早期発見，治療を目的とする家族スクリーニングを積極的に行っている施設はほとんどない．

Point
▶家族性非髄様性甲状腺癌の原因遺伝子の探索が行われてきたが，まだ定まっていない．

◆ 遺伝性症候群と関連した非髄様性甲状腺癌

家族性大腸ポリポーシス（familial adenomatous polyposis：FAP）/

表3 遺伝性症候群と関連した非髄様性甲状腺癌

症候群	染色体領域	遺伝子	遺伝形式	甲状腺癌の合併	
				病理組織	頻度
FAP/Gardner syndrome	5q21	APC	AD	PTC (cribriform-morular variant)	2〜12%
Cowden disease	10q22-23	PTEN	AD	FTC, PTC, C cell hyperplasia	10〜15%
Carney complex, type 1	17q23-24	PRKAR1A	AD	FTC, PTC	4〜60%
Werner syndrome	8p11-21	WRN	AR	FTC, PTC, ATC	18%

FAP (familial adenomatous polyposis), AD (autosomal dominant), AR (autosomal recessive), PTC (papillary thyroid cancer), FTC (follicular thyroid cancer), ATC (anaplastic thyroid cancer)

Gardner syndrome, Cowden disease (PTEN hamartoma syndrome), Carney complex type 1, Werner syndrome は，甲状腺癌，甲状腺良性結節の合併頻度が高いことが知られている（表3）[5]．特筆すべきは，FAPに，cribriform-morular variant of papillary thyroid cancer（篩・モルラ型乳頭癌）を合併することである．この特殊型は，乳頭癌の0.1〜0.2％とまれな組織型で，特に若年者の多発病変の場合は，APC遺伝子の関与も疑い，大腸スクリーニングを行うことが推奨される[13]．逆に，FAP関連の乳頭癌であることが術前にわかっていれば，両葉多発病変の可能性が高く，甲状腺は全摘がよい．Cowden disease（syndrome）は，診断基準のmajor criterionに，甲状腺濾胞癌，minor criterionに良性甲状腺結節の合併を含んでいる．Carney complex type 1に合併する内分泌腺腫瘍としては，原発性色素沈着性結節性副腎皮質病変（primary pigmented nodular adrenocortical disease：PPNAD）が有名でCushing syndromeを呈するが，甲状腺にも最大75％の多発結節を合併するとされる．甲状腺機能は，通常正常である．Werner syndromeでは，非上皮性悪性腫瘍を含む多重癌のリスクが高いとされるが，上皮性悪性腫瘍としては，甲状腺濾胞癌の頻度がもっとも高いとされる[14]．

Peutz-Jeghers syndrome, McCune-Albright syndrome, ataxia-telangiectasia syndromeなども甲状腺結節の合併が報告されているが，関連性については，まだよくわかっていない[5]．

◆ ホルモン合成障害性甲状腺腫と腺腫様甲状腺腫

甲状腺ホルモン合成にかかわる遺伝子異常は，新生児マススク

表4 ホルモン合成障害性甲状腺腫

遺伝子	染色体領域	遺伝形式	病態	検査所見など
NIS (SLC5A5)	19p12-p13.2	AR	取り込み障害	ヨウ素制限で甲状腺機能低下. ^{123}I(^{99m}Tc)シンチグラフィで甲状腺，唾液腺集積なし.
Thyroglobulin	8q24.1-q24.3	AR	細胞内輸送障害	大きな甲状腺腫の割に血中サイログロブリン値が低い．時に甲状腺癌を併発．
TPO	2p25	AR	有機化障害（完全型）	パークロレート放出試験陽性
DUOX2 (THOX2)	15q15.3	AR/AD	有機化障害（不全型）	パークロレート放出試験陽性
DUOX2A	15q15	AR	有機化障害（不全型）	パークロレート放出試験陽性
PDS (SLC26A4)	7q31	AR	有機化障害（不全型）	Pendred syndrome（前庭水管拡張を伴う非症候性難聴）
DEHAL1	6q24	AR	脱ヨウ素化障害	ヨウ素欠乏地域でのみ有所見．

リーニングにより，甲状腺機能低下症として発見されることもあるが，わが国のようなヨウ素充足地域では，軽症ホルモン合成障害による機能低下は顕在化しにくい．非常に軟らかい甲状腺腫と，腺腫様甲状腺腫の合併が特徴的で，特にサイログロブリン遺伝子異常症は，甲状腺機能正常の結節性甲状腺腫としてフォローされていることも多い．遺伝子異常ごとの特徴を，表4に示す．ほとんどが，常染色体劣性遺伝形式であるが，Pendred syndrome は，難聴患者同士の婚姻が比較的多いこともあり，近親結婚が明らかでなくとも，家系内集積を認めることは少なくない．日本人のサイログロブリン遺伝子異常症は，C1058R，C1245R，C1977S の頻度が高く，かつ，これらの変異は日本人に特有とされる．顕著な地域集積性も認めるため，近親結婚の有無とともに，両親を含む出身地の聴取が診断の助けになる．大きな甲状腺腫，甲状腺癌の併発などは，手術の適応となり，その場合は全摘術が推奨される．

 Point
▶難聴に大きく軟らかい甲状腺腫を合併した場合，Pendred syndromeの可能性がある．

Point
▶ホルモン合成障害性甲状腺腫は，近親結婚の有無とともに，両親を含む出身地の聴取が診断の助けになる．

文献

1) Brix TH, Kyvik KO, Christensen K, et al.：Evidence for a major role of heredity in Graves'disease：a population-based study of two Danish twin cohorts. J Clin Endocrinol Metab **86**：930-934, 2001
2) Ringold DA, Nicoloff JT, Kesler M, et al.：Further evidence for a strong genetic influence on the development of autoimmune thyroid disease：the California twin study. Thyroid **12**：647-653, 2002

3) Mazeh H, Sippel RS：Familial nonmedullary thyroid carcinoma. Thyroid **23**：1049-1056, 2013
4) 菱沼　昭：日常診療における遺伝子異常：どのような患者で遺伝子診断を施行すべきか？　日本甲状腺学会雑誌 **2**：22-25，2011
5) Son EJ, Nose V：Familial follicular cell-derived thyroid carcinoma. Front Endocrinol（Lausanne）**3**：61, 2012
6) Yip L, Cote GJ, Shapiro SE, et al.：Multiple endocrine neoplasia type 2：evaluation of the genotype-phenotype relationship. Arch Surg **138**：409-416；discussion 416, 2003
7) Leboulleux S, Travagli JP, Caillou B, et al.：Medullary thyroid carcinoma as part of a multiple endocrine neoplasia type 2B syndrome：influence of the stage on the clinical course. Cancer **94**：44-50, 2002
8) Kameyama K, Takami H：Medullary thyroid carcinoma：nationwide Japanese survey of 634 cases in 1996 and 271 cases in 2002. Endocr J **51**：453-456, 2004
9) 多発性内分泌腫瘍症診療ガイドブック編集委員会 編：多発性内分泌腫瘍症診療ガイドブック．金原出版，東京，2013
10) Charkes ND：On the prevalence of familial nonmedullary thyroid cancer in multiply affected kindreds. Thyroid **16**：181-186, 2006
11) Navas-Carrillo D, Rios A, Rodriguez JM, et al.：Familial nonmedullary thyroid cancer：screening, clinical, molecular and genetic findings. Biochim Biophys Acta **1846**：468-476, 2014
12) Uchino S, Noguchi S, Kawamoto H, et al.：Familial nonmedullary thyroid carcinoma characterized by multifocality and a high recurrence rate in a large study population. World J Surg **26**：897-902, 2002
13) Tomoda C, Miyauchi A, Uruno T, et al.：Cribriform-morular variant of papillary thyroid carcinoma：clue to early detection of familial adenomatous polyposis-associated colon cancer. World J Surg **28**：886-889, 2004
14) Ishikawa Y, Sugano H, Matsumoto T, et al.：Unusual features of thyroid carcinomas in Japanese patients with Werner syndrome and possible genotype-phenotype relations to cell type and race. Cancer **85**：1345-1352, 1999

第5章

甲状腺診療を支えるエキスパート

第5章 甲状腺診療を支えるエキスパート

1 甲状腺疾患における外来看護のコツ―バセドウ病編

藤本枝里　天沼紗織
（ふじもと えり）（あまぬま さおり）

◆ 医療相談室の紹介

　診察時の患者はさまざまな不安を抱えるなか，短い時間で医師から病気や治療に関する説明を受ける．一度の説明で自分の病状を十分に理解する患者はごくわずかで，診察室を出た後で「頭が真っ白になった」「何を聞いたかわからない」といった疑問や，もやもやとした感情を抱えたまま帰宅する患者が多いだろう．

　当院の医療相談室では病気や治療方針・治療方法，さまざまな疑問・不安などに対し，診療サービスの一助として看護師が専門知識を用いて支援を行っている（図1）．私達はわかりやすい言葉を使用し，患者が病気と共に日常生活を営めるよう，具体的なイメージができるようなかかわりを目指している．

◆ バセドウ病の看護

1. 病気の理解

　バセドウ病と診断された患者は，医師から病気や治療方法について十分な説明を受け，同意のうえ治療が開始される．告知された患者の関心は，病気の原因・治療の安全性・治療後の症状変化・予後への不安が主となるだろう．このような患者の心情を理解したかかわりが大切である．

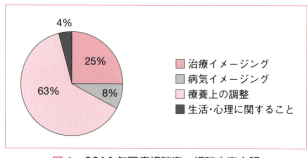

図1　2016年医療相談室　相談内容内訳

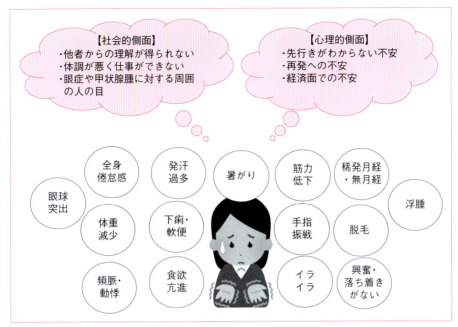

図2 バセドウ病 症状と，患者を取り巻く心理・社会的側面

バセドウ病は甲状腺ホルモンの量が過剰となり生理的変化が起こるため，さまざまな症状をきたす疾患である（図2）．急性期の身体症状の変化に対しては的確な判断と指導・援助を行うことが求められる．また患者の訴える症状や苦痛をねぎらいつつ，患者が病識をもち長期に渡り病状管理を行っていけるよう，患者教育が重要となる．当院では診断，治療開始時に看護師からパンフレットなどを用いた指導を行っている（表1）．医療者側からの情報や知識の提供だけではなく患者から疑問を引き出し，理解を促すことが大切である．しかし，患者は甲状腺機能亢進に伴い集中力がない，落ち着きがない，説明内容をすぐ忘れてしまうといった傾向があるため考慮が必要である．

Keyword
▶病識

Keyword
▶病状管理

2. 症状に対する看護

まずは患者が甲状腺機能亢進に伴い現れている症状に気が付き，病気に関する知識と結びつけて理解できるよう働きかけることが大切である．

甲状腺機能が亢進している時期は心負荷がかかり，時に心房細動や心不全などを併発することがあるため，病状によって程度は異なるが，運動や生活に制限を強いることがある．身体への負荷は病気の改善を妨げ，治療効果が得られず，悪化につながる可能性がある．意識をして休息・睡眠をとること，安静に過ごすことについて指導

Point
▶患者が症状に気付き，病気に関する知識と結びつけ理解できるよう働きかける．

Point
▶意識をして休息・睡眠をとるよう安静について指導する．

表1 バセドウ病理解のための指導内容

病気の基礎
・病気の特徴
・甲状腺機能亢進症状
・薬物治療に伴う効果，副作用
・薬物治療以外の治療方法
・定期的な通院について
・寛解について

日常生活
・規則的な生活と休息の必要性
・運動の制限
・仕事の調整
・発汗量の増加・下痢による脱水予防
・肝機能の悪化を認める場合はアルコール制限
・クリーゼ回避
・禁煙
・ヨウ素の過剰摂取は控え，バランスのよい食生活を心がける

する．高齢者や自覚症状が乏しい患者は，治療や安静の必要性を理解できないことがあるため十分に理解できるよう説明する．

　バセドウ病はエネルギーを非常に消耗しやすい疾患であるため，仕事や日常生活が今までのように円滑に行えないことがあり，病状や仕事内容によっては休職が必要となる．しかし，家族や職場からは病気を理解してもらえず，怠けていると思われてしまい，無理に活動してしまう患者もいる．悪循環に陥らないために，患者が生活の調整を図ることができるよう支援することも重要である．

　まれではあるが男性にみられる症状に，甲状腺中毒性周期性四肢麻痺がある．炭水化物や糖質の過剰摂取により引き起こされるといわれており，男性患者には指導をしておくことが望ましい．

3. 抗甲状腺薬治療時の看護

　診断後，ほとんどの患者は抗甲状腺薬（ATD）による治療が開始される．ATDは内服開始後3ヵ月のあいだに副作用が起こりやすいといわれており，早期発見できるよう2週間ごとの採血チェックを行い慎重な管理が必要となる．患者にはどのような副作用が起こる可能性があるか説明し，起こったときの対処方法を理解してもらうことが重要である．副作用が起こり得る時期には，旅行や海外出張を避けたほうがよいため，患者の予定や計画を確認しておくこともポイントである．

　内服開始後，増えすぎた甲状腺ホルモンの量が急速に改善し，正常の代謝に近づいてくると体がつるという症状が起こる．また，甲状腺機能亢進に伴う症状とギャップが生じ，精神的落ち込み，やる

Keyword
▶内服治療

Point
▶抗甲状腺薬は内服開始後3ヵ月のあいだに副作用が起こりやすい．

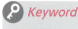
Keyword
▶早期発見

気の消失，体重増加など新たな問題が生じることがある．特に体重増加が起こると，薬の副作用ではないかと誤った認識をもち，服薬を中断し治療が順調に進まない場合がある．薬が中断されるリスクや機能亢進症状による身体へのダメージについて患者に理解してもらい，体重増加に対してはダイエット方法や時期など，適切な助言が必要となる．

内服治療においてもっとも大切なことは，忘れずに内服をすることである．飲み忘れや，受診できず薬が途切れることで甲状腺ホルモンの量がすぐに悪化してしまうからである．バセドウ病は根気強く治療を続けなければならず，寛解に至ることが難しい場合もある．最短でも2年間は内服治療を続ける必要があり，定期的に受診し，甲状腺ホルモンの量によって投与量の調整を地道に行っていくことが必要である．

4. 病状予測，寛解への道

ATDおよびヨウ化カリウムで加療し薬剤を中止できた症例のうち再発は24.9％であった．そのうち2年未満の再発が75.2％と多い．また内服治療は時間がかかり，どれくらいの期間で中止できるのかという明らかなデータも今のところないため，今後の見通しが立ちにくい．

寛解となっても再発の可能性があり，再発した場合は治療を一からやり直さなければいけない．このように完治がない病気であることを患者は理解し病気と付き合っていかなければならない．そのため心理的サポートも重要となってくる．

▶寛解

5. 放射性ヨウ素内用療法・手術療法

内服治療で寛解が見込めない，早期寛解希望，副作用でATDを使用できない場合には，放射性ヨウ素内用療法または手術療法を検討していくこととなる．患者の状態を把握したうえで，治療方法とそれぞれの治療の利点・欠点について説明を行っていく（表2）．治療の方法，効果，合併症，スケジュール，入院期間や治療期間，制限事項とそれに伴う仕事調整や家庭環境調整，避妊期間を説明し，患者が正しい情報を得たうえで治療方法を選択してもらうことが重要である．

6. バセドウ病と妊娠

バセドウ病は約4人に1人の割合で女性に多く，甲状腺ホルモンの量に変動をきたすことに連動し女性ホルモンが変化し，月経不順が起こることがある．また，甲状腺機能亢進の状態で妊娠すると，流産や早産の危険が高くなるため，妊娠との関連も視野に入れなけ

▶妊娠

表2 放射性ヨウ素内用療法と手術療法の利点・欠点

	放射性ヨウ素内用療法	手術療法
利点	・薬より治療効果が短期間で得られる ・副作用や合併症がない ・効果がでれば再発が少ない	・ほかの治療より治療効果が早期に得られる ・再発が少ない
欠点	・効果がでるまでに半年〜1年程度かかる ・一度では効果が足りないことがある ・甲状腺機能低下症になることがある ・入院を要する場合がある	・傷跡が残る ・甲状腺機能低下症になる ・入院を要する ・手術に伴う合併症が起こる場合がある

ればならない．安全な妊娠・出産のためには，前もって甲状腺ホルモンの量を基準値内にしておくことが大切である．

ATDでの治療の場合，妊娠計画時にはチアマゾール（MMI）による催奇形の報告があるため，プロピルチオウラシル（PTU）へ変更することが当院での方針となっている．PTUに変更後，改めて副作用チェックを行い継続内服が可能であることを確認する．さらに甲状腺ホルモンの量が基準値内で，安定化している状態であると医師が判断した場合に，妊娠の許可がでる．そのため，女性患者には妊娠の希望があるか，時期はいつごろかを確認しておくことが必要である．

まとめ

慢性疾患であるバセドウ病患者において，病気や治療を理解し自己管理ができることを目的とした早い段階での患者教育は重要である．また長期に渡り治療や経過観察を必要とする患者の抱えている心理・社会的側面を理解し，患者に寄り添ったサポートをすることは看護の大切な役割である．

参考文献

1）松本雅子：バセドウ病寛解をどう考えるか．Modern Physician 35（9）：1075-1079，2015

第5章 甲状腺診療を支えるエキスパート

2 甲状腺機能検査の測定原理とキットの特性

田中克昌

甲状腺機能検査は，器質的な検査である超音波検査などとともに診断には不可欠なものである．当院では，積極的に甲状腺関連の項目を院内で検査できるように体制を整えてきた．検査法や測定機器の進歩により，現在，院内で実施している項目（表1）は来院後採血を実施し，診察前に結果を報告できる「診察前検査」の体制を構築している．

◆ 甲状腺機能検査の測定法

1．測定法の種類

甲状腺機能検査は，アイソトープを利用した radio immuno assay（RIA法）から始まり，現在ではアイソトープを利用しない Non-RIA法が主流となっている．Non-RIA法は，アイソトープの代わりに酵素や化学発光物質などを使用する方法である．酵素免疫測定法（EIA法），化学発光酵素免疫測定法（CLEIA法），化学発光免疫測定法（CLIA法），電気化学発光免疫測定法（ECLIA法）など，いろいろな測定法が検査試薬・機器メーカーから発売されている．Non-RIA法は，迅速かつ感度もよく，アイソトープのような被曝や半減期，廃棄の問題もないため現在では広く利用されている．

2．測定原理

このように複数の測定法があるが，免疫学的測定の測定原理としては大きく2つある．1つは「サンドイッチ法」，もう1つは「競

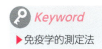

Keyword
▶免疫学的測定法

表1 当院の院内検査項目一覧

院内検査項目一覧（甲状腺関連項目）	
甲状腺刺激ホルモン（TSH）	抗サイログロブリン抗体（ATg）
遊離サイロキシン（FT_4）	抗ペルオキシダーゼ抗体（ATPO）
遊離トリヨードサイロニン（FT_3）	副甲状腺ホルモン（PTH）
TSHレセプター抗体（TRAb）	カルシトニン（hCT）
サイログロブリン（Tg）	

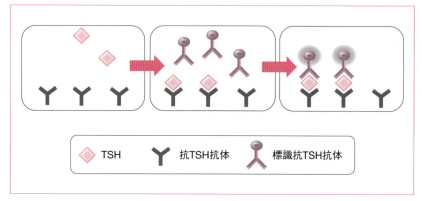

図1　サンドイッチ法の模式図

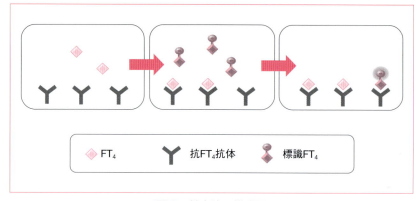

図2　競合法の模式図

合法」である．TSHなど高分子の測定に用いられる「サンドイッチ法」について，図1に示す．サンドイッチ法は抗TSH抗体に抗原となる血清中のTSHを結合させる．その免疫複合体に化学発光物質などを標識した抗TSH抗体を結合させ，標識させた発光物質をカウントすることで測定を行う方法である．FT_4など低分子の測定によく用いられる「競合法」については，図2に示す．競合法は，試薬に含まれる"化学発光物質などを標識したFT_4"と"血清中のFT_4"を抗FT_4抗体と反応させ，"標識FT_4"をカウントすることで，結果的に"血清中のFT_4"の値を算出させる方法である．

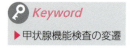

Keyword
▶甲状腺機能検査の変遷

◆伊藤病院における甲状腺機能検査の変遷

代表的なTSH，FT_4，FT_3，TRAbについて変遷を示す．

当院では，1979年よりFT_4，1980年よりTSH，1982年よりTRAb，1983年よりFT_3の測定を院内で開始している．RIA法は，手技も煩雑で測定に数時間要していたため，翌日以降の報告となっ

ていた．1990年代半ばには，Non-RIA法の開発により，自動化され数十分の測定で結果を報告できるようになり，緊急の場合，当日報告が可能になった．その後，診察前検査を開始し院内項目の当日報告を行っている．

今回，当院の検査の歴史を紐解いたところ，TSHの測定は1974年より外部委託で検査を実施していた．その当時のRIA（2抗体）法では，基準範囲が10 μU/mL以下であった．現在の当院の基準範囲は，0.2〜4.5 μIU/mLであり，使用している試薬の性能的には0.005 μIU/mLまで測定が可能となっており技術の進歩が伺える．

◆ 検査結果は真値なのか？

すでに述べた通り，現在は複数の測定法がある．これらの測定原理は免疫学的測定法であり，抗原抗体反応を利用している．そのため，なんらかの生体内物質（自己抗体や異好性抗体など）や検査試薬の特定の構成成分が測定の免疫反応に関与し，目的とする抗原抗体反応以外の予期しない反応を引き起こし，その結果，本来の病態を反映しない測定値（偽高値もしくは偽低値）を示すことがある．これを非特異反応とよぶ．日本医師会が主催する平成28年度臨床検査精度管理調査報告会の報告書によると免疫血清検査装置のシェアは，CLIA法，CLEIA法，ECLIA法が全体の69.5％である[1]．各社TSH試薬の添付文書を参考に固相抗体，標識抗体を表2に示す．表2に示すとおり各社設計に工夫を凝らしている．それでも非特異反応を完全に回避することは困難である．

臨床症状と測定結果が合致しない場合には，まず再検査を実施する必要がある．一過性の場合もあるがこのような状態が続く場合には，簡便な方法として原理の異なる他法での測定を行い確認する方法がある．非特異反応が原因で機種間での測定値に違いが生じた症例を表3に示す．このように同じ項目を同一検体で測定しても値に差異が生じる場合がある．

Point
▶免疫学的測定法は，生体内物質や試薬成分と予期しない反応，「非特異反応」を起こす場合がある．

Keyword
▶非特異反応

Point
▶非特異反応が起きない免疫学的測定法はない．

Keyword
▶臨床症状と測定結果が合致しない場合

表2 各社TSH試薬の固相抗体，標識抗体

測定原理	CLIA法	CLEIA法	ECLIA法
固相抗体	・抗TSHマウスモノクローナル抗体 ・固相化磁性粒子	・抗ヒトTSHモノクローナル抗体（マウス） ・結合フェライト粒子	・ビオチン化 ・抗TSHマウスモノクローナル抗体
標識抗体	・アクリジニウム標識 ・抗TSHマウスモノクローナル抗体	・アルカリホスファターゼ標識 ・抗ヒトTSHモノクローナル抗体（マウス）	・トリス（2,2'-ビピリジル） ・ルテニウム（Ⅱ）標識 ・抗TSHマウスモノクローナル抗体

表3 非特異反応が原因で測定値に違いが生じた症例

症例1	FT₃pg/mL	FT₄ng/mL	TSHμIU/mL	症例2	FT₃pg/mL	FT₄ng/mL	TSHμIU/mL
A社	2.22	1.33	1.72	A社	2.21	0.92	2.49
基準範囲	1.71〜3.71	0.70〜1.48	0.35〜4.94	基準範囲	1.71〜3.71	0.70〜1.48	0.35〜4.94
B社	3.46	1.03	1.63	B社	2.83	0.83	2.16
基準範囲	2.39〜4.06	0.71〜1.52	0.541〜4.261	基準範囲	2.39〜4.06	0.71〜1.52	0.541〜4.261
C社	3.0	1.16	52.47	C社	10.4	2.54	1.38
当院基準範囲	2.2〜4.3	0.80〜1.60	0.2〜4.5	当院基準範囲	2.2〜4.3	0.80〜1.60	0.2〜4.5

表4 非特異反応はみられなかったが機種間で測定値に差が生じた症例

症例3	FT₃pg/mL	FT₄ng/mL	TSHμIU/mL
A社	2.93	1.43	0.76
基準範囲	1.71〜3.71	0.70〜1.48	0.35〜4.94
B社	3.49	1.71	0.80
基準範囲	2.39〜4.06	0.71〜1.52	0.541〜4.261
C社	3.3	2.03	0.95
当院基準範囲	2.2〜4.3	0.80〜1.60	0.2〜4.5

Point
▶試薬成分との反応性の違いから，機種間における測定値が一致しない場合がある．

また，試薬の抗体などの構成成分の違いから，非特異反応はみられなかったが機種間で測定値に差が生じた症例を表4に示す．このように非特異反応のみならず，正常反応であっても反応性の違いにより測定値に違いが認められることがある．

◆伊藤病院の取り組み

Point
▶臨床症状と合わないデータ（非特異反応が疑われるデータ）と遭遇した場合の確認方法を確立しておく必要がある．

当院でもこのような測定結果に遭遇する場合がある．当院での非特異反応が疑われた場合の運用を図3に示す．

当院では，特に不適切TSH症候群（SITSH）で「みかけ上のSITSH」との鑑別のために本運用を実施している[2]．TSHが正常もしくは高値で，甲状腺ホルモンが抑制されていない場合には，非特異反応も否定できないためである．

運用の詳細を記す．ルーチン法で測定を行い，SITSH様症例に遭遇した場合は，機器の測定ミスを否定するために，同一検体で再検査を実施する．その後，同様の結果となった場合は，院内にある異なる測定法を原理とした免疫血清検査装置（以下，確認法）を用いて測定を行う．その結果，ルーチン法と確認法で異なる結果となった場合は，どちらかで非特異反応が疑われるため，ルーチン法と共に確認法の結果を報告している．

確認法でルーチン法と同様の結果が出た場合には，ルーチン法お

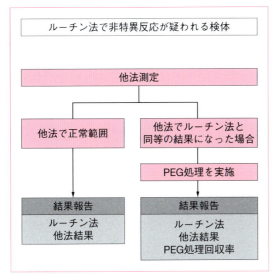

図3　非特異反応が疑われた場合の当院の運用

よび確認法でも非特異反応の可能性がある．そのため，25％ポリエチレングリコール（PEG）処理を行い，回収率を求め，ルーチン法・確認法・PEG回収率の結果を報告している[3]．

まとめ

現在では，技術の進歩により高感度で迅速な測定が可能になってきているが，免疫測定法においては非特異反応が発生しうることを念頭に置く必要がある．当院では，検証する手段として，他法での測定やPEG処理を日常的に院内で行える体制を構築している．臨床検査室では，このようにより多くの判断材料を診療部へ提供することにより，診療支援を行い，診療の一翼を担っている．

Keyword
▶ PEG処理

Point
▶ 甲状腺機能検査は，検査技術の進歩により迅速かつ高感度な測定が可能になった．

文　献

1) 日本医師会：平成28年度臨床検査精度管理調査報告会．pp159-160，2017
2) 日本甲状腺学会：甲状腺ホルモン不応症の診断基準ならびに重症度分類（第2次案），2016
3) 宮崎直子：甲状腺の見方，考え方―伊藤病院の症例・事例より―．都臨技会誌 **41**（1）：64-67，2013

参考文献

1) 伊藤公一　監，北川　亘，向笠浩司，渋谷　洋　編：実地医家のための甲状腺疾患診療の手引き―伊藤病院・大須診療所式―．全日本病院出版会，東京，2012
2) 伊藤病院：伊藤病院に学ぶ甲状腺疾患の診かた．日本医学中央会，東京，1995

3 甲状腺のアイソトープ検査

中西 崇仁
なかにし たかひと

甲状腺のアイソトープ検査には，甲状腺摂取率，甲状腺シンチグラフィ，甲状腺腫瘍シンチグラフィ，全身シンチグラフィがある．使用される放射性医薬品は，^{99m}Tc，^{123}I，^{131}I，^{201}Tl，^{67}Ga が検査目的に応じて使用され，その放射性核種から放出されるγ線を検出して画像化している．それぞれの薬剤の特性，検査方法について述べる．

Point
▶ 甲状腺シンチグラフィには，^{99m}TcO$_4^-$（^{99m}Tc），Na^{123}I（^{123}I），Na^{131}I（^{131}I）が使用される．

Keyword
▶ ^{99m}Tc

◆ 甲状腺摂取率および甲状腺シンチグラフィ

【検査目的】
甲状腺機能亢進症と無痛性甲状腺炎の鑑別診断，機能性甲状腺結節の診断，異所性甲状腺の局在診断，甲状腺重量測定，甲状腺摂取率測定

1. 検査薬剤：^{99m}Tc（^{99m}Tc-pertechnetate）

薬剤形状：液体
物理的半減期：6.015 時間
投与量：74〜340 MBq
長所：ヨウ素制限，抗甲状腺薬の休薬が不要である．ジェネレーターを用いることによって至急検査に対応が可能である．γ線のみ放出する低エネルギー核種である．授乳中の女性でも一時的な断乳で検査ができる．短半減期である．
短所：静脈注射投与による静脈外漏出が起きることがある．

【検査方法】
摂取率測定のために投与前後の薬剤を，甲状腺摂取率測定装置またはγカメラを用いて1分間あたりの光子のカウント数として測定する．
薬剤を静脈路より投与し，15〜20分後に甲状腺摂取率測定および甲状腺シンチグラフィの撮像を行う．

$$摂取率（\%）=\frac{甲状腺への集積カウント}{投与量カウント（投与前カウント－投与後残量カウント）}\times100$$

2. 検査薬剤：^{123}I（123 ヨウ化ナトリウム）

薬剤形状：カプセル

物理的半減期：13.2235 時間

投与量：3.7〜7.4 MBq

長所：カプセルの服用のため非侵襲的である．γ線のみ放出する中エネルギー核種である．半減期が短い．授乳中の女性でも一時的に断乳することで検査が可能である．

短所：ヨウ素制限，抗甲状腺薬の休薬が必要であり，検定日が限られている．

Keyword
▶ ^{123}I

3. 検査薬剤：^{131}I（131 ヨウ化ナトリウム）

薬剤形状：カプセル

物理的半減期：8.02070 日

投与量：甲状腺 3.7〜7.4 MBq

長所：カプセルの服用のため非侵襲的である．

短所：ヨウ素制限，抗甲状腺薬の休薬が必要であり，検定日が限られている．γ・β線を放出する高エネルギー核種である．半減期が長い．

授乳中の女性には使用できない．

Keyword
▶ ^{131}I

Point

▶ 甲状腺腫瘍シンチグラフィには，^{131}I が使用される．

【^{123}I および ^{131}I による検査方法】

摂取率測定のために投与前の薬剤を，甲状腺摂取率測定装置または γ カメラを用いて 1 分間あたりの光子のカウント数として測定する．薬剤を経口投与し，3 時間または 24 時間後に，甲状腺摂取率の測定および甲状腺シンチグラフィの撮像を行う．

$$摂取率（\%）=\frac{甲状腺への集積カウント}{投与量カウント \times 放射能減衰率} \times 100$$

4. 検査薬剤：^{201}TlCl（塩化タリウム）

薬剤形状：液体

物理的半減期：72.912 時間

投与量：55.5〜74 MBq

甲状腺腫瘍シンチグラフィとして甲状腺癌の診断に用いられているが，当院では超音波診断装置の分解能向上により超音波検査で診断を行っているため，現在は行われていない．

◆ 全身シンチグラフィ

1. 使用薬剤：^{131}I（131 ヨウ化ナトリウム）

【検査目的】
　甲状腺分化癌の全身検索，治療効果判定および転移診断

薬剤形状：カプセル

物理的半減期：8.02070 日

投与量：甲状腺 111〜370 MBq

長所：カプセルの服用のため非侵襲的であり，1 回の検査で全身の検索が可能．

短所：2 週間のヨウ素制限，遺伝子組換えヒト型甲状腺刺激ホルモン製剤を使用しない場合には抗甲状腺薬の休薬が必要となる．
　　　γ・β線を放出する高エネルギー核種である．半減期が長い．検査時間が長い．

【検査方法】
　カプセル服用後 48 時間後に全身シンチグラフィの撮像を行う．甲状腺床（thyroid bed）の集積は，ハレーションを起こすためピンホールコリメータの仕様が有用となる．また SPECT を撮影することによって生理的集積部と病変部の集積の区別や CT 画像とのフュージョン（fusion）が可能となり，診断補助画像として有用となる．
　全身シンチグラフィで，甲状腺床の集積部分がハレーションを起こしているが，ピンホールコリメータを用いることで，ハレーションのない画像が得られる（図 1，2）．

2. 使用薬剤：^{67}Ga（クエン酸ガリウム）

【検査目的】
　甲状腺原発の悪性リンパ腫の全身検索，治療効果判定，転移診断．甲状腺未分化癌に対しての診断や治療効果判定，転移診断目的での検査は，当院では行っていない．

薬剤形状：液体

物理的半減期：3.2612 日

投与量：甲状腺 74〜111 MBq

長所：1 回の検査で全身の検索が可能である．

短所：静脈注射投与による静脈外漏出が起きることがあり，また検査時間が長い．

【検査方法】
　薬剤投与 72 時間後に全身シンチグラフィの撮像を行う．生理的集積部と病変部の集積が重なる場合があるため，SPECT 撮

> **Point**
> ▶ 甲状腺分化癌の全身検索には，^{131}I が使用される．

Keyword
▶ ^{67}Ga

Point
▶ 甲状腺原発の悪性リンパ腫には，^{67}Ga-citrate（^{67}Ga）が使用される．

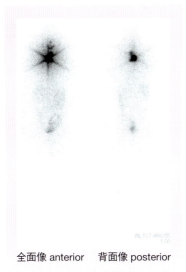

図1　全身シンチグラフィ
全面像 anterior　背面像 posterior

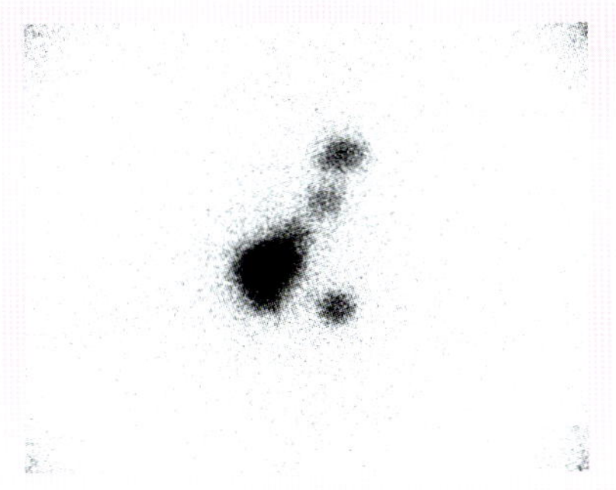

図2　甲状腺腫瘍シンチグラフィ
ピンホールコリメータ像

影が有用となる．

3. 使用薬剤：^{201}TlCl（塩化タリウム）

【検査目的】
　甲状腺癌の全身検索

薬剤形状：液体

物理的半減期：72.912 時間

投与量：甲状腺 74～111 MBq

　当院では，CT装置の性能向上により現在この検査は行っていない．

まとめ

　当院で行われている甲状腺のアイソトープ検査について解説した．アイソトープ検査は放射性医薬品を使用して行うため，常に放射線被曝の問題や検査の最適化を考えて検査を行っていかなければならない．また生理的集積部と病変部が重なって描出される場合があるので，SPECT撮像を行うことによって位置関係の正確な把握ができる．またCT画像とのフュージョン画像を作成することが可能となり診断に有用となる．

参考文献

1) 松村　明，阿武　泉　監：若葉マークの画像解剖学．メジカルビュー社，東京，2014

第5章 甲状腺診療を支えるエキスパート

4 抗甲状腺薬治療における服薬指導のコツ

横塚　智
よこつか　さとし

　バセドウ病の甲状腺機能亢進症に対する治療法には，薬物療法，放射性ヨウ素内用療法，外科的療法（手術）があるが，わが国では特別な事情がない限り抗甲状腺薬を用いた薬物療法が第一に選択されている．抗甲状腺薬は患者への適切な服薬指導が重要であるため，ここではその特徴と服薬指導時のポイントについて解説する．

◆ 抗甲状腺薬の特徴

　甲状腺ホルモンは体の新陳代謝にかかわっていて，過剰に分泌されると新陳代謝が活発になりすぎてしまい，疲れやすくなったり動悸・頻脈，手指の震え，多汗などを引き起こしたりする．この甲状腺機能の亢進を治療する薬が抗甲状腺薬であり，甲状腺ホルモンの合成を阻害することによって甲状腺機能の改善を図る．

1．種類・特徴

　現在，わが国で発売されている抗甲状腺薬は一般名チアマゾール（MMI，商品名メルカゾール®）とプロピルチオウラシル（PTU，商品名プロパジール®/チウラジール®）の2種類がある（表）．メルカゾール®は1956年，プロパジール®は1966年，チウラジール®は1968年に発売されており，3製剤とも臨床での経験が豊富な薬剤である．注射剤としてはメルカゾール®注が1958年に発売されており，甲状腺クリーゼなどの緊急時に使用されている．散剤の発売はないが，MMI・PTUともに粉砕（適応外使用）しても安定性がよく散剤としての投与も可能である．

2．作用機序

　甲状腺ホルモン（T_3，T_4）は図1のように生成される[1]．
　抗甲状腺薬は甲状腺ペルオキシダーゼを阻害することでヨウ素の有機化およびMITとDITの縮合反応を阻害し，甲状腺ホルモンの合成を抑制する[2]．すでに体内にある甲状腺ホルモンには影響を与えないが，数週間以内に効果が現れる．

> **Point**
> ▶抗甲状腺薬の効果が現れるまでには時間を要するため，必ず医師の指示通り服用を継続し定期的に通院することを説明する．

表 抗甲状腺薬の比較

一般名	チアマゾール（MMI）	プロピルチオウラシル（PTU）
商品名	メルカゾール®	プロパジール® チウラジール®
規格	錠：5 mg 注：10 mg/mL	錠：50 mg
禁忌	本剤に対し過敏症の既往歴のある患者	本剤の成分に対し過敏症の既往歴のある患者 本剤使用後肝機能が悪化した患者
最高血中濃度到達時間	1 時間	1 時間
血中半減期	4～5 時間	1～2 時間
作用持続時間	24 時間	6～8 時間
血漿蛋白結合率	5％未満	約 80％
構造式	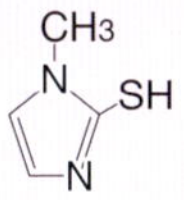 （チアマゾール構造式）	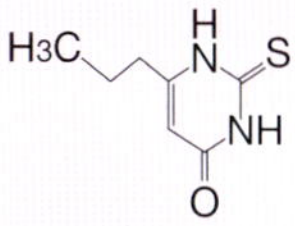 （プロピルチオウラシル構造式）

① 血液中のヨウ素イオンが甲状腺濾胞細胞内に取り込まれ、甲状腺ペルオキシダーゼによって遊離ヨウ素になる．

② 濾胞上皮細胞が合成するチログロブリンのチロシン残基がヨード化されて、モノヨードチロシン（MIT）とジヨードチロシン（DIT）が形成される．

③ 甲状腺ペルオキシダーゼにより MIT や DIT が縮合してトリヨードチロニン（T_3）とチロキシン（T_4）が形成される．

④ プロテアーゼにより T_3, T_4 がチログロブリンから切断され、血液中へ放出される．

図1 甲状腺ホルモン（T_3, T_4）の生成[1]

3. 体内動態

MMI, PTU の最高血中濃度到達時間は服用後約 1 時間、血中半減期は MMI で 4～5 時間、PTU では 1～2 時間と速やかに消失する．

ただし抗甲状腺薬が甲状腺ホルモンの生成を抑制する効果は血液中ではなく、甲状腺細胞内での濃度に左右される．MMI は甲状腺細胞内濃度が服用 3～6 時間後に血中濃度の約 5 倍になり、17～20 時間後には約 60 倍の濃度に達する[3]．PTU は甲状腺細胞内濃度が服用 3 時間後に血中濃度の約 10～18 倍になるが、その濃度は約 6～8 時間しか維持されない[4]．このことから、MMI は 1 日 1 回投与が可能であるが、PTU では 2～3 回の分割投与が望ましいと考えられる．

4. 用法・用量

　抗甲状腺薬は，早期に確実に甲状腺機能を正常化させる目的で初めに十分量を投与し，その後徐々に減量し維持量へと移行させる方法が一般的である．通常，初期量として MMI は 15〜30 mg/日，PTU では 300 mg/日から開始する．甲状腺機能亢進症状（疲れやすい，動悸・頻脈，手指の震え，多汗など）が消失したのち，1〜4 週間ごとに漸減し，維持量 MMI 5〜10 mg/日，PTU 50〜100 mg/日を投与する．隔日 1 錠の内服で半年以上治療し，TSH が基準値内で安定し，かつ TSH レセプター抗体（TRAb）も基準値内であることを確認してから休薬を考慮する．

> **Point**
> ▶甲状腺機能亢進症状が軽快してもバセドウ病が治ったわけではないので，自己判断で勝手に服用を中止しないよう説明する．

5. 相互作用

　抗甲状腺薬と直接的に相互作用する薬剤はないが，併用注意すべき薬剤がある．クマリン系抗凝血薬（ワルファリンカリウム）とジギタリス製剤（ジゴキシンなど）である．

　抗甲状腺薬投与により甲状腺機能が正常化したときには，クマリン系抗凝血薬の効果が減弱したり，ジギタリス製剤の作用が増強したりする．そのためクマリン系抗凝血薬との併用時には血液凝固能検査値に，ジギタリス製剤との併用時には血中濃度の変動に十分注意する必要がある．また患者からの問い合わせで多い一般用医薬品との相互作用についても触れておく．一般用医薬品も MMI，PTU ともに相互作用のある薬剤はない．ただし，一般用医薬品にも医療用医薬品と同様に禁忌事項があり，"甲状腺機能障害と診断を受けた人は服用しないでください"と記載されている．現在，販売されている一般用医薬品のなかで「プソイドエフェドリン塩酸塩」，「チキジウム臭化物」，「赤ブドウ葉乾燥エキス混合物」の 3 成分を含む薬剤が禁忌に該当するのでこれらの薬剤は注意が必要である．

> **Point**
> ▶服用する薬剤によっては注意が必要なため，ほかの医療機関を受診する場合は抗甲状腺薬を服用していることを医師・薬剤師に必ず伝えるように説明する．

> **Point**
> ▶一般用医薬品では甲状腺機能障害と診断を受けた人は禁忌になる薬剤もあるため，「相互作用はないので服用可能」と安易に返答しないよう留意する必要がある．

6. 副作用

　以下の症状が現れた場合は投与を中止するなど適切な処置を行う．

①すぐに受診すべき症状
　・咽頭痛，突然の高熱，全身倦怠（無顆粒球症，白血球減少症）
　・黄疸，食欲がない，吐き気，発熱（肝障害）

②できるだけ早く医師に報告すべき症状
　・発疹，かゆみ（薬疹）
　・発熱，紅斑，筋肉痛，関節痛，リンパ節腫脹（SLE 様症状）
　・低血糖症状（インスリン自己免疫症候群）
　・発熱，からせき，呼吸困難（間質性肺炎）
　・筋肉痛，脱力感（横紋筋融解症）

・血尿，からせき，喀血，呼吸困難，発熱，関節痛，皮膚潰瘍，紫斑（抗好中球細胞質抗体）

◆服薬指導のポイント

①副作用への対処

当院では抗甲状腺薬の初回服薬指導時に，すぐに受診すべき重篤な副作用の具体的な初期症状と対処法，また副作用を疑った場合速やかに当院の医師に相談できる副作用専用ダイヤルを明記したパンフレット（図 2）を手渡している．重篤な副作用を伝えると患者は不安になり指示通り飲まなくなってしまう恐れもあるが，副作用の危険性よりも投薬する必要性のほうが高いことや，その副作用を見逃さないためにも副作用で起こり得る症状をきちんと説明する．特に MMI は無顆粒球症での死亡例も報告されているため，服用開始後 2 カ月間は 2 週間ごとに受診して血液検査を受ける必要があると警告されている．

> **Point**
> ▶抗甲状腺薬には頻度は少ないが重篤な副作用があるため，患者に適切な服薬指導が必要である．

②効果

甲状腺内には甲状腺ホルモンが約 2 カ月分貯蔵されている．この甲状腺ホルモンの分泌は抑制しないため，血中 FT_3，FT_4が基準値内

1．無顆粒球症（むかりゅうきゅうしょう）

無顆粒球症とは白血球の中で細菌感染を防ぐためになくてはならない「顆粒球」が極端に減るものです（結果として白血球数も減ります）。最も注意しなければならない副作用で、200人から500人に1人位の割合で起こります。**起こる場合は、ほとんどが薬を飲み始めて2、3週間から3ヶ月以内で、長期間服用を続けている場合はまず心配ありません。まれですが、最初は起こらないで、再発してもう一度治療を始めた時に起こる場合もあります。**

この副作用が起こると細菌に感染しやすくなり扁桃腺炎などを起こします。そこで高熱がでて、のどが痛くなったら薬をすぐやめ白血球数を調べる必要がありますので、その日に来院して診察を受けてください。又は、当院にお電話してください。状況をうかがった上で近くの病院（白血球数がその場ですぐに判る施設）で調べていただくべきか指示いたします。その際はこのパンフレットを忘れずに持参し、先方の病院の先生にお見せしてください。この副作用を起こした場合は入院して治療が必要です。
※同じような症状があっても白血球が減っていない場合は、この副作用ではありません。

2．肝障害

白目が黄色く（尿の色も急に濃くなります）なった場合は肝障害に伴う黄疸です。薬を中止して一両日中に来院して診察を受けてください。この場合も入院して治療する必要があります。この他に血液の検査で肝機能検査値の異常が見つかることがあります。この場合、多くは薬の変更だけでよくなりますが、異常の程度によっては入院して治療することもあります。

〈無顆粒球症〉や〈肝障害〉の副作用、またはその疑いがある時は至急下記までご連絡ください。

平日午前9時～午後5時	午後5時以降または休診日
●●-●●●●-●●●●	●●-●●●●-●●●●
（副作用専用電話番号）	（ナースステーション）

3．薬疹（発疹）

一番多くみられる副作用で、カユミを伴うのが特徴です。薬を飲み始めて3週間以内、多くは2週間前後に起こります。ひとまず服用を中止して、早め（1週間以内）に来院して診察を受けてください。軽い場合には抗ヒスタミン剤（かゆみ止め）と一緒に服用するとおさまってしまいます。通常は急を要するものではありませんが、症状が強い場合はお電話してください。なお、甲状腺ホルモンが高い時には発疹を伴わないカユミが起こる場合もあります。

4．その他の副作用

その他の副作用としては、関節痛、発熱、筋肉痛、脱毛、食欲不振、血尿などがあります。これらはいずれも大変まれですが、薬をかえると治りますので、早めに来院して診察をお受けください。

〈その他のご注意〉

※ 何か異常を認めて他院におかかりになりましたら、ご本人かご家族の方、あるいは主治医の方から当院医師までご連絡をお願いします。

※ 電話によるお問い合わせは午前9時から午後5時までの間にお願いします。ただし、緊急の場合はこの限りではありません。

平日午前9時～午後5時 → ●●-●●●●-●●●●
午後5時以降または休診日 → ●●-●●●●-●●●●（ナースステーション）

図 2　抗甲状腺薬の患者指導パンフレット

になるのには1〜数ヵ月かかる．寛解まで2年以上の通院服薬期間が必要である．

③併用薬の確認

クマリン系抗凝血薬（ワルファリンカリウム），ジギタリス製剤（ジゴキシンなど）の服用の有無を確認する．

④飲み忘れ時の対応

飲み忘れてしまった場合は，気がついたときにすぐに服用するのが原則である．ただし，当日ではなく翌日に前日分の飲み忘れに気づいた場合は，前日分は服用せず当日分のみ服用する．

⑤そのほか

抗甲状腺薬服用により急速に甲状腺の機能が抑制されたときにこむらがえりや首筋，脇腹の筋肉のひきつれが起こることがある．この症状は副作用とはいえないが，その場合は減量や一時休薬などの対処が必要となる．

PTUでは服用後長期にわたって口中に苦味が残ることがある．これは副作用ではなく成分の特徴だが，味がわからない，食事をすると変な味がするなどの味覚異常を感じる場合は医師または薬剤師に相談するよう指導する．

まとめ

抗甲状腺薬における薬物療法は患者の服薬コンプライアンスの維持と重篤な副作用の回避が何よりも重要である．薬剤師法（25条の2）に定められている通り，薬剤師が，調剤した薬剤の適正な使用のため患者に対して必要な情報を提供し，および必要な薬学的知見に基づく指導を行うことでチーム医療の一員として果たす役割は大きいと感じる．

文献

1) 髙折修二，橋本敬太郎，赤池昭紀 監訳：グッドマン・ギルマン薬理書 薬物治療の基礎と臨床第12版 下巻．廣川書店，東京，pp1447-1452, 2013
2) 髙折修二，橋本敬太郎，赤池昭紀 監訳：グッドマン・ギルマン薬理書 薬物治療の基礎と臨床第12版 下巻．廣川書店，東京，pp1471-1472, 2013
3) Jansson R, Dahlberg A, Johansson H, et al.：Intrathyroidal concentrations of methimazole in patients with Graves, disease. J Clin Endocrinol Metab 57：129-132, 1983
4) Cooper DS：Antithyroid drugs. N Engl J Med 311：1353, 1984

第5章 甲状腺診療を支えるエキスパート

5 甲状腺疾患と食事指導

高橋優香　北川亘

◆ 甲状腺機能亢進症の食事

バセドウ病を含む甲状腺機能亢進症では，基礎代謝が高まるためエネルギー消費が増え，体重が減りやすくなる．若年者の機能亢進症の場合は，食欲増進に伴い食事量が増え機能亢進状態であっても体重が増える場合もある[1]．

1．エネルギー量について

標準体重（ideal body weight：IBW）を目安とし，維持できるよう食事量を調整する必要がある[2]．

【IBW 算出方法】
身長(m)×身長(m)×22（推奨 body mass index：BMI）＝IBW(kg)

体重減少がある場合は高エネルギー食（35～40 kcal/IBWkg/日）の指導例もあるが，当院ではホルモンコントロールを優先し食事指導は行っていない．体重増加がある場合はIBWを目標に食事を減らす必要がある．原則，朝・昼・夕の3食に分け摂取し，糖質・蛋白質・脂質をバランスよく摂る[3]．

甲状腺機能亢進状態になると腸管からのブドウ糖の吸収促進と糖新生亢進による急峻高血糖（oxyhyperglycemia）状態を呈し食後高血糖となる．特に若年男性はoxyhyperglycemiaに対し高インスリン血症となり，低カリウム性周期性四肢麻痺を引き起こすため，麺やご飯などの糖質，特に単糖類の過剰摂取は控える必要がある[3,4]．

2．栄養素・食品について

全身の代謝の亢進に伴い栄養素の分解が促進されることや，排泄量が増えることによりビタミン・ミネラルの必要量が増える．1品の量を増やすのではなく，品数を増やすことで栄養素をバランスよく摂ることができる．唐辛子や強カフェインなどの刺激物や，アルコールなどは，代謝を高め，心臓や肝臓への負担も大きいため控えたほうがよい．ヨウ素を含む食品の制限はないが，昆布自体を継続

Keyword
▶甲状腺疾患

Point
▶バセドウ病では代謝亢進に伴い空腹を感じやすい．

Keyword
▶標準体重

的に大量に摂取しないほうがよい[1].

◆ 甲状腺機能亢進症治療後の食事

甲状腺機能が正常に戻ると，基礎代謝も正常化するため治療前と同じ食事量を摂取し続けると体重が増加する．そのため体格にあった食事摂取量に見直す必要がある[1〜3]．体重の増加がある場合は，IBM を目標に減量する必要がある．患者からの食事量情報を把握し間食をしている場合は間食を控え，1 日 3 食の食事を制限エネルギー内でしっかり摂るよう指導している．

甲状腺機能が正常に戻るまでは若年男性は低カリウム性周期性四肢麻痺予防のため，炭水化物，糖質，アルコールの一度の多量摂取を控え，食べ方を工夫する．アルコールは頻脈も誘発するため控えるほうがよい．

Keyword
▶ 食事指導

◆ 甲状腺機能低下症の食事

橋本病などの甲状腺機能低下症では，基礎代謝が下がる．また活力の低下から身体を動かすことに疲れを感じやすくなり，活動量が低下することでエネルギーが消費されず，体重は増えやすく，血中の LDL コレステロールも上昇する．

Point
▶ 橋本病では基礎代謝の低下に伴い，食事量の摂取制限が必要である．

1. エネルギー量について

甲状腺機能低下症では，IBW を目標に摂取エネルギーを控えバランスよく 3 食食べることが大切である．食事量を減らすことでビタミンやミネラルの欠乏による代謝の悪化も懸念される．甲状腺機能コントロール後に食事制限をしても体重が増加傾向にある場合や，LDL コレステロール値が高い場合は，医師もしくは管理栄養士などの専門家へ相談すべきであり，絶食や極端な食事減量は控えるべきである．なお，心疾患を伴う場合は塩分制限が必要である[3]．

2. 栄養素・食品について

①ヨウ素食品について

Point
▶ 橋本病では昆布や昆布だしの摂取は控えたほうがよい．

橋本病の場合は無痛性甲状腺炎を起こさないようヨウ素の摂りすぎに注意が必要である．なかでも昆布はヨウ素含有量が多い食品のため摂取を控えたほうがよい．海藻でもわかめやひじきはヨウ素の含有量は比較的少ないため，制限の必要はない．昆布でとるだし汁には約 90％のヨウ素が含まれるため，連日の摂取は避けたほうがよいが，低頻度で食べる寿司飯に含まれる昆布エキスや複合調味料に含まれるものは含有量が少ないため摂取を控える必要はない[1]．

②ゴイトロゲンについて

ブロッコリー・キャベツなどのアブラナ科の野菜や大豆製品には甲状腺ホルモンの合成を妨げるゴイトロゲンが含まれている．大量摂取をしなければ禁止する必要はない[4]．大豆製品については，甲状腺機能低下により脂質の代謝も低下するためLDLコレステロールや中性脂肪が高くなることから，肉・卵を避け大豆製品に偏る傾向があるが，肉・魚・卵などと合わせてバランスよく摂取するとよい．

③亜鉛について

フィチン酸は亜鉛と結合し，亜鉛の吸収阻害をする．甲状腺機能の低下により腸管での亜鉛の吸収率の低下もあるため亜鉛の吸収率はさらに低下し，亜鉛不足になりやすい．亜鉛は T_4 を T_3 に変換する際に必要なミネラルのため，亜鉛の不足は甲状腺ホルモンの減少を招き，甲状腺機能を低下させる．フィチン酸は玄米や大豆製品に含まれており，食べ過ぎなければ問題ないため禁止する必要はなく，亜鉛を多く含む肉類（特に牛肉）・卵（卵黄）なども取り入れいろいろな食材をバランスよく食事に組み込み，亜鉛の摂取量を確保するとよい．牡蠣・チーズ・ごまなどにも亜鉛が多く含まれており，蛋白質やビタミンCと一緒に摂取すると吸収率が上がる．

Point
▶ 亜鉛は甲状腺ホルモン生産に関係し，不足なく十分に摂る必要がある．

◆ 日本人の食事とヨウ素摂取・ヨウ素含有量について

日本人のヨウ素摂取量は，海藻類をほとんど含まない食事では0.5 mg/日，海藻類を食事に含む日を平均すると1〜3 mg/日である．推奨量は0.13 mg/日で日常的に多くのヨウ素を摂取しているといえる[2]．ヨウ素は魚・海藻などの海産物に多く含まれているが，海水成分を含む空気が雨となり降り注いだ土壌で植物を育てることや，海産物を飼料として家畜を育てることもあり，畜産食品や野菜などにもヨウ素を含む．また，旨みを出すためにだしや調味料に昆布を使うこともあり，ヨウ素の摂取量が高い国民性がある（表1）[5]．

甲状腺機能低下に伴うヨウ素制限の場合は，昆布の摂取や昆布だしの日常的な使用の制限のみとし，昆布以外の海藻（わかめ・もずく・のりなど）はヨウ素の含有量が少ないため摂取を控える必要はないが，放射性ヨウ素（^{131}I）内用療法をする場合は厳密なヨウ素制限が必要である[3]．

Keyword
▶ ヨウ素

Point
▶ ヨウ素の摂取量は多くても少なくても甲状腺機能に影響を及ぼす．

◆ 放射性ヨウ素内用療法におけるヨウ素制限

内用療法とは放射性ヨウ素（^{131}I）を服用する治療方法である．バセドウ病などの甲状腺機能亢進症や甲状腺分化癌全摘後の残存甲状

Keyword
▶ 内用療法

表1　食品ごとの1食に含まれるヨウ素量

食品名	1回あたりの量	含まれるヨウ素
昆布の佃煮	10 g	1.1〜20 mg
ヨード卵	50 g/個	0.65 mg
昆布だし	100 mL	1.5〜3 mg
ひじき	30 g（乾燥4 g）	1.88 mg
わかめ	30 g（小鉢1回）	0.48 mg
もずく	50 g（小鉢1回）	0.35 mg
めかぶわかめ	50 g（小鉢1回）	0.2 mg
のり	0.5 g（おにぎり用1枚）	0.01 mg
ところてん	150 g	0.36 mg
寒天	1 g	0.05 mg
卵	50 g/個	0.09 mg
ヨーグルト	100 g	0.02 mg
牛乳	200 g	0.03 mg

（伊藤國彦 監, 他編：甲状腺疾患診療実践マニュアル第3版. 文光堂, 東京, p243, 2007[4]／香川芳子 監：食品成分表2015年. 女子栄養大学出版部, 東京, pp114-205, 2015[5]）を参考に作成）

腺破壊（ablation）・遠隔転移に対する甲状腺癌治療（RI大量療法）に用いられる．当院で用いているヨウ素制限食について示す（表2）．

外食や加工食品・調味料の旨みとして昆布エキスを使用しているものや，ミネラルの添加目的で海藻類を使用している食品もあるため食べる際は注意が必要である．ヨウ素が不足する国では塩にヨウ素を添加しているものもあるが，日本国内ではヨウ素を添加した塩の販売は許可されていないため，国内で売られている塩は使用して差し支えない．

まとめ

甲状腺疾患では基礎代謝量の変化により体重が増減するためIBW（BMI22）を目安とし食事量を調整する．

炭水化物・脂質・蛋白質・ビタミン・ミネラルをバランスよく摂る．

甲状腺機能低下症では，アブラナ科の野菜や大豆製品を禁止する必要はなく，大量摂取は避ける．また，ヨウ素の過剰摂取を控えるため，昆布の摂取を控える．

文献

1) 伊藤公一 監：患者のための最新医学　バセドウ病・橋本病　その他の甲状腺の病気. 高橋書店, 東京, pp174-177, 2014
2) 菱田　明, 佐々木　敏 監：日本人の食事摂取基準2015年版. 第一出版, 東京, pp306-310, pp412-417, 2014

表2 ヨウ素制限食と治療法による相違点

	甲状腺機能亢進症治療	ablation・RI 大量療法
絶対禁止	海藻類 海藻類を含む調味料・加工品（黒こんにゃく・ところてんなど） 一部の魚類とその加工品（たら）	海藻類 海藻類を含む調味料・加工品（黒こんにゃく・ところてんなど） たらを含むヨウ素が多い魚介類とその加工品[*2] 着色料（赤） 増粘剤（カラギナン・アルギン酸 Na・フコイダン） 寒天・寒天を含む加工品
1日1食[*1]までの制限有り	魚介類（たら以外）と加工品 卵・牛乳乳製品 寒天・寒天を含む加工品	ヨウ素が少ない魚介類とその加工品[*2] 卵・牛乳乳製品
摂取可（制限なし）	野菜・果物類・きのこ類 豆類・豆製品 肉類（内臓肉以外） えび・ほたて 芋類・穀物類（米・小麦・そば） 昆布だしを使用していない調味料・かつおだし	野菜・果物類・きのこ類 豆類・豆製品 肉類（内臓肉以外） えび・ほたて 芋類・穀物類（米・小麦・そば） 昆布だしを使用していない調味料・かつおだし

赤字はヨウ素制限食（甲状腺機能亢進症と ablation・RI 大量療法）の相違点である．
[*1] 当院では，1食とは肉・魚であれば 100 g・卵 1 個，牛乳 1 パック（200 g）・ヨーグルト 1 パック（100 g）を目安としている．
[*2] ヨウ素含有量は食品成分表 2015 年版[5]のヨウ素含有量に従い分類している．

3) 日本病態栄養学会 編：病態栄養認定管理栄養士のための病態栄養ガイドブック改訂第 5 版．南江堂，東京，pp289-290，2016
4) 伊藤國彦 監，三村 孝，百溪尚子 編：甲状腺疾患診療実践マニュアル第 3 版．文光堂，東京，pp242-245，2007
5) 香川芳子 監：食品成分表 2015 年．女子栄養大学出版部，東京，pp114-205，2015

索引

数字

25％ポリエチレングリコール（PEG）処理 … 217
30 mCi … 146
^{99m}Tc（^{99m}Tc–pertechnetate） … 218
^{67}Ga（クエン酸ガリウム） … 220
^{123}I（123 ヨウ化ナトリウム） … 219
^{131}I（131 ヨウ化ナトリウム） … 219, 220
^{201}TlCl（塩化タリウム） … 219, 221

欧文

A

active surveillance … 121
ART … 190
ATC-staging … 138, 139

B

βブロッカー … 164
B-Raf のキナーゼ活性 … 149
biochemical cure … 129
block and replace therapy … 180
BRAF 阻害薬 … 152

C

c-KIT 受容体のチロシンキナーゼ活性 … 149
cabozantinib … 130
carcinoembryonic antigen（CEA） … 127
CD45 ゲーティング … 75
clinical activity score（CAS） … 179
CRP … 164
C 細胞 … 127

D

DECISION 試験 … 149
DLBCL … 171
Dunhill 法 … 104

F

FDG-PET … 170
FT3/FT4 比 … 163

K

KIT … 150

M

MALT … 171
Marinelli-Quimby の式 … 97
MEK 阻害薬 … 152
MEN2 関連疾患 … 127
MMI … 185, 222, 223, 224, 225
MPO-ANCA 関連血管炎 … 80
mTOR 阻害薬 … 152

N

Na/I シンポーター … 84
neoadjuvant … 148

O

oxyhyperglycemia … 96

P

paclitaxel … 136

PD-1 …………………………………………… 152
PD-1/PD-L1 阻害薬 ……………………………… 151
PD-L1/2 …………………………………………… 152
PDGFR のチロシンキナーゼ活性 ……………… 149
PEIT ……………………………………………… 112
PTU ……………………… 185, 222, 223, 224, 226

Q

QT 間隔延長 ……………………………………… 151

R

RCHOP 療法 ……………………………………… 172
residual tumor（R）classification ……………… 136
RET ……………………………………… 127, 150, 151
risk-adapted management ……………………… 117
RTH ……………………………………… 174, 175, 177

S

Selective estrogen-receptor modulator（SERM）
　…………………………………………………… 197
SELECT 試験 …………………………………… 150

T

TRβ 遺伝子 ……………………………………… 176, 177
TSH 産生腫瘍 ………………………… 174, 175, 176
TSH 受容体 ……………………………………… 179
TSH 阻害型抗体（TSBAb）………………… 68, 190
TSH 放出ホルモン ……………………………… 24
TSH 抑制療法 …………………………………… 111

V

VAP 療法（VP-16＋ADM＋CDDP）…………… 147

W

WBS（全身シンチ）……………………………… 143

weekly paclitaxel（w-PTX）………………… 147, 148
Wolff-Chaikoff 効果 ……………………………… 84

和文

あ

亜急性甲状腺炎 ……………………… 43, 54, 60, 158
悪性眼球突出症 …………………………………… 179
悪性腫瘍 …………………………………………… 70
悪性リンパ腫 …………………………………… 29, 41
圧痛 ………………………………………………… 154
アブレーション ………………………………… 142
アミオダロン ………………………………… 62, 195
アミオダロン誘発性甲状腺中毒症（amiodarone-
　induced thyrotoxicosis：AIT）Ⅰ型 ………… 195
アルミニウム含有制酸剤 ……………………… 110

い

異好性抗体 ……………………………………… 215
一般臨床 …………………………………………… 16
医療費 ……………………………………………… 90
インスリン様成長因子 1（insulin like growth fac-
　tor 1：IGF-1）受容体 ………………………… 179
インターフェロン（INF）………………… 62, 195
咽頭造影 ………………………………………… 159
咽頭痛 ……………………………………………… 54

え

永続性甲状腺機能低下症 ……………………… 166
液状化検体細胞診 ………………………………… 48
エスケープ現象 …………………………… 85, 104
エストロゲン ……………………… 23, 184, 197
エトポシド（VP-16）…………………………… 147
エネルギー量 …………………………………… 227
遠隔転移 ………………………………………… 142
炎症反応 ………………………………………… 155

か

外眼筋抗体 ································ 179
外頸動脈 ···································· 19
外側輪状披裂筋 ···························· 20
下咽頭梨状窩瘻 ···················· 158, 159
下咽頭梨状陥凹 ·························· 54
化学焼灼術 ······························· 160
化学療法 ······················· 137, 147, 149
核医学検査 ························· 163, 165
下甲状腺動脈 ······························ 19
活動性眼症 ······························· 178
合併症 ····································· 102
化膿性甲状腺炎 ···················· 158, 160
ガリウムシンチグラフィ ··············· 170
カルシウム ································ 22
カルシウム製剤 ·························· 195
カルシウム負荷試験 ···················· 129
カルシトニン ··················· 21, 22, 127
カルボプラチン ·························· 147
寛解 ·· 211
眼窩減圧術 ······························· 183
肝機能障害 ······························· 197
眼球突出 ······················· 62, 178, 179
眼瞼腫脹 ·································· 62
間質性肺疾患 ···························· 151
患者教育 ···························· 209, 212
管理 ·· 106

き

基準値 ······································ 30
喫煙 ·· 182
機能性甲状腺結節 ······················· 111
急性化膿性甲状腺炎 ················ 54, 61
急性化膿性扁桃炎 ························ 55
競合法 ····································· 213
胸水貯留 ·································· 151
胸腺 ··· 14
胸腺様分化を示す癌（CASTLE） ···· 75
強度変調放射線治療 ···················· 137

巨細胞 ····································· 167

く

偶発癌 ····································· 107
偶発性甲状腺結節 ························ 72
クリーピング現象 ······················· 154
グルコサミノグリカン ·················· 179

け

頸部痛 ····································· 155
頸部膿瘍 ·································· 159
頸部の診察 ······························· 194
外科治療 ······················· 102, 117, 172
血管内皮増殖因子受容体（VEGFR） ········ 149, 150
血管内皮増殖因子受容体2（VEGFR-2） ········ 151
血小板由来成長因子受容体（PDGFR） ········ 150
血清総サイロキシン（T_4） ············ 31
結節性甲状腺腫 ···················· 26, 35
下痢 ································· 149, 151
健康食品 ·································· 196
健診 ··· 14
顕性甲状腺機能低下症 ················· 109
検体処理 ··································· 47
検体不適正率 ····························· 47
原発性甲状腺機能低下症 ················ 65

こ

ゴイトロゲン ···························· 229
高位結紮 ·································· 160
交感神経刺激薬 ·························· 196
抗癌薬 ····································· 149
抗菌薬 ····································· 160
高血圧 ······························· 149, 151
抗原抗体反応 ···························· 215
抗甲状腺ペルオキシダーゼ抗体（TPOAb）
 ································· 28, 61, 155
抗甲状腺薬（ATD）
 ··············· 29, 87, 115, 210, 222, 223, 224

抗サイログロブリン抗体（TgAb）
……………………………… 27, 31, 61, 155
甲状舌管 ……………………………………… 19
甲状腺亜全摘術 …………………………… 104
甲状腺癌 ……………………………………… 56
甲状腺眼症 …………………………………… 98
甲状腺癌診療連携プログラム …………… 152
甲状腺機能異常 ……………… 25, 194, 196
甲状腺機能結節 …………………………… 60
甲状腺機能検査 ……………………… 30, 213
甲状腺機能亢進 …… 25, 60, 94, 209, 227, 228
甲状腺機能性結節 ………………………… 27
甲状腺機能正常 …………………………… 25
甲状腺機能低下症 … 25, 155, 192, 194, 196, 228
甲状腺機能に影響を与える薬 ………… 192
甲状腺形態異常 …………………………… 26
甲状腺結節の有病率 ……………………… 70
甲状腺剤甲状腺中毒症（factitious thyrotoxicosis）…………………………………… 196
甲状腺刺激抗体（TSAb）……………… 162, 165
甲状腺刺激ホルモン（thyroid stimulating hormone：TSH）………………………… 27, 31
甲状腺刺激ホルモン受容体抗体（TRAb）
……………………… 28, 32, 60, 87, 161, 165
甲状腺自己免疫疾患 ……………………… 32
甲状腺腫 ……………………………… 25, 155
甲状腺腫瘍 …………………………………… 44
甲状腺腫瘍診療ガイドライン ………… 56, 118
甲状腺腫瘍の病理組織学的分類 ………… 70
甲状腺床消失 ……………………………… 144
甲状腺髄様癌 ……………………………… 127
甲状腺生検 ………………………………… 171
甲状腺切除範囲 …………………………… 118
甲状腺全摘術 ……………………………… 106
甲状腺阻害型抗体 ………………………… 65
甲状腺中毒症 … 25, 60, 156, 158, 192, 194, 196
甲状腺中毒性周期性四肢麻痺 ………… 210
甲状腺乳頭癌 ………………………… 37, 117
甲状腺分化癌 ……………………………… 142
甲状腺ホルモン ……………………… 222, 223
甲状腺ホルモン結合蛋白異常 ………… 175

甲状腺ホルモン剤 …………………… 196, 198
甲状腺ホルモン不応症 ……………… 174, 176
甲状腺未分化癌 …………………………… 135
甲状腺未分化癌研究コンソーシアム …… 148
甲状腺未分化癌治療アルゴリズム ……… 140
甲状披裂筋 ………………………………… 20
抗てんかん薬 ……………………………… 197
広汎浸潤型 ………………………………… 39
広汎浸潤型濾胞癌 …………… 123, 125, 126
抗ヒト免疫不全ウイルス薬 ……………… 62
抗ペルオキシダーゼ抗体（TPOAb）…… 31
後輪状披裂筋 ……………………………… 20
骨転移 ……………………………………… 144
ゴナドトロピン放出ホルモン誘導体 …… 62, 196
コレスチラミン …………………………… 110

さ

鰓弓 ………………………………………… 20
鰓弓動脈 …………………………………… 20
鰓後体 ……………………………………… 21
臍帯穿刺 …………………………………… 186
臍帯ヘルニア ……………………………… 186
臍腸管異常 ………………………………… 186
臍腸管瘻 …………………………………… 78
再治療の検討 ……………………………… 100
鰓嚢 ………………………………………… 21
再発 ………………………………………… 211
細胞固定 …………………………………… 45
細胞診判定区分 ……………………… 48, 49
サイロキシン ……………………………… 22
サイロキシン結合蛋白 …………………… 184
サイログロブリン（Tg）…………… 22, 23, 28
サイロトロピン …………………………… 23
鎖骨下動脈 …………………………… 19, 20
嗄声 ………………………………………… 55
殺細胞性抗癌薬 …………………………… 149
詐病性（作為的）甲状腺中毒症 ………… 196
産後 …………………………………… 187, 191
産後甲状腺炎 ………………………… 161, 165
残置量 ……………………………………… 104

サンドイッチ法 213
三二酸化鉄 197

し

自家移植 21
自覚症状 17
色素添加物 197
自己抗体 215
自己免疫性甲状腺疾患 26
シスプラチン（CDDP） 147
集学的治療 147
重度の眼症 103
住民検診 15
手術 102, 149
手術基準 113
手術前管理 102
手術療法 90, 211, 212
出血 151
術後合併症 106
術後管理 102
術後出血 106
授乳 187
寿命の延長 16
循環器内科 151
上甲状腺動脈 19
小児睡眠時無呼吸症候群 57
小児バセドウ病 57
上皮増殖因子受容体（EGFR） 151
ジヨードチロシン 23
触診 17, 72
食道閉鎖症 186
食欲減退 149, 151
神経堤 20
診察前検査 213
新生児 189
新生児甲状腺機能低下症 190
新生児バセドウ病 103, 190
浸透率 128
診療連携 152

す

推定甲状腺重量 97
推定半減期 97
髄様癌 40
スクリーニング 14, 70
ステロイド 104, 157
ステロイドパルス療法 182
スニチニブ 195

せ

正常範囲 30
生殖補助医療 190
声帯麻痺 56
生命予後 121
絶対的禁忌 95
絶対的適応 95
舌盲孔 19, 22
潜在性甲状腺機能低下症 68, 190
穿刺器具 44
穿刺吸引細胞診 27, 44, 73, 171
穿刺吸引細胞診分類をもとにした治療方針 74
穿刺吸引細胞診を行うべき対象者 74
穿刺手技 45
穿刺針洗浄液 76
腺腫様結節 37
腺腫様甲状腺腫 26, 37
前庭水管拡大 58
先天異常 186
先天性難聴 58

そ

総頸動脈 19
相対的禁忌 95
相対的適応 95
測定誤差 33
ソラフェニブ 130, 149, 196

た

胎児	189
体重減少	149, 151
大動脈弓	19
タイロゲン®	142
多核巨細胞	156
タキサン系殺細胞性抗癌薬	147
多職種連携	149
脱毛	149
炭酸カルシウム	110
単純性びまん性甲状腺腫	26
蛋白尿	151

ち

チアマゾール	78, 84, 222
中毒症期	161
中毒性腺腫 (toxic adenoma: TA)	115
中毒性多発結節性甲状腺腫 (toxic multinodular goiter: TMNG)	115
超亜全摘術	105
超音波ガイド下穿刺吸引細胞診	44
超音波機器	14
超音波検査	16, 34, 162, 170
チラーヂン® S 散	197
治療後甲状腺機能低下症	99

て

手足症候群	149
低 T_3 症候群	33
低エコー	154
低下期	161
低カリウム性周期性四肢麻痺	227
低蛋白血症	151
適応	102, 103
適応と禁忌	94
転移性甲状腺髄様癌患者	151
添加物	197
添加物による薬疹	197

と

頭皮欠損症	78, 186
ドキソルビシン (DXR/ADM)	147
ドセタキセル	147
ドパミン	196
塗抹, 固定	47
トリクロロ酢酸	160
トリヨードサイロニン (T_3)	22, 31
ドレナージ	160

な

| 内服治療に抵抗性, 難治性 | 103 |
| 内用療法 | 142 |

に

日常臨床	17
乳頭癌	156
人間ドック	15
妊娠	96, 98, 188
妊娠一過性甲状腺機能亢進症	60, 185
妊婦	189

の

| 嚢胞 | 29, 112 |

は

倍加時間	130
肺転移	144
ハイリスク群	56
破壊性甲状腺炎	60, 158, 159
パクリタキセル	137, 147
橋本病	26, 41, 108, 166, 170, 189
橋本病急性増悪	61, 166
バセドウ病	26, 41, 102, 185
バセドウ病[131]I 内用療法	94
バセドウ病の看護	208

発熱 …………………………………………… 54, 154
反回神経 ……………………………………………… 20
汎血球減少症 ………………………………………… 81
バンデタニブ ………………………… 130, 149, 151, 196

ひ

非機能性甲状腺結節 ……………………………… 111
微少浸潤型濾胞癌 ………………… 39, 123, 125, 126
微小乳頭癌 ………………………………………… 121
皮疹 ………………………………………………… 149
非ステロイド系抗炎症薬 ………………………… 168
非ステロイド性消炎鎮痛剤 ……………………… 157
非特異反応 ……………………………… 215, 216, 217
ヒト絨毛性ゴナドトロピン（hCG）……… 184, 188
非反回神経 …………………………………………… 21
被包型乳頭癌 ………………………………………… 39
びまん性硬化型乳頭癌 ……………………………… 39
びまん性甲状腺腫 ……………………………… 26, 35
標準体重 …………………………………………… 227
病状管理 …………………………………………… 209
披裂筋 ………………………………………………… 20
疲労・無力症 ……………………………………… 151
ビンクリスチン …………………………………… 147

ふ

不応症 ……………………………………………… 144
副甲状腺 ……………………………………………… 21
副作用 ………………………………… 149, 151, 210, 224
複視 …………………………………………………… 62
副腎褐色細胞腫 …………………………………… 127
副腎皮質ステロイド ……………………………… 168
副腎皮質ホルモン（グルココルチコイド）…… 196
浮腫 ………………………………………………… 151
不定愁訴 ……………………………………………… 16
不適切甲状腺刺激ホルモン分泌症候群（SITSH）
 ……………………………… 174, 175, 177, 216
不妊治療 …………………………………………… 189
ブレオマイシン …………………………………… 147
プロピルチオウラシル ………………… 78, 84, 222

分子標的薬 ………………… 138, 147, 148, 149, 195

へ

平行法 ………………………………………………… 46
ベリー靱帯 ……………………………………… 19, 22
ペルオキシダーゼ …………………………………… 23
ペンドレッド症候群 ………………………………… 58

ほ

放射性ヨウ素（^{131}I）内用療法
 ……… 90, 115, 132, 142, 146, 149, 181, 211,
 212, 229
放射性ヨウ素摂取率 ………………………………… 96
放射線外照射 ……………………………………… 137
放射線被曝歴 ………………………………………… 72
放射線療法 ………………………………………… 171
傍濾胞細胞（C細胞）……………………………… 21
骨 turn over ……………………………………… 106
ホルモン合成障害 …………………………………… 75

ま

マルチキナーゼ阻害剤 …………………………… 195
慢性甲状腺炎 ………………………………………… 32

み

みかけ上のSITSH ………………………………… 216
右鎖骨下動脈起始異常 ………………………… 20, 21
未分化癌 ………………………………………… 29, 40

む

無顆粒球症 ………………………………… 55, 60, 80
無機ヨウ素 ……………………………… 79, 84, 185
無痛性甲状腺炎 ………………………… 43, 60, 161, 191

め

迷走神経	19, 20
メルカゾール®	78
免疫学的改善	103
免疫学的測定	213, 215
免疫グロブリン H 鎖 JH 再構成	75
メンブレンフィルター	47

も

モノヨードチロシン	23
問診	72

や

薬剤性甲状腺機能異常	192, 194
薬剤性甲状腺機能障害	193
薬剤性甲状腺中毒症	60
やせ薬	196

ゆ

遊離サイロキシン（FT$_4$）	27, 31
遊離トリヨードサイロニン（FT$_3$）	27, 31

よ

ヨウ素	189
ヨウ素過剰摂取	194
ヨウ素含有量	229
ヨウ素欠乏	33
ヨウ素食品	228
ヨウ素制限	96, 98, 146, 229
ヨウ素摂取	229
予後因子	172

り

梨状窩瘻	159
リツキシマブ	172
良性甲状腺結節	111
良性腫瘍性病変	70
リンパ球浸潤	108
リンパ球幼若化試験（DLST）	110
リンパ節郭清	119

る

類上皮細胞	156

れ

レボチロキシン	168
連携	152
レンバチニブ	130, 138, 149, 150, 196

ろ

瘻孔	159
瘻孔切除	160
瘻孔切除術	160
濾胞癌	39
濾胞癌の治療アルゴリズム	126
濾胞細胞	19, 22
濾胞性腫瘍	48
濾胞腺腫	39

わ

腕頭動脈	19

伊藤病院

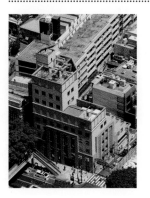

　昭和12年に初代 伊藤 尹により開設。その後、戦時の空襲による病院焼失・疎開を経験し、戦後には品川区小山に病院を再開。やがて昭和34年に渋谷区に戻り、現在に至る。

　理念「甲状腺を病む方々のために」のもと、よりよい医療を患者様へご提供するため、常に新しい医療技術・医療機器の導入に取り組む。

Ⓒ 2018

第 2 刷　2019 年 5 月 28 日
第 1 版発行　2018 年 4 月 20 日

伊藤病院　甲状腺疾患を極める

検印省略		
	編集	伊藤　公一
		杉野　公則
	発行者	林　峰子
	発行所	株式会社 新興医学出版社

〒113-0033　東京都文京区本郷6丁目26番8号
電話 03(3816)2853　FAX 03(3816)2895

（定価はカバーに表示してあります）

印刷　三報社印刷株式会社　　ISBN978-4-88002-772-2　　郵便振替　00120-8-191625

- 本書の複製権・翻訳権・上映権・譲渡権・公衆送信権（送信可能化権を含む）は株式会社新興医学出版社が保有します。
- 本書を無断で複製する行為（コピー，スキャン，デジタルデータ化など）は，著作権法上での限られた例外（「私的使用のための複製」など）を除き禁じられています．研究活動，診療を含み業務上使用する目的で上記の行為を行うことは大学，病院，企業などにおける内部的な利用であっても，私的使用には該当せず，違法です．また，私的使用のためであっても，代行業者等の第三者に依頼して上記の行為を行うことは違法となります．
- JCOPY 〈（社）出版者著作権管理機構　委託出版物〉
本書の無断複製は著作権法上での例外を除き禁じられています．複製される場合は，そのつど事前に，（社）出版者著作権管理機構（電話 03-5244-5088, FAX 03-5244-5089, e-mail : info@jcopy.or.jp）の許諾を得てください．